图说眼科系列

总主编 文 峰

图说超广角荧光素眼底血管造影

Atlas of Ultra-widefield fluorescein angiography

主 编 陈长征 苏 钰 郑红梅

副主编 易佐慧子 王晓玲

编 委（按汉语拼音排序）

陈长征 何 璐 蒋婧文 李 璐

刘珏君 苏 钰 王晓玲 许阿敏

易佐慧子 郑红梅

人民卫生出版社

·北京·

图书在版编目（CIP）数据

图说超广角荧光素眼底血管造影/陈长征，苏钰，
郑红梅主编. —北京：人民卫生出版社，2021.4（2024.1重印）
（图说眼科系列）
ISBN 978-7-117-31451-0

Ⅰ. ①图… Ⅱ. ①陈…②苏…③郑… Ⅲ. ①眼底荧
光摄影－血管造影－图解 Ⅳ. ①R770.41-64

中国版本图书馆CIP数据核字（2021）第063571号

人卫智网	www.ipmph.com	医学教育、学术、考试、健康，购书智慧智能综合服务平台
人卫官网	www.pmph.com	人卫官方资讯发布平台

图说超广角荧光素眼底血管造影
Tushuo Chaoguangjiao Yingguangsu Yandixueguanzaoying

主　　编：陈长征　苏　钰　郑红梅
出版发行：人民卫生出版社（中继线 010-59780011）
地　　址：北京市朝阳区潘家园南里19号
邮　　编：100021
E - mail：pmph @ pmph.com
购书热线：010-59787592　010-59787584　010-65264830
印　　刷：北京盛通印刷股份有限公司
经　　销：新华书店
开　　本：889×1194　1/16　印张：20
字　　数：547千字
版　　次：2021年4月第1版
印　　次：2024年1月第3次印刷
标准书号：ISBN 978-7-117-31451-0
定　　价：228.00元

打击盗版举报电话：010-59787491　E-mail：WQ @ pmph.com
质量问题联系电话：010-59787234　E-mail：zhiliang @ pmph.com

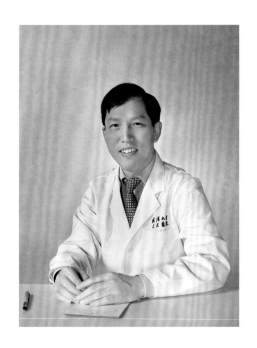

陈长征，医学博士、副教授、主任医师、博士研究生导师。现任武汉大学人民医院院长助理、眼科中心主任，任中国医师协会眼科医师分会常委、中国医师协会眼科医师分会神经眼科专业委员会副主任委员、中华医学会眼科学分会神经眼科学组委员、中国微循环学会眼微循环专业委员会委员、海峡两岸医药卫生交流协会眼科专业委员会黄斑病学组及视网膜血管病学组委员、湖北省医师协会眼科医师分会主任委员、湖北省医学会眼科分会副主任委员、湖北省高级专家协会委员，《中华眼底病杂志》编委、《中华眼视光学与视觉科学杂志》编委。

在 *Ophthalmology*、*Retina* 等国际眼科杂志发表 SCI 论文二十余篇，发表国内核心期刊论文百余篇，主编专业著作 4 部，主持国家自然科学基金项目 3 项。获湖北省科技进步奖二等奖、三等奖各一项、武汉市科技进步奖二等奖、三等奖各一项，华夏科技进步奖一项。

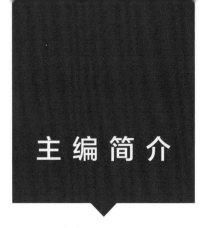

主编简介

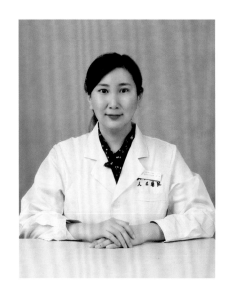

苏钰，中山大学中山眼科中心博士，美国哈佛医学院、麻省眼耳医院、Schepens 眼科研究所博士后。现任中国微循环学会眼微循环专业委员会眼影像学组委员、中国研究型医院学会神经眼科专业委员会青年委员会委员、海峡两岸医药卫生交流协会眼科学黄斑病学组专业委员会青年委员、美国眼科与视觉科学研究协会会员。

主持及参与国家自然科学基金项目 4 项，武汉大学青年教师基金一项，以第一作者在 *Experiment Eye Research* 等中外期刊发表论文 10 余篇。参编《临床眼底病 内科卷》《图说小儿眼底病》等专业著作。

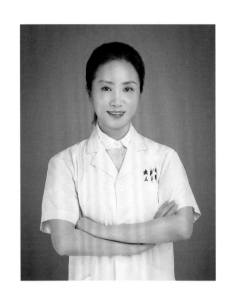

郑红梅，医学博士，副主任医师。现任武汉大学人民医院眼科中心眼机能科主任。现任中国医师协会眼科医师分会遗传眼病学组委员、湖北省眼科学会激光分会眼底影像学组副组长，湖北省医疗鉴定专家。

发表国内核心期刊论文百余篇，参编专业著作 1 部。

"图说眼科系列"

总　序

近十年来，随着科学技术的飞速发展，新的眼科影像检查设备和检查技术层出不穷，眼科影像的诊断与创新已成为眼科发展的前沿领域之一，是眼科临床循证的重要来源，备受众多眼科医生及相关人员的关注与重视。为此，我们在眼科开创眼影像学科，专注于眼科影像学的研究、创新与应用。眼影像学与微循环密切相关，在中国眼微循环专业委员会的支持下，我们成立了全国性的眼影像学组，旨在推动中国眼影像学的创新与发展。并于 2017 年 12 月 2 日在广州成功举办了以"协同众基层医生，引领眼影像学术"为主题的第一届全国眼影像学术大会，来自全国 31 个省、市、自治区及澳门地区的 600 余位眼科专家出席。全国性眼影像学组的成立及第一届全国眼影像学术大会的成功举办，奠定了中国眼影像学发展的基础，其意义深远。

创立与发展眼影像学科是我从事眼科事业三十余年的目标与追求。自己一直在该领域勤勉钻研。在国人息肉状脉络膜血管病变（PCV）、点状内层脉络膜病变（PIC）、急性黄斑神经视网膜病变（AMN）和Vogt- 小柳原田综合征的脉络膜细皱褶等眼科疾病的影像学研究上有所创新。但眼影像学在临床眼病诊断与指导治疗方面的价值与意义仍值得竭力推广与实践。对于眼科工作者，尤其是基层眼科医生，更需要眼影像学术会议及眼影像专著去引领及指导。

为此，由中国眼微循环专业委员会眼影像学组牵头，组织学组委员及相关的眼科专家，撰写了有关眼影像诊断与指导治疗的"图说眼科系列"（包括"图说眼科检查系列"与"图说眼科疾病系列"）。丛书是各主编及编者多年来临床影像诊断和指导治疗经验的结晶，内容以条文式格式进行描述，图点评为精华，并凝炼了治疗建议或小结。可以为广大的眼科临床医师和影像技术人员提供有益参考，将对眼影像学的发展产生巨大影响。

祝愿眼影像学这门新兴的学科，随着"图说眼科系列"的面世，必将引起更多眼科医务工作者及视觉科学研究者的重视，有效提升我国相关从业人员对眼影像学的认识水平，并结出丰硕的果实！

文　峰

"图说眼科系列"总主编
中国微循环学会眼影像学组主任委员
中山大学中山眼科中心教授 博士生导师
2021 年 3 月 15 日

从 1851 年赫尔曼·冯·赫尔姆霍兹发明检眼镜开始，科学家们开始了对眼球内部结构的探索之旅。随着科技的不断更新，从双目间接检眼镜下肉眼观察视网膜，到使用眼底照相机拍下眼底彩色照片，再到通过荧光素眼底血管造影（fundus fluorescence angiography，FFA）仪器拍摄视网膜血管和脉络膜动态变化过程，人们对眼底结构的认识不断加深，对周边视网膜的认知需求也越来越强烈。眼科医师，尤其是眼底病医生们，已经不满足于拍摄数个象限 FFA 影像合成的后极部图像，而追求更广范围的眼底 FFA 一次成像，以期获得更多周边部视网膜的信息。

超广角眼底成像术（ultra-widefield imaging，UWI）的出现为实现这个目标奠定了基础。UWI 是指眼球正位一次成像可达到赤道前部至锯齿缘范围的技术，即单次拍摄成像至少包括四个涡静脉壶腹的图像。在 UWI 的支持下，超广角荧光素眼底血管造影（ultra-widefield fluorescein angiography，UWFA）能够一次获取 200°超广角眼底视网膜血管、视网膜色素上皮层及脉络膜的动态信息，是传统 7 视野检查可视范围的 3.16 倍。当结合眼位引导拍摄时，UWFA 能够获取 220°～240°的眼底图像，可发现更多的周边视网膜病变。UWFA 成像之广泛、便捷，一经面世即惊艳了包括我们在内的许多眼科医师，并迅速地应用到临床。然而，还有更多基层医生因条件限制，无法使用 UWFA 对患者进行检查，对 UWFA 的特点更是不甚了解，缺乏对累及周边视网膜的眼病的认识。因此，撰写一本 UWFA 的专业书籍，帮助广大基层医生认识和了解 UWFA，是非常必要的。

武汉大学人民医院眼科中心近年来累积了一万多例患者的 UWFA，其中既有常见糖尿病视网膜病变、视网膜静脉阻塞等疾病，也有罕见的视网膜动静脉畸形、家族性小动脉迂曲等。在对这一万多例 UWFA 的不断累积中，我们对 UWFA 的理解也不断加深。我们分析了正常人周边部视网膜荧光特点，积累了常见眼底疾病的荧光表现，探索了缺血指数、渗漏指数的定量分析，并屡屡在国际期刊和全国会议上与同道交流。写一本专业书籍，让更多的眼科医生了解 UWFA 是我们心中的期望。此时，我们接到文峰教授的邀请，撰写一本《图说超广角荧光素眼底血管造影》，并加入"图说眼科系列"，以便和广大基层眼科医生分享我们在 UWFA 应用中的经验。本书编者大多曾参与过"图说眼科系列"其他各本的撰写，非常喜爱该系列的风格。这一提议和我们的想法一拍即合，本书由此诞生。

本书依然延续了"图说眼科系列"的风格，以大量精美图片为主，辅以详细的图片注释，用精练的语言描述了正常人周边视网膜的造影表现、UWFA 如何量化，以及各疾病的 UWFA 特点，并通过图点评体现最新热点、争议和重要知识点。我们希望本书的出版能够为眼科医师了解 UWFA 的应用和图像释义提供帮助，更好地服务于广大眼底病患者。

由于编者学识、水平经验所限，书中定有不足之处，还请专家同道指正。眼底病病种繁多，有些因罕见或患者年龄较小难以配合而未收到典型病例，有些病例诊断存疑或失访而未纳入当前版本中，对此还需在今后的工作中进一步观察和收集。希望本书能起到抛砖引玉之功效，为 UWFA 资源库建设做铺垫，尽绵薄之力。

衷心感谢辛勤付出的各位编者以及人民卫生出版社的帮助。特别感谢我们中心眼科影像团队在病例收集以及眼科辅助检查中的默默付出。本书成稿期间正值"大疫来袭，齐心抗疫"的特殊时期。本书主编及编者均坚守在抗疫一线，并收到了众多眼科同仁、亲朋好友以及广大患者援助的物资、深切的关心和真诚的祝福，在此一并表示感谢！

此书献给英雄的城市和英雄的人民。

2021 年 1 月 21 日

目　录

第一篇

超广角荧光素眼底血管造影基础

第一章

超广角荧光素眼底血管造影成像原理

　　超广角眼底成像术指眼球正位一次成像可达到赤道前部至锯齿缘范围的技术，即单次拍摄成像至少包括四个涡静脉壶腹的图像（图 1-1-0-1），所以在临床工作中我们所说的超广角指的是 200° 超广角眼底成像（ultra-widefield imaging），它是由激光共焦扫描检眼镜（confocal laser scanning ophthalmoscope，CSLO）为基础，结合椭圆镜面的设备完成。该设备激光光源包含三种激光束，第一种激光是波长为 488nm 的蓝激光，第二种激光是波长为 532nm 的绿激光，第三种激光是波长为 633nm 的红激光。设备的光路包含数个分色片和一个共焦孔径。超广角荧光素眼底血管造影（ultra-widefield fluorescein angiography，UWFA）成像是由蓝激光通过旋转快门到达扫描器，两个扫描镜产生快速二维光栅扫描到一个椭圆镜面上，椭圆镜面有两个共轭焦点，其中一个是靠近扫描镜面的焦点 F_1，当激光扫描时，所有的扫描光线均经过 F_1 射向椭圆镜面，经椭圆镜面反射后，这些光线都射向焦点 F_2 并相交于 F_2，只要控制 F_2 落在晶状体前表面中心处，从第一个焦点发出的光线会在病人眼中汇聚，即使在小瞳孔的情况下也可以避开瞳孔的影响形成宽扫描角。反射的光线通过共焦孔径和多种滤波器折回，在 F_1 处被接收器接收并经过光束返回系统处理形成视网膜的血管图像；眼底彩照成像则是由红、绿两种激光束经过光束混合器合并成一束激光，在经过上述同样的路径形成（图 1-1-0-2）。

　　超广角眼底成像系统采用眼内角的方式描述。眼球近似一个球体，横断面近似圆形，假如在眼球的横断面画出眼轴，在眼轴离视网膜 11mm 的地方为圆心，过圆心 O 做一垂线，把此圆分成四个象限，对应 0～360°，称眼内角。根据推算，视网膜在眼内 360° 的圆周上（锯齿缘）约占 250° 的范围。超广角眼底成像系统能够一次拍摄到视网膜的大部分范围，按眼内角计算约 200°（约占视网膜面积的 80%），而普通眼底相机成像范围仅占 15%（图 1-1-0-3），即使利用 7 视野检查成像范围也只能占视网膜面积的 25%（图 1-1-0-4）。

　　超广角眼底成像系统为了拍摄更大角度的视网膜图像，除了正位图以外，通过眼位引导还可以拍摄上方、下方、鼻侧、颞侧四个方位的视网膜图像，所以和正位图配合，即可获取 220°～240° 的视网膜图像，可见到眼底周边至近锯齿缘视网膜的图像（图 1-1-0-5）。

　　超广角眼底成像系统使用红、绿、蓝三种波长的激光扫描，可以获得来自视网膜不同层次的信息。蓝激光波长 488nm 扫描视网膜表面，绿激光波长 532nm，扫描视网膜色素上皮以内的各层，红激光波长 633nm，扫描深层次结构，包括视网膜色素上皮层和脉络膜层（图 1-1-0-6）。

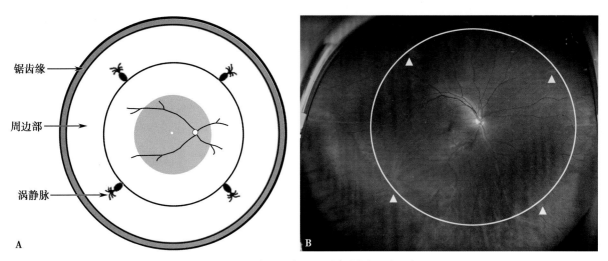

图 1-1-0-1　眼底后极部和周边部划分区域示意图

图点评：正常周边眼底的划分是从后涡静脉穿越巩膜前，涡静脉壶腹部的连线为周边部后界线，前界为锯齿缘，B 图是真实眼底图，黄色箭头所示为涡静脉壶腹部，黄色连线为周边部后界线，因此周边眼底是一个宽约 6.9PD（9mm）的环形带状区，如 A 图，其向外为睫状体平坦部，所以超广角眼底成像是了解周边眼底形态最有意义的检查方法之一。

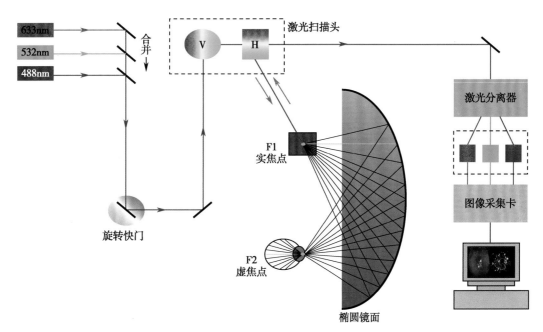

图 1-1-0-2　超广角眼底成像系统共焦激光扫描结构图

图点评：200° 超广角眼底成像系统使用具有共轭焦点的椭圆镜面，扫描焦点在实焦点，人眼（晶状体前表面中心）在虚焦点，扫描器可以控制激光束扫描到视网膜更大的范围，且眼底反射的激光束将经过虚焦点反射到椭圆体镜面而返回到实焦点处，被接收器完全接收，因此成像范围广。

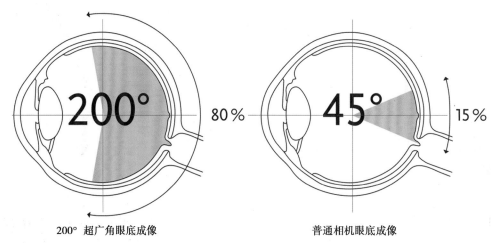

图 1-1-0-3 眼内角示意图

图点评：超广角眼底成像系统能够一次拍摄到视网膜的大部分范围（约占视网膜面积的80%），而普通眼底相机将镜头放在眼睛的前方，只能接受来自镜头前方眼底的反射光线，因此无法一次拍摄到视网膜其余部分，成像范围仅占视网膜面积的15%。

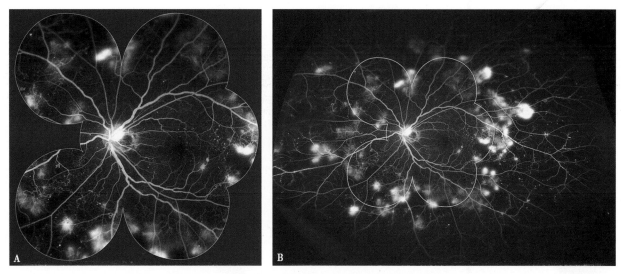

图 1-1-0-4 超广角眼底成像和7视野拼图成像范围对比

图点评：这是同一个PDR患者的眼底造影图像，A图为7视野检查眼底像，B图为200°超广角眼底像，可见在拼图以外大量的微血管瘤、无灌注区和新生血管。与7视野检查图像比较，超广角检查图像所显示的视网膜可视面积是其3.16倍，可发现更多的周边视网膜病变。

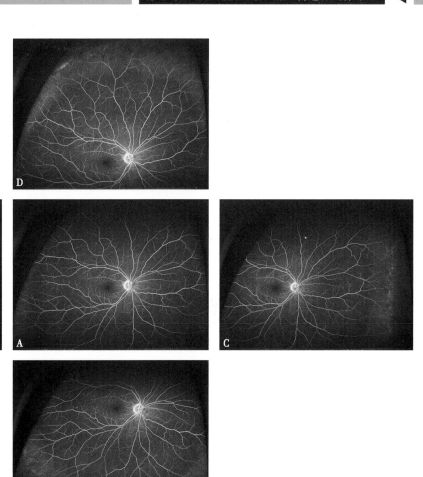

图 1-1-0-5　超广角荧光素眼底血管造影各方位眼位引导图

图点评：超广角荧光素眼底血管造影图像除了正位（A）达近 200°视网膜范围外，还可以通过眼位引导，眼球向颞侧（B）、鼻侧（C）、上（D）、下（E）方向转动，可拍摄到 220°～240°更接近锯齿缘的部位。

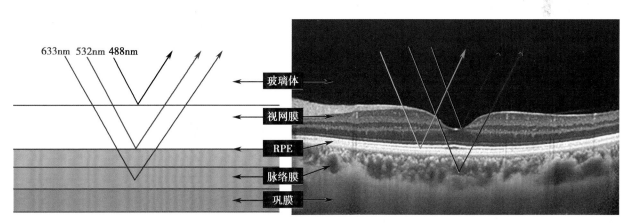

图 1-1-0-6　超广角眼底成像系统红、绿、蓝激光在眼内入射和反射示意图

图点评：蓝激光（488nm）在眼内穿透力较弱，主要经玻璃体和视网膜交界面反射回去；绿激光（532nm）主要经玻璃体和视网膜到达光感受器的外节层面反射回去；红激光（632nm）有较强的穿透力，进入脉络膜层后才反射回去。

UWFA 是利用超广角眼底成像技术,呈现 200°超广角的荧光素眼底血管造影图像。其荧光血管造影显示原理及拍摄过程和常规激光共焦扫描检眼镜拍摄荧光血管造影一致。除了 UWFA 外,还有一些广角造影成像技术,如 RetCam Ⅲ 和 Panoret-1000 成像,通过一个接触镜头可以获得近 130°的视网膜范围,主要用于儿童眼底成像;海德堡 Spectralis 设备结合非接触式 102°天幕镜头单次成像可以获得 150°视网膜范围。UWFA 可以一次获得更广范围的影像,拍摄过程中需要患者配合转动眼球以获取不同方位图像的次数和频率更少,拍摄更为简单方便。

超广角荧光素眼底血管造影成像技术目前已经应用于多种眼底疾病的筛查、诊断和预后评估。眼科医师掌握其成像原理,更有助于理解 UWFA 的图像意义和其代表的疾病特征,有助于提高眼底病的诊疗水平。

（许阿敏　陈长征）

参 考 文 献

1. 中华医学会眼科学分会眼底病学组. 我国超广角眼底成像术的操作和阅片规范（2018 年）. 中华眼科杂志,2018,54(8): 565-569.

2. 吴德正,马红婕,张静琳. 200°超广角眼底像图谱. 北京:人民卫生出版社,2017.

3. 许阿敏,陈长征,易佐慧子,等. 糖尿病视网膜病变超广角荧光素眼底血管造影检查与标准 7 视野检查结果的对比分析. 中华眼底病杂志,2017,33(1):23-26.

4. Singer M,Sagong M,vanHemert J,et al. Ultra-widefield imaging of the peripheral retinal vasculature in normal subjects. Ophthalmology,2016,123(5):1053-1059.

5. Nagiel A,Lalane R,Sadda S,et al. ULtra-widefield fundus imaging:a review of clinical applications and future trends. Retina,2016,36(4):660-678.

6. Quinn N,Csincsik L,Flynn E. The clinical relevance of visualizing the peripheral retina. Progress in Retinal and Eye Research.2019,68:80-109.

第二章

超广角荧光素眼底血管造影操作及异常荧光

● **超广角荧光素眼底血管造影操作**

超广角荧光素眼底血管造影（ultra-widefield fluorescein angiography，UWFA）的操作与传统荧光素眼底血管造影（fudus fluorescein angiography，FFA）比较，有相同之处，也有其特殊性。

在行 UWFA 检查前，需先完成相应准备工作。首先，仔细询问患者过敏史及全身病史，评估是否存在造影禁忌证。当患者存在绝对禁忌证时，禁止行 UWFA 检查。绝对禁忌证包括：对荧光素钠过敏或既往造影检查出现过过敏性休克、喉头水肿等严重不良反应；孕妇。当患者存在相对禁忌证时，建议慎重检查。相对禁忌证具体包括：既往造影曾出现严重荨麻疹、严重肾功能不全、未控制的哮喘、过敏体质、近期严重心脑血管疾病或呼吸道疾病尚未控制者及全身情况不稳定者。其次，需向患者及家属解释 UWFA 检查的目的及可能的不良反应及处理措施，并签署知情同意书。再次，如患者无散瞳禁忌证，可与传统 FFA 一样，选择散瞳后检查，更方便清晰成像。若患者存在散瞳禁忌证或瞳孔粘连、无法扩大，亦可在不散瞳情况下完成 UWFA 检查，这是 UWFA 的优势之一。此外，与传统 FFA 检查一样，在正式注射荧光素钠造影剂前，先采用稀释的荧光素钠注射液静脉注射进行预试验，患者在预试验中无不良反应，可进一步行正式 UWFA 检查。

完成相应准备工作后，可开始进行 UWFA 检查。在拍摄 UWFA 图像前，调整患者体位、机身高度及下颌托至合适位置，先拍摄双眼超广角眼底彩照及自发荧光图像，保留拍摄清晰完整的图片，删除闭眼、眨眼、拍摄位置不当等造成的不合格图片，并确认患者主检眼。首先，镜头对准主检眼，在静脉注射造影剂开始的同时按下屏幕上的"开始"键，进行同步计时。注射造影剂后的第 1 分钟为造影早期，当计时器显示 5 秒左右，按动手柄顶端按钮开始获取造影图像，此时系统设置为自动拍摄，每 1 秒左右自动拍摄一张图像，连续拍摄 15 张，此过程中建议只拍摄主检眼，不建议切换至对侧眼，之后系统变成手动拍摄模式，主检眼拍完后，可换至对侧眼拍摄。注射造影剂后的第 1～10 分钟为造影中期，此阶段需拍摄双眼正位图像及双眼各方位图像（上方、下方、鼻侧及颞侧），还可根据需要拍摄 100° 图像（Resmax 后极模式）。第 10～15 分钟为造影晚期，此阶段需至少拍摄双眼正位图像各一张，根据需要可拍摄其他方位图像。完成全部造影拍摄后，审阅所有图像，删除不合格图像，保存剩余图像，进行阅片分析。

UWFA 操作及阅片的主要注意事项包括：①适当提拉患者上、下眼睑，尽量减少眼睑和睫毛的遮挡。②拍摄人工晶状体眼或硅油眼时可适当调整焦距至较近距离进行拍摄，即操作监控器显示"红色减号"或"红色实心圆形"时采集图像。③早期自动拍摄过程中，如需停止自动拍摄，可再次按动手柄顶端按钮，切换至手动拍摄模式。④不良事件的发生及处理与传统 FFA 检查一致。如恶心呕吐等轻度不良事件，为一过性反应，无需处理；危及生命的严重不良事件一旦发生，需严密处理，必要时立即组织抢救。⑤UWFA 图像相比传统 FFA 检查的优势是成像广泛，可同时显示后极部及周边荧光改变，但是由于图像显示比例过小，细微结构反而不易观察，因此，建议早期即拍摄 Resmax 后极模式图像，显示视盘及黄斑细微改变更清晰,同时建议阅片时根据需要放大图像进行观察。

● **超广角荧光素眼底血管造影异常荧光**

超广角荧光素眼底血管造影异常荧光分为强荧光和弱荧光两类。强荧光是指眼底任何部位的荧光强度增加,包括四种情况,即透见荧光、荧光着染、荧光积存和荧光渗漏。弱荧光是指任何原因导致正常眼底荧光强度降低或消失,包括遮蔽荧光和充盈障碍。

透见荧光又称窗样缺损,为视网膜色素上皮内色素脱失或黄斑区叶黄素密度降低时,透见的脉络膜荧光;其荧光强度随背景荧光变化。荧光着染为荧光素渗漏至组织内(图 1-2-0-1)。内屏障的破坏或外屏障的不完整可引起荧光渗漏(图 1-2-0-2)。荧光积存为荧光素渗漏至解剖空腔(图 1-2-0-3)。

充盈障碍是指视网膜脉络膜视神经血液灌注不足导致的弱荧光,毛细血管完全闭塞时形成无灌注区(图 1-2-0-4)。遮蔽荧光为色素、出血或渗出对眼底荧光的遮挡(图 1-2-0-5)。

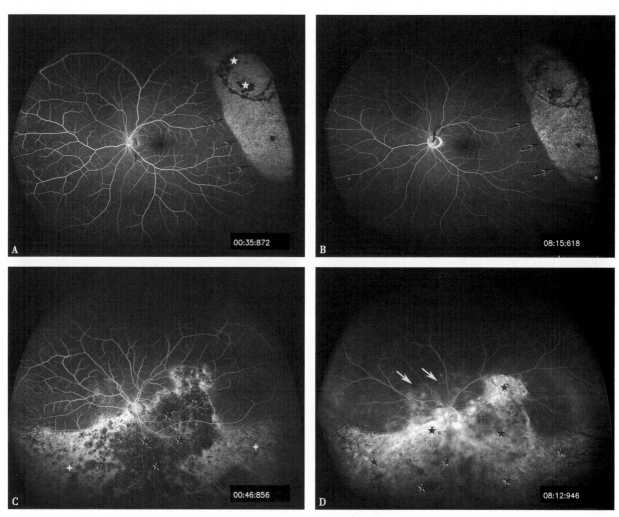

图 1-2-0-1 透见荧光及荧光染色

A. 一患者左眼超广角荧光素眼底血管造影早期图像,颞侧及颞上周边大片颗粒状透见荧光灶(红箭),颞上方弱荧光环绕(黄五星),病灶内视网膜血管细节不清;B. 与图 A 同一患眼超广角荧光素眼底血管造影晚期图像,颞上病灶透见荧光强度随背景荧光减弱(红箭);C. 另一患者右眼超广角荧光素眼底血管造影早期图像,下方视网膜广泛萎缩灶弱荧光,其内可见脉络膜大血管(红五星),边缘透见荧光环绕(黄四星);D. 与图 C 同一患者超广角荧光素眼底血管造影晚期图像,下方视网膜广泛荧光染色(红五星),视盘附近轻微毛细血管荧光渗漏(黄箭)

　　图点评：透见荧光为 RPE 细胞内色素减少，对下方脉络膜荧光遮蔽作用减弱所致，早期为强荧光，晚期随背景荧光减弱而减弱，视网膜脉络膜萎缩边缘常见透见荧光，萎缩区域晚期可见巩膜染色，炎症活动期亦可见视网膜组织荧光染色。

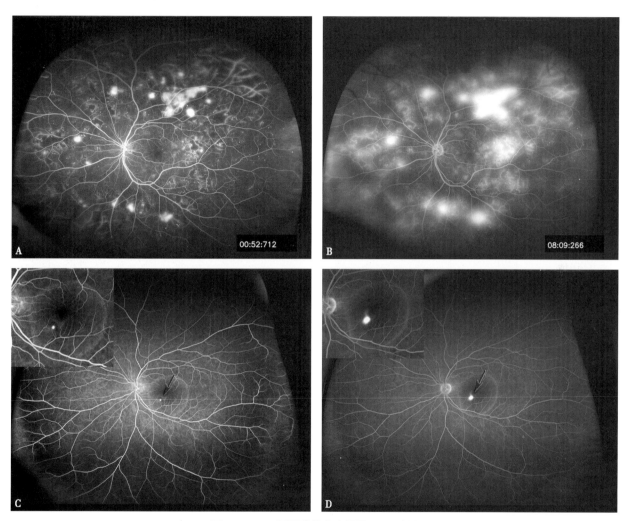

图 1-2-0-2　视网膜荧光渗漏及 RPE 渗漏

A. 一患者左眼超广角荧光素眼底血管造影早期图像，眼底可见广泛新生血管团簇强荧光，弥漫分布微血管瘤点状强荧光；B. 与图 A 同一患者左眼超广角荧光素眼底血管造影晚期图像，随造影时间延长，视网膜新生血管迅速出现荧光渗漏，强荧光面积扩大、边界不清；微血管瘤及扩张的毛细血管晚期弥漫荧光渗漏；C. 另一患者左眼超广角荧光素眼底血管造影早期图像，黄斑区圆形透见荧光环，其内可见点状强荧光（红箭）；D. 与图 C 同一患者左眼超广角荧光素眼底血管造影晚期图像，随造影时间延长，黄斑区强荧光点呈"墨渍样"渗漏、扩大（红箭）

　　图点评：视网膜新生血管在动脉期即可显示形态，通透性高，早期即可出现荧光渗漏，晚期渗漏面积进一步扩大；视网膜新生血管因缺血而出现，通常与无灌注区相伴存在。RPE 渗漏较视网膜新生血管渗漏稍慢，渗漏程度及形态与脉络膜静水压有关，病程较长者常伴随色素上皮的损害呈透见荧光。

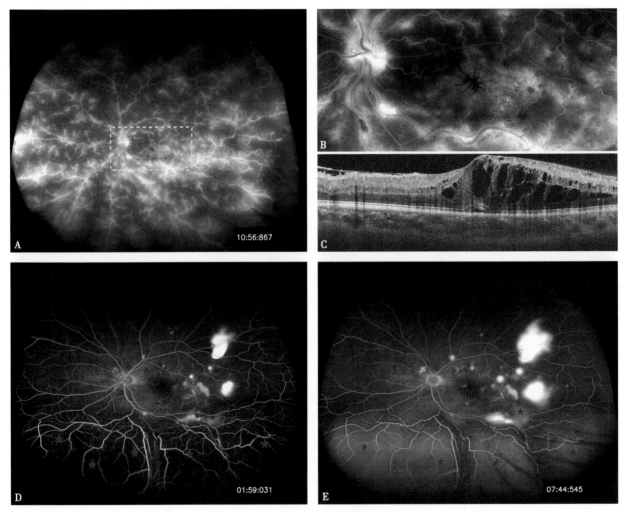

图 1-2-0-3 荧光积存

A. 一患者左眼超广角荧光素眼底血管造影晚期图像,眼底广泛荧光渗漏,视盘强荧光,黄斑区"花瓣样"荧光积存(黄框); B. 为图 A 后极部放大图,黄斑区"花瓣样"荧光积存(红三角);C. 为图 A 同一患者黄斑 OCT 图像,黄斑区可见多个囊样低反射腔;D. 另一患者左眼超广角荧光素眼底血管造影早期图像,眼底广泛点状荧光渗漏,位于视网膜下,下方视网膜广泛隆起(红五星);E. 为图 D 同一患者左眼超广角荧光素眼底血管造影晚期图像,随造影时间延长强荧光点呈"墨渍样"扩大,黄斑颞侧病灶荧光积存、边界清晰,下方隆起视网膜荧光积存呈均匀稍强荧光(红五星)

图点评:荧光素钠随组织液扩散,积聚于视网膜内、视网膜下或 RPE 下的空间内即为荧光积存。黄斑水肿多呈典型的"花瓣样"荧光积存,这与 Henle 纤维的分布有关;其他位置的荧光积存大小形态也与腔隙大小形态一致。

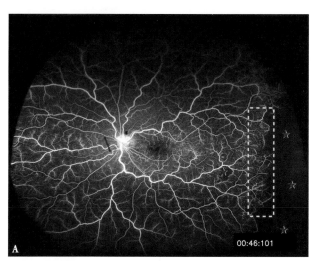

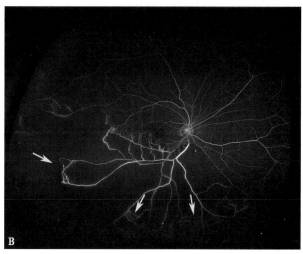

图 1-2-0-4　充盈障碍

A. 一患者左眼超广角荧光素眼底血管造影早期图像，颞侧周边部视网膜片状无灌注区、广泛血管闭塞（红五星），无灌注边缘微血管瘤可见（黄框）；B. 另一患者右眼超广角荧光素眼底血管造影早期图像，下方及颞侧视网膜广泛无灌注区，广泛侧支血管开放（黄箭）

　　图点评：无灌注区表现为片状均匀弱荧光，其内小血管结构消失。无灌注区分布在大血管间，而不同于出血遮蔽荧光对大血管形成遮挡，这是两者的重要鉴别点。

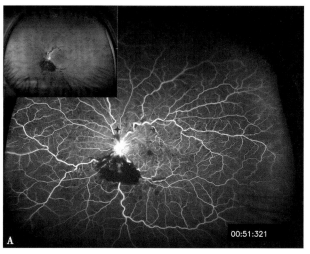

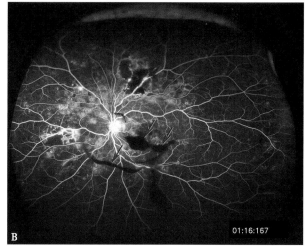

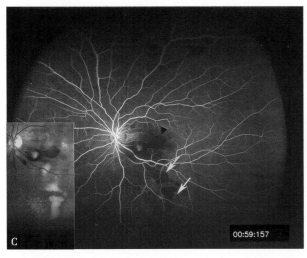
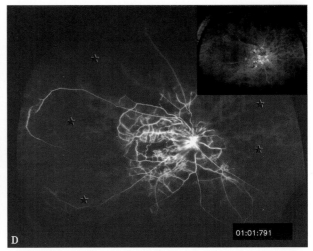

图 1-2-0-5 遮蔽荧光

A. 视盘下方及上方视网膜浅层出血遮蔽荧光（红四星）；B. 视网膜前出血遮蔽荧光（红箭）；C. 黄斑区视网膜下出血遮蔽荧光（红三角），视网膜下硬性渗出遮蔽荧光（黄箭）；D. 视网膜大片无灌注区内深层出血遮蔽荧光（红五星）

图点评：对下方视网膜及脉络膜荧光存在遮挡的统称为遮蔽荧光，根据弱荧光对视网膜血管的遮挡情况可甄别遮挡位于视网膜前、视网膜浅层、视网膜深层或视网膜下，结合检眼镜判断是出血还是渗出遮挡。

● 小结

超广角荧光素眼底血管造影与传统荧光素眼底血管造影原理相同，阅片技巧可以类推，较标准 7 视野眼底血管造影可以发现更多的周边荧光特征，对于血管性疾病可辅助靶向治疗等。

（易佐慧子　王晓玲）

参 考 文 献

1. 中华医学会眼科学分会眼底病学组. 我国超广角眼底成像术的操作和阅片规范（2018 年）. 中华眼科杂志, 2018, 54（8）: 565-569.

2. 广东省眼底病影像诊疗中心, 广东省中西医结合学会眼科专业委员会. 广东省荧光素眼底血管造影操作技术规范专家共识（2015 年）. 广东医学, 2016, 37（12）: 1789-1791.

3. 魏文斌. 同仁荧光素眼底血管造影手册. 北京: 人民卫生出版社, 2014: 38-46.

第三章

正常人群的超广角荧光素眼底血管造影图像特征

● 概述

传统荧光素眼底血管造影在判断正常荧光和异常荧光上已经积累了大量经验,但对正常眼周边荧光特征了解尚少,而周边部荧光表现不同于后极部及赤道部,需考虑RPE分布不同、色素差异、血管发育及玻璃体后皮质等因素,同时还要关注年龄及全身代谢疾病的影响,对于部分荧光表现还需要动态全程分析,并结合眼底彩照以及前置镜检查分析。明确视网膜不同部位不同时间的正常荧光是判定异常荧光的基础,不断积累周边部视网膜正常和异常的荧光征象判读经验,是进一步提升超广角荧光素眼底血管造影技术应用水平的关键。

● 临床特征

超广角荧光素眼底血管造影成像范围广,一次成像可观察80%的视网膜,可在同一视野实时观察视网膜各象限血管充盈回流情况。超广角视角下,动脉充盈时间较传统动脉期更长,周边视网膜动脉充盈的过程中,已充盈区域血液回流至视网膜静脉出现层流现象,周边视网膜小动脉即将完全充盈时静脉层流也基本完成(图1-3-0-1)。

眼位引导后可见更大范围的视网膜图像,颞侧甚至可观察到锯齿缘,远周边部视网膜血管走形及色素分布与后极部有所不同,且个体间存在一定差异(图1-3-0-2)。视网膜色素上皮(RPE)在锯齿缘附近移行为非色素上皮,在造影上表现为强弱荧光混杂的边界,晚期部分荧光染色,移行边界宽度因人而异,荧光表现与RPE及非RPE细胞的分布有关(图1-3-0-3)。

RPE细胞数量自后极部至周边逐渐减少,因此荧光遮蔽的效应也减弱,锯齿缘附近磨玻璃样强荧光区域为透见脉络膜荧光,局灶点状强荧光也可出现于该区域内(图1-3-0-4)。以上特征均与RPE细胞数量及细胞内脂褐质分布有关。

正常眼远周边部无血管区域大小存在差异,与年龄存在一定关系,部分年轻人血管可延伸至锯齿缘(图1-3-0-5)。末梢血管形态可呈吻合型或分支型(图1-3-0-6)。部分可见少量微血管瘤、微血管扩张迂曲及晚期轻微管壁染色(图1-3-0-7、图1-3-0-8),分析周边血管特征需考虑血管发育及玻璃体后皮质等因素,同时还要关注年龄及全身代谢疾病的影响,对于部分荧光表现还需要动态全程分析,并结合眼底彩照以及前置镜检查分析。

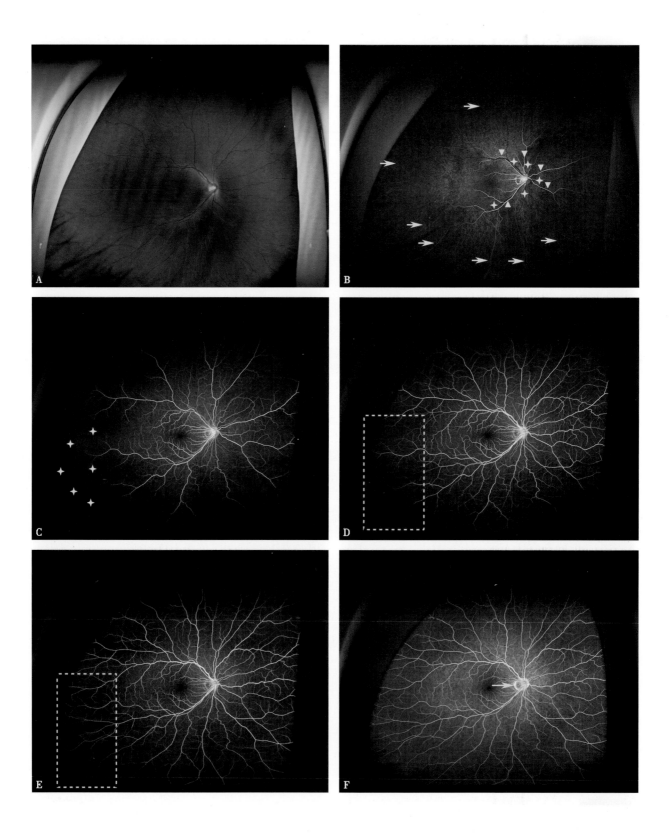

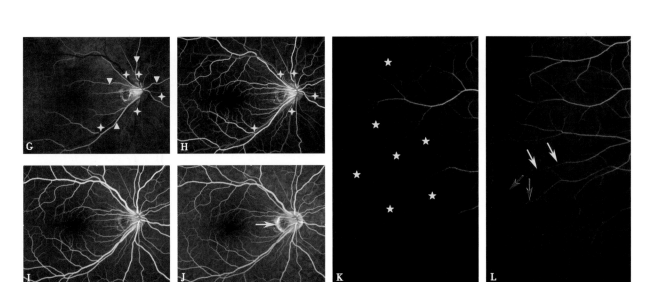

图 1-3-0-1　正常眼超广角荧光素眼底血管造影图

黄某，男，32 岁，因"低度近视要求行荧光素眼底血管造影检查"就诊，BCVA：OU：1.0，前节及检眼镜检查均未见明显异常，A. 超广角眼底照相可见轻微豹纹状眼底，颞侧盘缘可见萎缩弧；B. 动脉期，可见周边脉络膜血管形态（黄箭），后极部动脉充盈（黄三角），静脉未充盈呈暗影（黄四星）；C. 动静脉期，静脉层流，周边动静脉尚未完全充盈回流（黄四星）；D. 动静脉期后期，静脉层流基本完成，颞侧周边仍有少量未完全充盈区域（黄框）；E. 静脉期，全视网膜充盈回流完成，图 D 颞侧未充盈区域此时已充盈完全（黄框）；F. 晚期，血管内荧光素逐渐减少，亮度减弱，视盘颞侧萎缩弧边缘荧光染色（黄箭）；G. 为图 B 后极部图，动脉（黄三角）及未充盈静脉可见（黄四星）；H. 为图 C 后极部图，可见静脉层流（黄四星）；I. 为图 E 后极部图；J. 为图 F 后极部图，视盘颞侧萎缩弧可见（黄箭）；K. 为图 D 颞侧放大图，未充盈区域可见（黄五星）；L. 为图 E 颞侧放大图，周边动脉（红箭）静脉（黄箭）在图 K 基础上进一步充盈

　　图点评：超广角视角阅片感受不同于传统 7 视野造影，动态观察视网膜各象限充盈回流情况，视网膜动脉完全充盈时间较传统所说动脉期更长，超广角有助于更全面、更直观地观察全视网膜。

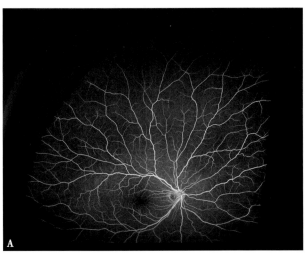

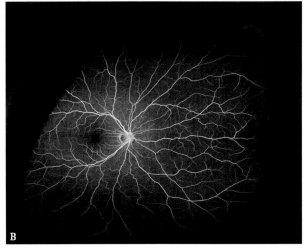

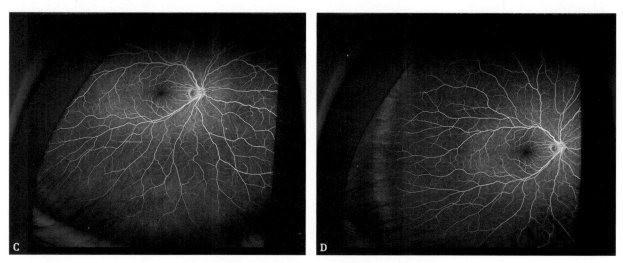

图 1-3-0-2　为图 1-3-0-1 同一就诊者眼位引导图
A. 上方图像；B. 鼻侧图像；C. 下方图像；D. 颞侧图像

图点评：超广角眼位引导后几乎可观察全视网膜图像，为我们提供更全面的眼底信息。

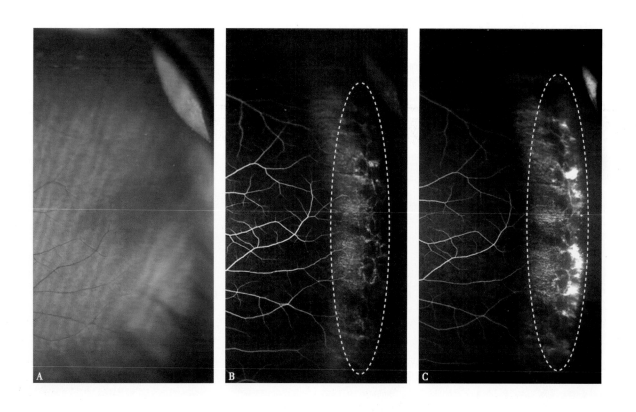

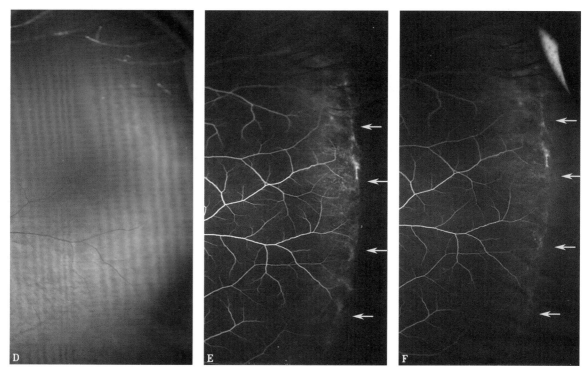

图 1-3-0-3　两例正常眼远周边部图像

A 和 D 分别为就诊者 1 和就诊者 2 超广角彩照远周边部,均未见明显异常,两者均为青年男性;B. 就诊者 1 远周边部早期可见较宽的强弱荧光混杂的截止边界(黄椭圆);C. 就诊者 1 远周边部边界晚期可见部分荧光染色(黄椭圆);E. 就诊者 2 远周边部移行区域,截止边界较窄且规则(黄箭);F. 就诊者 2 远周边部晚期荧光减弱(黄箭)

　　图点评:远周边部视网膜血管走形及色素分布与后极部有所不同,且个体间存在一定差异。视网膜色素上皮在锯齿缘附近移行为非色素上皮,在造影上表现为强弱荧光混杂的边界,晚期部分荧光染色,移行边界宽度因人而异,荧光表现与 RPE 及非 RPE 细胞的分布有关。

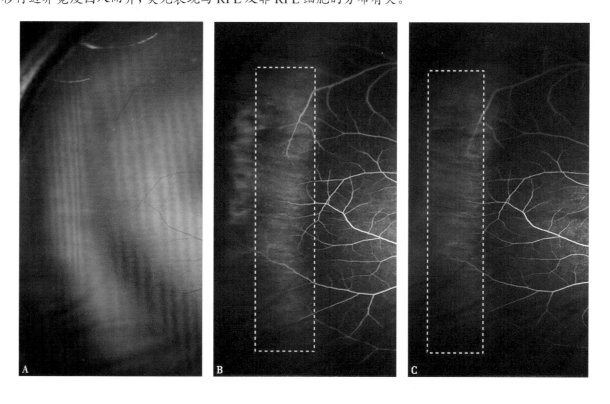

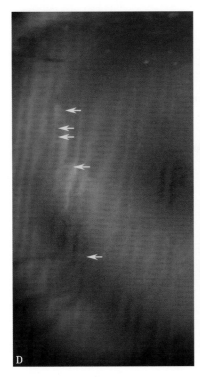
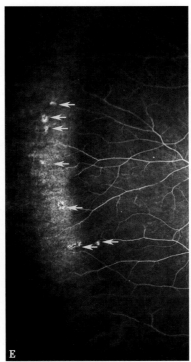
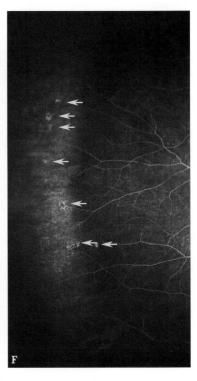

图 1-3-0-4　两例正常眼远周边部图像

A. 就诊者 3 超广角眼底照相，未见明显异常；B. 就诊者 3 远周边部锯齿缘后强荧光区域早期图像（黄框）；C 就诊者 3 远周边部强荧光边界晚期减弱（黄框）；D. 就诊者 4 超广角彩照远周边部，散在几处色素增生点可见（黄箭）；E. 就诊者 4 锯齿缘后均匀强荧光区域内可见强荧光包绕的弱荧光点（黄箭）；F. 就诊者 4 远周边部晚期强荧光减弱（黄箭）

　　图点评：RPE 细胞数量自后极部至周边逐渐减少，因此色素对下方 Bruch 膜、脉络膜及巩膜遮挡效应逐渐减弱，锯齿缘附近磨玻璃样强荧光区域为透见脉络膜荧光，局灶点状强荧光也可出现于该区域内，以上特征均与 RPE 细胞数量及细胞内脂褐质分布有关。

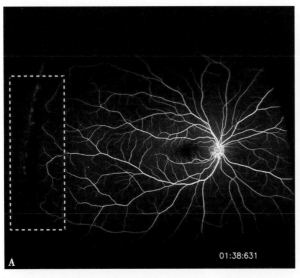
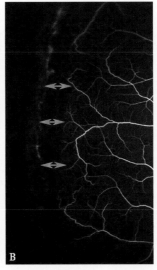
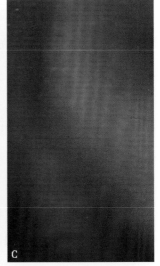

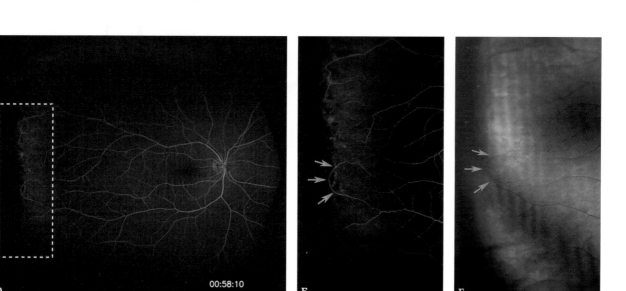

图 1-3-0-5　两例正常眼底图像

A. 就诊者 5 造影早期图像,血管走形未见明显异常,颞侧远周边部可见无血管区(黄框);B. 图 A 颞侧远周边部放大图,末梢毛细血管互相吻合,锯齿缘后无血管区域可见(蓝双箭);C. 就诊者 5 颞侧远周边部超广角照相未见明显异常;D. 就诊者 6 造影早期图像,颞侧血管跨过锯齿缘(黄框),余未见明显异常;E. 图 D 颞侧远周边部放大图,血管跨过锯齿缘返回形成吻合(蓝箭),未见明显无血管区;F. 就诊者 6 颞侧远周边部超广角照相可见与图 E 对应的血管跨过锯齿缘返回形成吻合(蓝箭),余未见明显异常

图点评:正确认识正常眼周边生理性无血管区的存在,不应将其诊断为视网膜静脉阻塞(RVO)等血管性疾病周边无灌注区;同时,在判断 RVO 及糖尿病视网膜病变(DR)等视网膜血管性疾病无灌注区面积或计算缺血指数时也需考虑生理性无血管区的因素,避免过度激光治疗。另外,判定正常周边无血管区大小需结合年龄等因素。

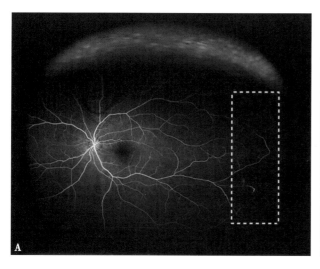

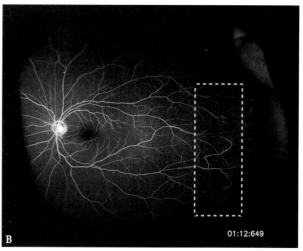

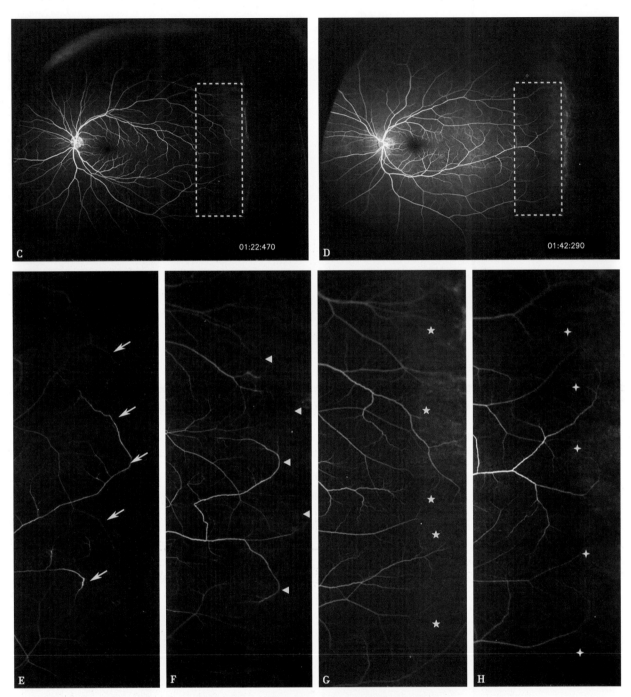

图 1-3-0-6　四例正常眼远周边部造影早期图像

A. 就诊者 7 颞侧下周边血管跨越水平线返回与颞上血管形成吻合,周边无血管区可见(黄框);B. 就诊者 8 颞侧周边血管走形欠规则,吻合支可见,周边可见无血管区(黄框);C. 就诊者 9 颞侧周边血管分支规则、末梢毛细血管结构清晰,未见明显无血管区(黄框);D. 就诊者 10 颞侧周边血管分支规则、末梢延伸至锯齿缘附近,未见明显无血管区(黄框);E. 图 A 颞侧放大图,血管吻合支及毛细血管清晰可见(黄箭),周边残存明显无血管区;F. 图 B 颞侧放大图,血管吻合支及毛细血管清晰可见(黄三角),周边残存明显无血管区;G. 图 C 颞侧放大图,血管分支及毛细血管清晰可见,周边未见明显无血管区(黄五星);H. 图 D 颞侧放大图,血管分支及毛细血管清晰可见,周边未见明显无血管区(黄四星)

　　图点评:正常人群后极部大血管数量和形态存在解剖差异,周边血管末梢亦如此,可呈吻合型和分支型,血管吻合发生多因胚胎早期血管发育过程中,局部缺氧形成的吻合支遗留,视网膜血管化以后吻合支对眼底循环并无影响。

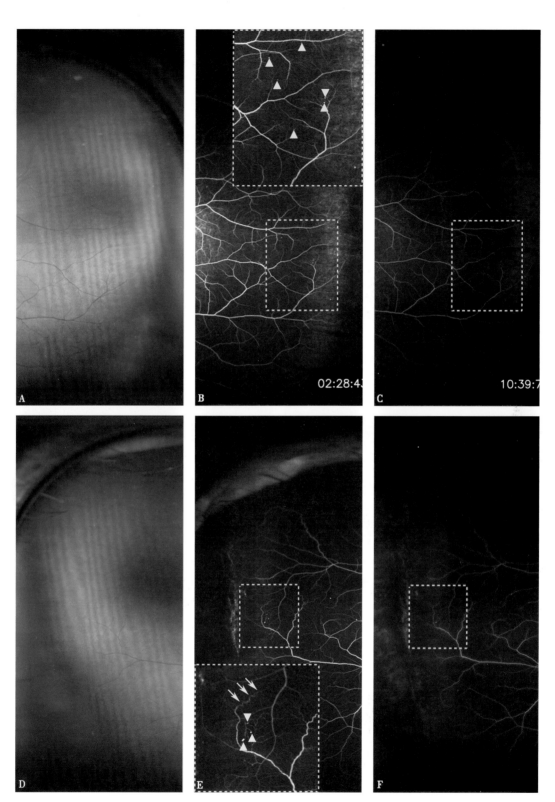

图 1-3-0-7　两例正常眼远周边部图像

A. 就诊者 11 颞侧周边部超广角彩照未见明显异常；B. 就诊者 11 颞侧周边部造影早期图像，少量微血管瘤可见（黄框、黄三角）；C. 就诊者 11 颞侧周边部造影晚期图像，造影剂减少图像亮度降低，微血管瘤及邻近区域未见明显荧光渗漏（黄框）；D. 就诊者 12 颞侧周边部超广角彩照未见明显异常；E. 就诊者 12 颞侧周边部造影早期图像，可见少量微血管瘤（黄框、黄三角）及邻近血管扩张区域（黄框、黄箭）；F. 就诊者 12 颞侧周边部造影晚期图像，造影剂减少图像亮度降低，微血管瘤及邻近区域未见明显荧光渗漏（黄框）

图点评：正常眼周边可出现少量微血管瘤及微血管扩张，该特征提示远周边部微循环异常、局部供血不足，可能与年龄及服用降血压药物有关，无需特殊处理。当患者合并糖尿病时，需审慎诊断糖尿病视网膜病变。

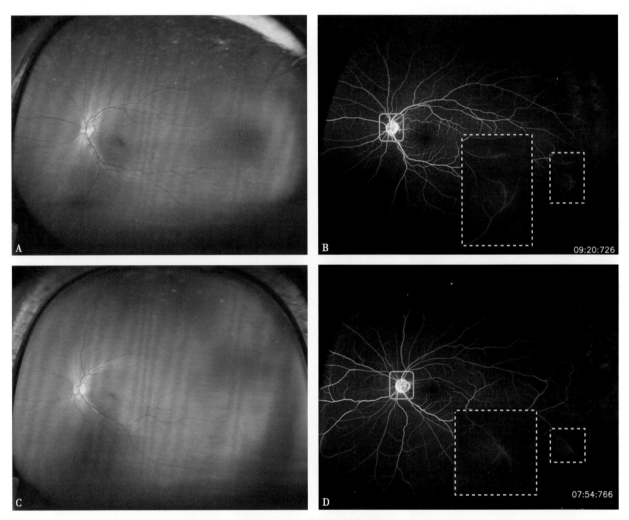

图 1-3-0-8　两例正常眼图像

A. 就诊者 13 超广角眼底照相未见明显异常；B. 就诊者 13 造影晚期图像，颞下周边可见局部血管壁荧光染色（黄框），视盘未见明显强荧光（蓝框），余视网膜未见明显异常荧光；C. 就诊者 14 超广角眼底照相未见明显异常；D. 就诊者 14 造影晚期图像，颞下周边可见局部血管壁荧光染色（黄框），视盘未见明显强荧光（蓝框），余视网膜未见明显异常荧光

图点评：既往周边部荧光渗漏多认为与中间葡萄膜炎有关，但根据中间葡萄膜炎的流行病学，及检眼镜睫状体平坦部缺少"雪堤状"玻璃体混浊等中间葡萄膜炎体征，对于这种轻微的渗漏，我们应更多考虑解剖因素，玻璃体基底部与视网膜粘连紧密、玻璃体皮质增厚，导致玻璃体视网膜交界面存在轻微牵拉作用。

● 总结

周边部荧光表现不同于后极部及赤道部，需考虑 RPE 分布不同、色素差异、血管发育及玻璃体后皮质等因素，同时还要关注年龄及全身代谢疾病的影响，对于部分荧光表现需动态全程分析，并结合眼底彩照以及前置镜检查分析。周边部强荧光不应诊断为 RPE 变性，周边部视网膜血管轻微渗漏不可轻易诊断为中间葡萄膜炎，周边生理性无血管区不应诊断为 RVO 等血管性疾病周边无灌注区。今后，还需要我们积累更多正常眼影像学资料，与系统性疾病及年龄相关性眼病对比研究，并长期随访，将周边荧光特征总结归纳，形成共识。在临床工作中需审慎解读超广角荧光素眼底血管造影周边部荧光征象，特别是在判断 RVO、DR 等血管性疾病时，要全面考虑，避免误判和过度治疗。

（王晓玲　苏　钰）

参 考 文 献

1. 陈长征，王晓玲. 正确分析周边部视网膜超广角荧光素眼底血管造影特征. 中华实验眼科杂志，2020，38（7）：562-565.

2. 杨培增，李绍珍. 葡萄膜炎研究现状：Ⅳ. 中间葡萄膜炎（一）. 中华眼底病杂志，1991，7（3）：188-192.

3. Wang X L，Xu A M，Chen C Z，et al. Observation of the far peripheral retina of normal eyes by ultra-wide field fluorescein angiography. Eur J Ophthalmol，2020，May 26：1120672120926453.

4. Shah A R，Abbey A M，Yonekawa Y，et al. Widefield fluorescein angiography in patients without peripheral disease：a study of normal peripheral findings. Retina，2016，36（6）：1087-1092.

5. Seo E J，Kim J G. Analysis of the Normal Peripheral Retinal Vascular Pattern and Its Correlation with Microvascular Abnormalities Using Ultra-Widefield Fluorescein Angiography. Retina，2019，39（3）：530-536.

6. Panda-Jonas S，Jonas J B，Jakobczyk-Zmija M. Retinal pigment epithelial cell count，distribution，and correlations in normal human eyes. Am J Ophthalmol，1996，121（2）：181-189.

7. Lu J，Mai G，Luo Y，et al. Appearance of far peripheral retina in normal eyes by ultra-widefield fluorescein angiography. Am J Ophthalmol，2017，173：84-90.

8. von Leithner P L，Ciurtin C，Jeffery G. Microscopic mammalian retinal pigment epithelium lesions induce widespread proliferation with differences in magnitude between center and periphery. Mol Vis，2010，16（63-65）：570-581.

9. Lengyel I，Csutak A，Florea D，et al. A population-based ultra-widefield digital image grading study for age-related macular degeneration-like lesions at the peripheral retina. Ophthalmology，2015，122（7）：1340-1347.

10. Blair M P，Shapiro M J，Hartnett M E. Fluorescein angiography to estimate normal peripheral retinal nonperfusion in children. J AAPOS，2012，16（3）：234-237.

11. Rutnin U，Schepens C L. Fundus appearance in normal eyes. Ⅱ. The standard peripheral fundus and developmental variations. Am J Ophthalmol，1967，64（5）：840-852.

12. Asdourian G K，Goldberg M F. The angiographic pattern of the peripheral retinal vasculature. Arch Ophthalmol，1979，97（12）：2316-2318.

13. Spitznas M，Bornfeld N. The architecture of the most peripheral retinal vessels. Albrecht Von Graefes Archiv Für Klinische Und Experimentelle Ophthalmologie，1977，203（3-4）：217-229.

14. Singer M，Sagong M，van Hemert J，et al. Ultra-widefield imaging of the peripheral retinal vasculature in normal subjects. Ophthalmology，2016，123（5）：1053-1059.

15. Morse P H. Ocular anatomy，embryology，and teratology. JAMA，1983，249（20）：2830-2831.

第四章

超广角荧光素眼底血管造影的量化分析

在传统的 45° 荧光素眼底血管造影系统中，测量图像中两点距离或区域面积时，通常以视盘直径或视盘面积作为参考（图 1-4-0-1）。此种量化模式较为公认并得到了广泛的应用，如糖尿病视网膜病变的临床分期、缺血型视网膜静脉阻塞的定义等，但由于不同患者的视盘参数存在差异，且传统荧光素眼底血管造影系统可视视网膜范围有限，此种量化模式精确性、实用操作性上仍存在一定的局限。

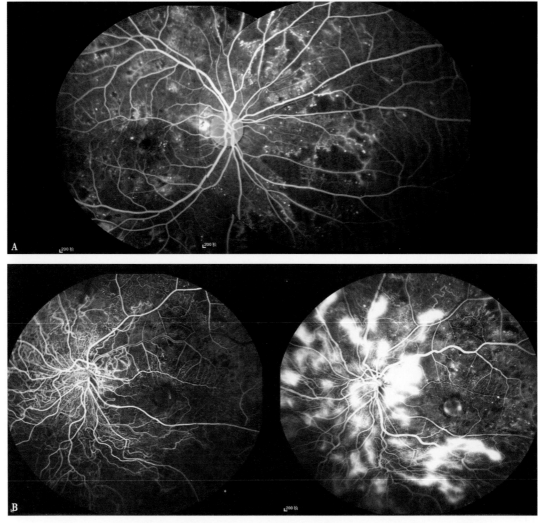

图 1-4-0-1　共焦激光检眼镜 55° 镜头下，糖尿病视网膜病患者荧光素眼底血管造影图
A. 对无灌注区面积的测量以视盘面积为参考（黄圆形）；B. 糖尿病视网膜病变患者视盘表面大量新生血管形成，视盘边界不清

图点评:传统FFA中通常以视盘直径或视盘面积作为参考测量无灌注区面积,但由于不同患者的视盘参数存在差异,视盘本身因疾病可有出血、水肿、边界不清等导致测量不准,且传统FFA拼图所见视网膜范围因仪器及检查者水准不同而有较大差异,因此在评估比较不同患者无灌注区范围的诊疗效果上无法做到相对准确的评价,亦影响疾病的临床分期及治疗方案的制定。

超广角荧光素眼底血管造影不仅是一种新的成像模式,同时也提供了更为精确且灵活的量化模式。操作者在图像窗口上选择所需的工具并自定义勾画区域后,软件可自动计算相应的距离、面积、角度等数值,在Optos 200TX机型中,由于系统的成像利用椭圆球镜,需将拍摄的三维图像处理为二维图像进行成像,因此成像的图像尤其周边部存在畸变,Optos California机型通过三维投影校正畸变,使测量数值更为准确。更为准确、丰富的造影图像量化为疾病的诊断、治疗、随访及相关研究工作都提供了重要的帮助。

下面以不同的超广角荧光素眼底血管造影机型简单举例介绍各自的量化功能及其临床意义。

1. Optos 200TX Optos 200TX为目前国内最常见的超广角荧光素眼底血管造影机型,由于每张造影图像均由庞大数量的像素点组成,其量化结果表示为所选区域总像素点的数量,通过对像素值的计算与分析可获得有意义的数据。

选择图像进入查看窗口后,上方工具栏可见多种测量工具,如图1-4-0-2所示。选择工具后手动勾画区域即可得到相应数值。以视网膜分支静脉阻塞眼中缺血指数(ischemic index, ISI)和糖尿病视网膜病变眼中渗漏指数的计算进行应用举例(图1-4-0-3、图1-4-0-4)。

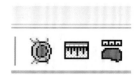

图1-4-0-2 200TX机型上的测量工具页面,分别为杯盘比测量,距离测量,面积测量

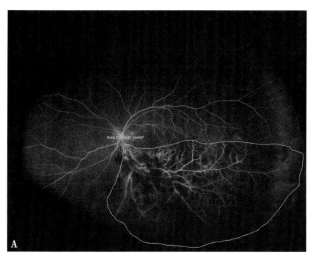
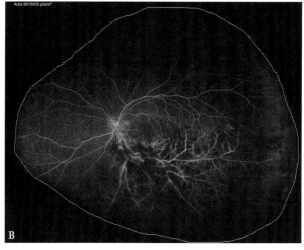

图1-4-0-3 200TX量化工具应用举例:计算超广角荧光素眼底血管造影图像中视网膜分支静脉阻塞眼的ISI
A. 手动划分并测量无灌注区的面积,测量值为2 589 340像素;B. 手动划分并测量图像中可视视网膜总面积,测量值为8 018 835像素。经计算得该眼的ISI为32.3%

图点评:随着超广角荧光素眼底血管造影的出现,新的评估视网膜血管性疾病中缺血情况的指标被提出——ISI。ISI的定义为超广角荧光素眼底血管造影图像中缺血区域面积与可视视网膜总面积之比,这一概念已受到国内外学者的广泛关注,有研究发现其与黄斑水肿、新生血管之间的相关性,如ISI的水平可作为新的分级标准,以iCRVO(缺血型CRVO)为例,当前研究多推荐用ISI≥35%作为iCRVO的诊断。该指标特异性及敏感性均达到90%以上,具有一定的研究与临床应用前景。当前有研究认为,伴视网膜缺血的DR眼中DME的发生率是无缺血眼的3.75倍,ISI与难治性DME密切相关。ISI对日后指导评价黄斑缺血、新生血管的治疗具有一定的价值。

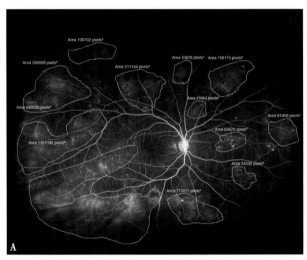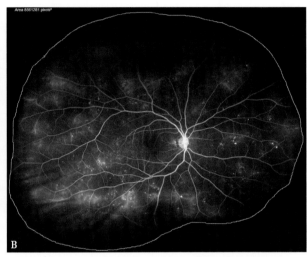

图 1-4-0-4 200TX量化工具应用举例:计算超广角荧光素眼底血管造影图像中糖尿病视网膜病变眼的渗漏指数
A. 手动划分并测量造影晚期图像上渗漏区域的面积,测量总值为2 788 660像素;B. 手动划分并测量图像中可见视网膜总面积,测量值为8 561 281像素。经计算得该眼的渗漏指数为32.6%

图点评:ISI的提出具有启发性,渗漏指数的定义为超广角荧光素眼底血管造影中晚期图像中荧光增强的面积与可视视网膜总面积之比,是一种新的评估指标。目前研究已发现渗漏指数与DR的严重程度以及DME的发生有关,且不同分区的渗漏指数与CRVO是否继发黄斑水肿有关。渗漏指数有望进一步指导视网膜血管性疾病的诊疗与探索。

2. Optos California Optos California为新一代超广角荧光素眼底血管造影机型,与200TX相比,其搭载的OptosAdvance软件实现了进一步的优化,通过三维投影对图像的周边三维畸变进行了校正,其量化可直观显示为客观数值而非像素值。

进入OptosAdvance页面后选择所需的图像,上方工具栏中"Annotations"提供了多种注释及量化工具,如图1-4-0-5所示。选择工具后即可手动勾画区域,下面进行部分工具应用举例(图1-4-0-6～图1-4-0-10)。

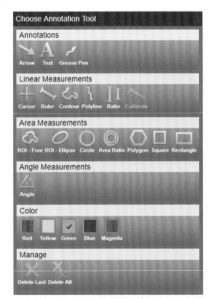

图 1-4-0-5 California 机型上的注释与测量工具页面
由上至下分别为注释、线性测量、面积测量、角度测量、颜色选择及管理工具

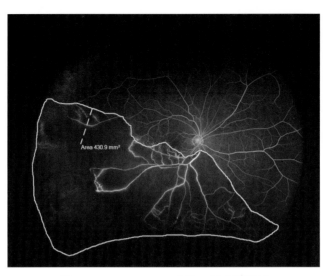

图 1-4-0-6　California 量化工具应用举例
运用"ROI-Free"模式在造影图像上手动划分并测量视网膜分支静脉阻塞
患眼的大片状无灌注区面积,所得测量值为 430.9mm²

图点评:由于 ISI 是用百分数表示的指标,单次成像中视网膜总面积的可变性可能带来差异,而通过绝对面积的测量可以减少此类差异,提供了更为真实的眼底情况参数,也为临床研究带来了更多的可能性。

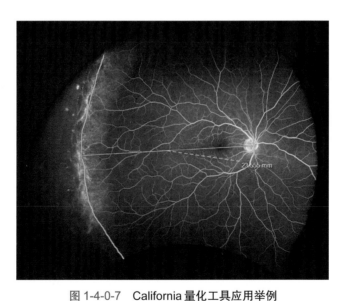

图 1-4-0-7　California 量化工具应用举例
在正常眼的颞侧引导眼位造影图像上,运用"Grease Pen"工具勾勒的颞侧
毛细血管灌注边缘后,运用"Ruler"工具测量视盘中心至其距离,所得测
量值为 23.555mm

图点评:通过眼位引导,超广角荧光素眼底血管造影成像可至锯齿缘,通过测量正常眼视盘中心至各象限视网膜周边毛细血管边缘的距离,有助于了解视网膜血管床的真实灌注情况。

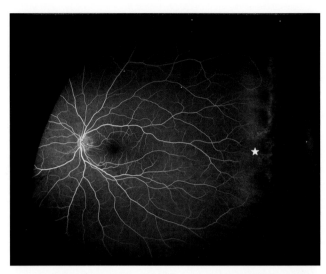

图 1-4-0-8　正常眼颞侧引导眼位造影图，可见周边视网膜无血管区（星号）

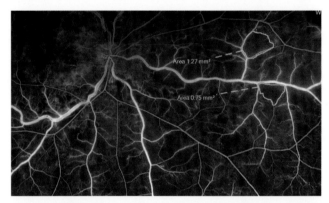

图 1-4-0-9　California 量化工具应用举例

在视网膜中央静脉阻塞眼中，运用"ROI-Free"工具在造影图像上手动划分
并测量多个小片状无灌注区面积，所得测量值分别为 $1.27mm^2$、$0.75mm^2$

图点评：在超广角荧光素眼底血管造影图像中，将图片大小适当缩放后可更精确地勾勒细节。在勾勒视网膜无灌注区时，应注意辨别无灌注区与出血遮蔽荧光。

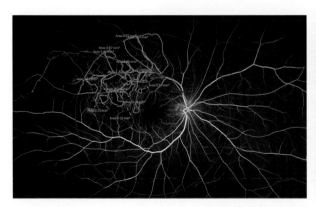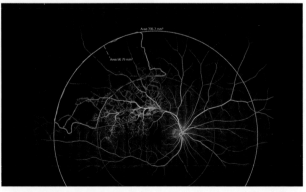

图 1-4-0-10　California 量化工具应用举例

在视网膜分支静脉阻塞眼中，运用"Circle"工具以黄斑为中心对视网膜分区，运用"ROI-Free"工具测量各分区内无灌注区面积

图点评：超广角荧光素眼底血管造影图像中，一些学者用以中心凹为中心，直径分别为3mm、10mm、15mm的同心环将视网膜分为黄斑周边区（PMA）、近周区（NPA）、中周区（MPA）和远周区（FPA）。有研究发现不同区域的ISI水平与最佳矫正视力之间的相关性从视网膜中央部到外周部逐渐增大，PMA和FPA中较高的ISI与较差的视力相关，FPA处的视网膜无灌注是视力的重要预测因素，突出了视网膜周边部的重要性。对于不同视网膜区域的ISI水平对疾病的影响以及是否需要针对视网膜不同区域采用不同的治疗策略，仍待进一步的研究。

超广角荧光素眼底血管造影为我们提供了更为精确且灵活的量化模式，可通过系统自带软件进行标准化测量。为RVO、DR等缺血性疾病无灌注区的测量、ISI及渗漏指数的计算提供了平台。但是目前也存在周边畸变、校正算法需要提高等问题。相信随着UWFA的不断发展，我们对周边视网膜血供的认识加深，评估缺血性眼底疾病可能会出现新的指标，从而推动临床诊断、分期及治疗随访进入全新局面。

（蒋婧文　郑红梅）

参 考 文 献

1. Ghasemi F K，Scott A W，Wang K，et al. Correlation of multimodal imaging in sickle cell retinopathy. Retina，2016，36 Suppl 1：S111-S117.

2. Tam E K，Golchet P，Yung，M，et al. Ischemic central retinal vein occlusion in the anti-vascular endothelial growth factor era. Retina，2018，38（2）：292-298.

3. Khayat M，Williams M，Lois N. Ischemic retinal vein occlusion: characterizing the more severe spectrum of retinal vein occlusion. Surv Ophthalmol，2018，63（6）：816-850.

4. Thomas A S，Thomas M K，Finn A P，et al. Use of the ischemic index on widefield fluorescein angiography to characterize a central retinal vein occlusion as ischemic or nonischemic. Retina，2019，39（6）：1033-1038.

5. Xie J，Ikram M K，Cotch M F，et al. Association of diabetic macular edema and proliferative diabetic retinopathy with cardiovascular disease: a systematic review and meta-analysis. JAMA Ophthalmol，2017，135（6）：586-593.

6. Fan W，Nittala M G，Velaga，S B，et al. Distribution of Non-perfusion and Neovascularization on Ultra-Wide Field Fluorescein Angiography in Proliferative Diabetic Retinopathy（RECOVERY Study）：Report 1. Am J Ophthalmol，2019，doi: https://doi.org/10.1016/j.ajo.2019.04.023.

7. Sinova I，Rehak J，Nekolova J，et al. Correlation between ischemic index of retinal vein occlusion and oxygen saturation in retinal vessels. Am J Ophthalmol，2018，188：74-80.

8. Wessel M M，Nair N，Aaker G D，et al. Peripheral retinal ischaemia，as evaluated by ultra-widefield fluorescein angiography，is associated with diabetic macular oedema. Br J Ophthalmol，2012，96（5）：694-698.

9. Patel R D，Messner L V，Teitelbaum B，et al. Characterization of ischemic index using ultra-widefield fluorescein angiography in patients with focal and diffuse recalcitrant diabetic macular edema. Am J Ophthalmol，2013，155（6）：1038-1044.

10. Tsui I，Kaines A，Havunjian M A，et al. Ischemic index and neovascularization in central retinal vein occlusion Retina，2011，31（1）：105-110.

11. Singer M，Tan C S，Bell D，et al. Area of peripheral retinal nonperfusion and treatment response in branch and central retinal vein occlusion. Retina，2014，34（9）：1736-1742.

12. Oliver S C，Schwartz S D. Peripheral vessel leakage（PVL）：a new angiographic finding in diabetic retinopathy identified with ultra wide-field fluorescein angiography. Semin Ophthalmol，2010，25（1-2）：27-33.

13. Kwon S, Wykoff C C, Brown D M, et al. Changes in retinal ischaemic index correlate with recalcitrant macular oedema in retinal vein occlusion: WAVE study. Br J Ophthalmol, 2018, 102 (8): 1066-1071.

14. Nicholson L, Vazquez-Alfageme C, Ramu J, et al. Validation of concentric rings method as a topographic measure of retinal nonperfusion in ultra-widefield fluorescein angiography. Am J Ophthalmol, 2015, 160 (6): 1217-1225.

15. Wang K, Ghasemi F K, Nittala M G, et al. Ultra-wide-field fluorescein angiography-guided normalization of ischemic index calculation in eyes with retinal vein occlusion. Invest Ophthalmol Vis Sci, 2018, 59 (8): 3278-3285.

16. Shah A R, Abbey A M, Yonekawa Y, et al. Widefield fluorescein angiography in patients without peripheral disease: a study of normal peripheral findings. Retina, 2016, 36 (6): 1087-1092.

第二篇

眼底病各论

第一章

眼底发育异常

第一节　先天性视盘小凹

● **概述**

先天性视盘小凹为神经外胚叶的发育缺陷所致一种先天性变异(有报道 *PAX-2* 基因突变所致),可为常染色体显性遗传。多单眼发病,视力正常,合并黄斑部视网膜脱离时出现视力下降。

● **临床特征**

无并发症者无症状,并发视网膜脱离者可出现视物模糊或视物变形。

眼底可见于视盘颞侧或颞下灰白色圆形、卵圆形或扇形凹陷,少数也可见于视盘中央,小凹周围可伴色素增生。约 45% 并发视网膜脱离,可见黄斑部视网膜圆形隆起,类似中心性浆液性视网膜病变(图 2-1-1-1A、B,图 2-1-1-2)。

荧光素眼底血管造影可见小凹处早期弱荧光,晚期强荧光,并发视网膜脱离者晚期可见脱离区荧光积存(图 2-1-1-1C~H)。

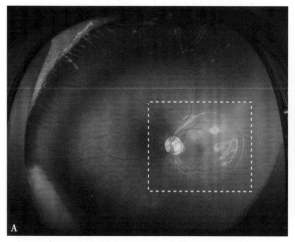

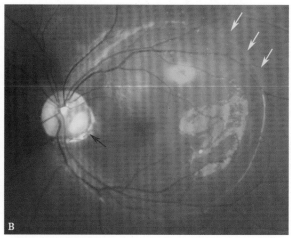

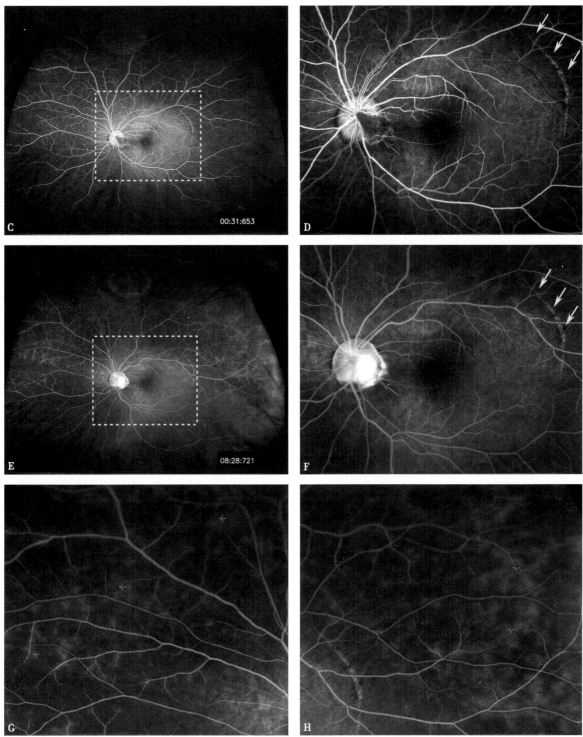

图 2-1-1-1　视盘小凹彩照及 UWFA 1 例

崔某，男，20 岁，左眼视盘小凹玻璃体切割联合气体填充术后半年，A. 左眼超广角眼底照相，视盘颞下部分扇形凹陷，后极部视网膜隆起呈圆弧形（黄框）；B. 图 A 后极部放大图，视盘颞侧扇形凹陷（红箭），后极部视网膜隆起呈圆弧形边界清晰（黄箭）；C. 左眼超广角荧光素眼底血管造影早期图像，视盘颞下扇形弱荧光；D. 图 C 后极部放大图，视盘颞下扇形弱荧光（红箭），黄斑颞上方圆弧形透见荧光灶（黄箭），其旁散在少量弱荧光点；E. 左眼超广角荧光素眼底血管造影晚期图像，视盘颞下扇形区域荧光染色，视网膜广泛毛细血管扩张荧光渗漏；F. 图 E 后极部放大图，视盘颞下扇区域荧光染色（红箭），黄斑颞上方圆弧形透见荧光灶晚期荧光减弱（黄箭）；G. 图 E 鼻侧放大图，广泛毛细血管扩张渗漏（红四星）；H. 图 E 颞侧放大图，广泛毛细血管扩张渗漏（红四星）

　　图点评：先天性视盘小凹患眼小凹处早期为弱荧光，晚期呈强荧光。该患者有广泛毛细血管扩张渗漏，可能与玻璃体手术以及反复视网膜脱离局部RPE细胞移位有关。

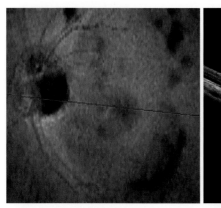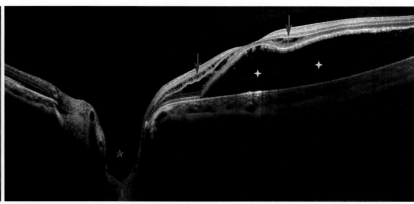

图 2-1-1-2　同一患者左眼OCT图

视盘颞侧凹陷，筛板组织缺失（红五星），黄斑及其周围视网膜神经上皮层隆起，下方液性暗区（黄四星），视网膜层间低反射腔可见（红箭）

　　图点评：视盘小凹在早期容易见到，中年后常有增生的胶质掩盖小凹口，较难观察到凹陷的缺损形态。病程长的患者可以出现黄斑囊样变性或者劈裂。小凹与视网膜下腔较少存在直接通道，而是由视盘边缘的视网膜内存在与小凹相连通的光学空腔，并与劈裂相交通，因此单独对视盘周围进行光凝治疗疗效欠佳。

● 治疗建议

　　无并发症者无需治疗，并发浆液性视网膜脱离者部分可自行吸收。无法吸收者可尝试行激光光凝治疗，长期或反复出现视网膜脱离患者建议行玻璃体切割联合气体填充治疗。治疗后OCT图像上出现视盘小凹与黄斑之间通道上的视网膜脉络膜瘢痕提示预后较好。

（王晓玲　苏　钰）

参 考 文 献

1. 张承芬. 眼底病学. 北京：人民卫生出版社，1997.

2. 文峰. 眼底病临床诊治精要. 北京：人民军医出版社，2011：312-314.

3. 黄莉，吕璨璨，李军，等. 激光光凝及其联合玻璃体切割手术治疗先天性视盘小凹合并浆液性黄斑脱离：光相干断层扫描可见"堤坝样"改变是关键. 中华眼底病杂志，2019，35（6），580-583.

4. Wan R，Chang A. Optic disc pit maculopathy：a review of diagnosis and treatment. Clin Exp Optom，2020，103（4）：425-429.

5. Georgalas I，Ladas I，Georgopoulos G，et al. Optic disc pit：a review. Graefes Arch Clin Exp Ophthalmol，2011；249（8）：1113-1122.

第二节　视网膜有髓神经纤维

● **概述**

视网膜有髓神经纤维（retinal medullated nerve fibers，RMNF），是指视盘附近或视网膜上局部出现有髓鞘神经纤维。RMNF 是一种发育异常疾病，1856 年由 Virchow 首次描述，病因不明，可能与筛板发育异常或少突胶质细胞异位有关。据报道 RMNF 的发病率约为 0.98%，其中 90% 以上为单眼发病。RMNF 不具有遗传倾向，罕见家族性报道。

● **临床特征**

绝大多数患者无症状，多因眼科其他问题就诊无意中发现病灶。部分可出现生理盲点扩大或与神经纤维走行对应的束状暗点，视野缺损情况与有髓神经纤维部位和疏密程度有关；病灶面积大，累及黄斑者可伴有视力损害。少部分患者有髓神经纤维过于致密，压迫视网膜小血管，可合并病灶处视网膜血管异常。

眼底表现为白色或灰白色沿视网膜神经纤维分布的羽毛状或片状病灶，病灶位于视网膜表面，无赤光图像可清晰观察有髓神经纤维走行（图 2-1-2-1）。RMNF 绝大多数围绕视盘分布（图 2-1-2-4），周边型有髓神经纤维（图 2-1-2-1）或大面积的有髓神经纤维相对较少见。

RMNF 少见造影检查，部分病例无特殊改变，也可表现为遮蔽荧光（图 2-1-2-2），这与 RMNF 厚度及成像设备有一定关系。OCT 上可见有髓鞘区域神经纤维层增厚、反射增强，对其后组织形成信号遮挡（图 2-1-2-3）。

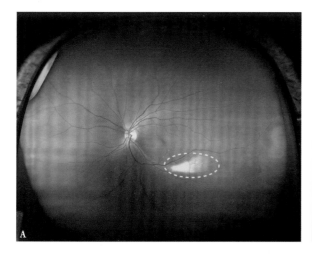
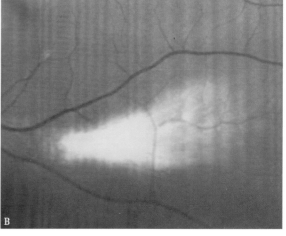

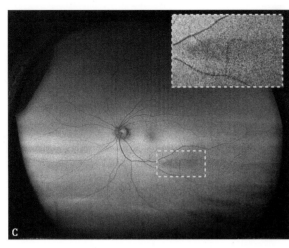
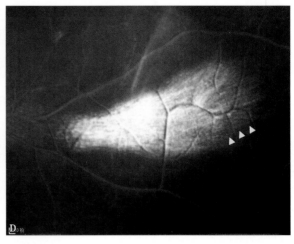

图 2-1-2-1　左眼 RMNF

患者，男，62 岁，因"右眼视力突降 1 周"就诊，右眼诊断为 CRVO，检查中发现左眼 RMNF，A. 左眼超广角眼底照相，左眼黄斑颞下方羽毛状黄白色病灶（黄椭圆框）；B. 左眼超广角照相局部放大图，可见病灶头部窄厚遮蔽视网膜血管，尾部变宽变薄；C. 左眼超广角自发荧光，病灶区轻微遮蔽作用呈低自发荧光（黄框）；D. 左眼病灶区无赤光图像，神经纤维清晰可见（黄三角）

　　图点评：眼底照相和无赤光图像可清晰呈现 RMNF 位置和形态。短波长光对视网膜表层结构显示更佳，更能勾勒出 RMNF 的形态细节。

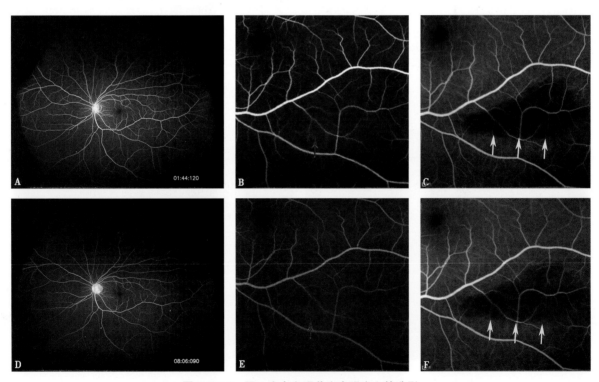

图 2-1-2-2　同一患者左眼荧光素眼底血管造影

A. 超广角荧光素眼底血管造影早期像，视网膜各象限未见明显异常荧光；B. 超广角荧光素眼底血管造影对应眼底彩照上 RMNF 病灶同一区域早期放大图，局部血管结构稍模糊（红箭）；C. 海德堡 Spectralis HRA 造影对应眼底彩照上 RMNF 病灶同一区域早期像，可见与 RMNF 形态一致的遮蔽荧光灶（黄箭）；D. 超广角荧光素眼底血管造影晚期像，视网膜各象限未见明显异常荧光；E. 超广角荧光素眼底血管造影对应眼底彩照上 RMNF 病灶同一区域晚期放大图，局部血管结构稍模糊（红箭）；F. 海德堡 Spectralis HRA 造影对应眼底彩照上 RMNF 病灶同一区域晚期像，可见与 RMNF 形态一致的遮蔽荧光灶（黄箭）

图点评：有髓神经纤维较薄弱时常表现为正常荧光，较浓厚可表现为遮蔽荧光。超广角荧光素眼底血管造影激光光源穿透性强，该例厚度适中，因此该例背景荧光在 UWFA 上基本不受有髓神经纤维遮挡。

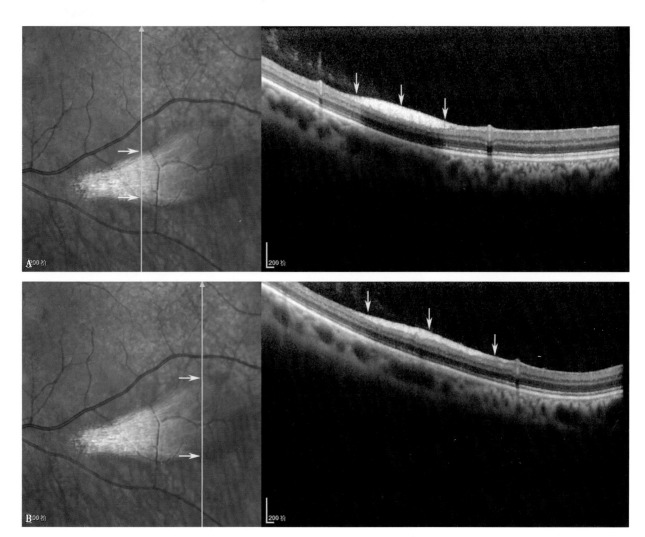

图 2-1-2-3　同一患者左眼 OCT 图像

A. RMNF 病灶中部在红外光眼底像上结构清晰（绿线黄箭），在 OCT 上可见对应区域局部神经纤维层增厚、反射增强，下方组织信号遮挡（黄箭）；B. RMNF 病灶尾部在红外光眼底像上稍模糊（绿线黄箭），在 OCT 上仍可见对应区域局部神经纤维层增厚，厚度较病灶中部更薄更宽（黄箭）

图点评：神经纤维被髓鞘包裹后更加致密，体积增加，OCT 精细显示 RMNF 范围及厚度，致密的结构对下方组织形成均匀信号遮挡。

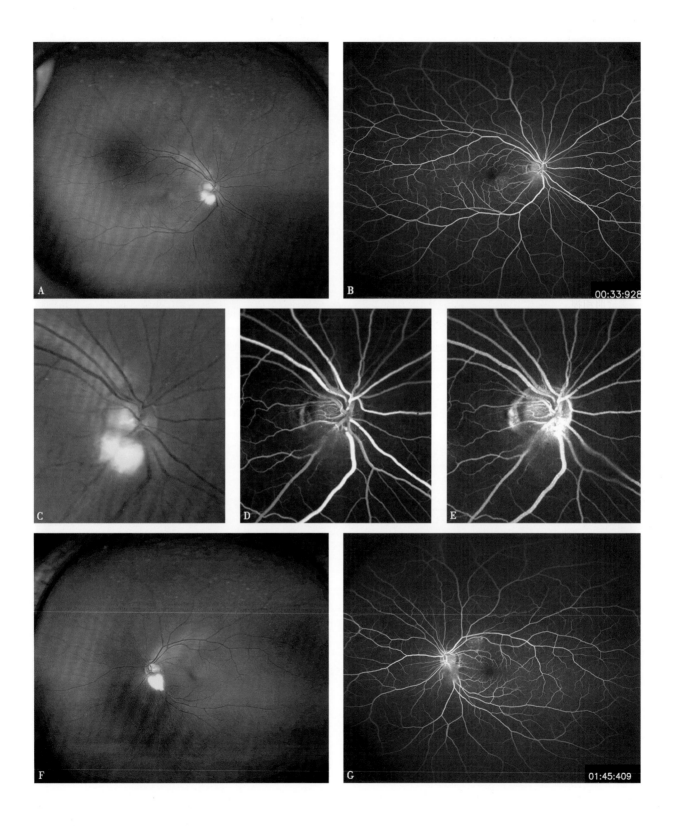

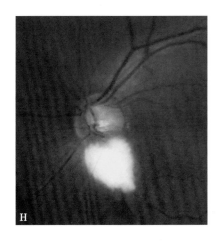 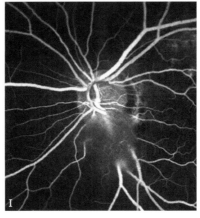 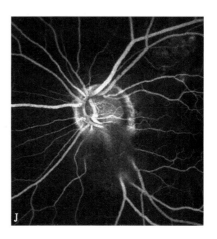

图 2-1-2-4 双眼 RMNF

患者，男，25 岁，A. 右眼超广角眼底照相，视盘下方片状黄白色病灶，遮盖血管结构、显示欠清；B. 右眼超广角荧光素眼底血管造影早期，视盘下方与眼底照相对应区域片状遮蔽荧光，下方血管遮挡结构稍欠清；C. 右眼超广角眼底照相视盘局部放大图；D. 右眼超广角荧光素眼底血管造影早期视盘放大图；E. 右眼超广角荧光素眼底血管造影晚期视盘放大图，未见病灶区域荧光染色或渗漏等；F. 左眼超广角眼底照相。视盘下方片状黄白色病灶，遮盖血管结构、显示不清；G. 左眼超广角荧光素眼底血管造影早期，视盘下方与眼底照相对应区域片状遮蔽荧光，下方血管遮挡结构中断；H. 左眼超广角眼底照相视盘局部放大图；I. 左眼超广角荧光素眼底血管造影早期视盘放大图；J. 左眼超广角荧光素眼底血管造影晚期视盘放大图，未见病灶区域荧光染色渗漏等

图点评：视网膜有髓神经纤维多为单眼，双眼少见；该例病灶较厚，造影上表现为遮蔽荧光，其下方血管结构因病灶遮挡结构欠清，无继发视网膜血管病变者，造影晚期无明显渗漏染色等改变。

● 治疗建议

一般无明显临床症状者，无需治疗。对于有症状者，目前仍缺乏有效的治疗手段。对于低龄患儿，根据病灶位置可试行屈光矫正或弱视训练，以防形觉剥夺性弱视等。

（王晓玲 刘珏君）

参 考 文 献

1. 顾瑞平，徐格致. 家族性视网膜有髓神经纤维一例. 中华眼科杂志，2018，54（8）：623-624.

2. 张承芬. 眼底病学. 北京：人民卫生出版社，1997：159-162.

3. 文峰. 眼底病临床诊治精要. 北京：人民军医出版社，2011：122-126.

4. 刘文，文峰，易长贤. 临床眼底病. 内科卷. 北京：人民卫生出版社，2015：336-345.

5. Ramkumar H L，Verma R，Ferreyra H A，et al. Myelinated retinal nerve fiber layer（rnfl）: a comprehensive review. Int Ophthalmol Clin，2018，58（4）：147-156.

6. Williams T D. Medullated retinal nerve fibers: speculations on their cause and presentation of cases. Am J Optom Physiol Opt，1986，63（2）：142-151.

第三节 先天性视网膜动静脉畸形

● 概述

先天性视网膜动静脉畸形（congenital retinal arteriovenous malformations），也被称为视网膜蔓状血管

瘤（racemose hemangioma of the retina），并非真正的肿瘤，而是一种先天性视网膜血管畸形。多见于青年，常单眼发病，病变一般静止，无家族遗传倾向。合并同侧颅内（通常累及中脑）血管畸形者，被称为Wyburn-Mason 综合征。

● 临床特征

通常不影响视力，若视网膜血管异常范围广泛，累及中心凹或视神经，则可能出现视力下降。

眼底可见异常粗大的视网膜动静脉走行迂曲，并直接吻合（图 2-1-3-1A、E；图 2-1-3-2A）。根据视网膜动静脉之间血管交通情况可分为三型。其中Ⅲ型动静脉畸形最为严重，眼底动静脉异常交通的范围广泛而复杂，多伴有中枢神经系统、眼眶、皮肤等多处血管异常（即 Wyburn-Mason 综合征）。伴眼眶内血管畸形者，可能发生压迫性视神经病变；伴颅内血管畸形者（图 2-1-3-3），可能累及视路，造成视野缺损。

荧光素眼底血管造影（FFA）通常在动脉期即可见异常血管的快速充盈，晚期无明显荧光素渗漏及荧光积存（图 2-1-3-1B～D及图 2-1-3-2C～G，图 2-1-3-2B、H 为患者左眼，未见明显异常）。

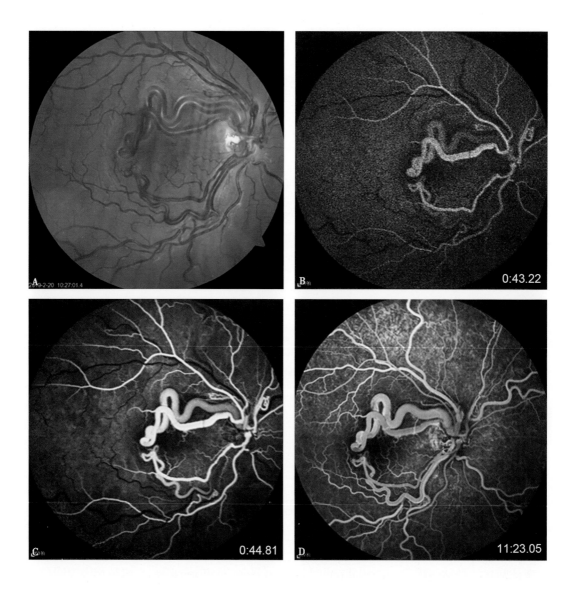

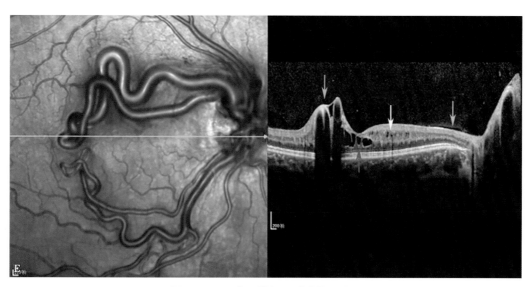

图 2-1-3-1 先天性视网膜动静脉畸形

患者男,20 岁,因"间断头痛 3 年,右眼视力下降 1 年"就诊,右眼视力:0.2,A. 右眼眼底照相,后极部从视盘发出的异常粗大的血管走形迂曲,在黄斑区上方及下方直接吻合;B. 右眼 FFA 43 秒,畸形血管及相对正常的视网膜动脉内见荧光素充盈,臂视网膜循环时间明显延长;C. 右眼 FFA 44 秒,畸形血管内荧光素快速充盈,相对正常的视网膜静脉暂未见层流;D. 右眼 FFA 晚期,畸形血管周围未见荧光素渗漏;E. 右眼红外光眼底照相及 OCT 扫描,可见黄斑区水肿(红色及白色箭头)及视盘黄斑纤维束变薄丢失(橙色箭),蓝色箭示畸形血管,红色箭示外核层积液,白色箭示内核层积液

图点评:臂视网膜循环时间延长在以往的先天性视网膜动静脉畸形研究中少见报道,考虑该患者 FFA 出现这一特征可能与血管畸形造成血流不畅及视盘处血管拥挤有关。该患者右眼 OCT 的视盘黄斑纤维束变薄可能提示眶内血管畸形导致的右眼压迫性视神经病变,盘周神经纤维丢失。

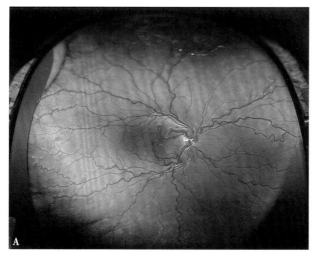

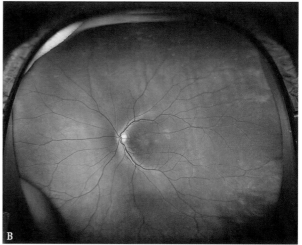

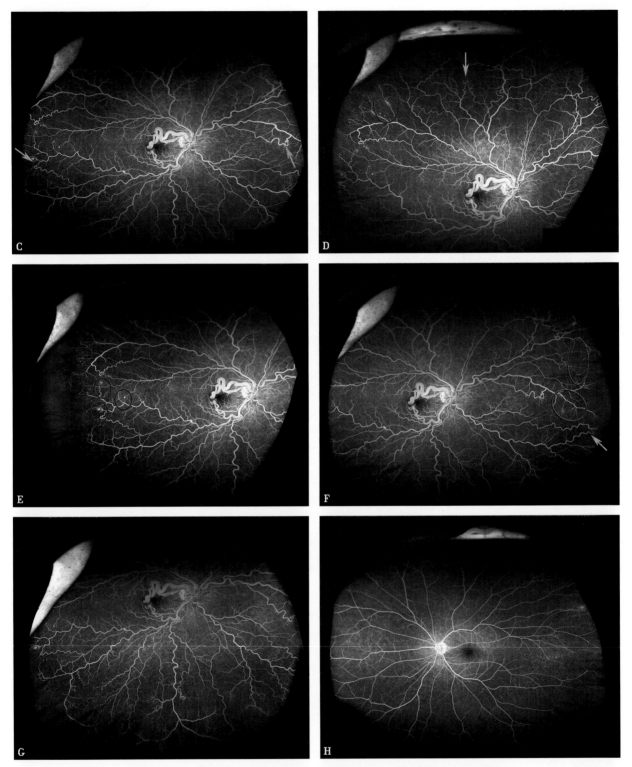

图 2-1-3-2　为图 2-1-3-1 患者超广角眼底照相及超广角眼底荧光血管造影图

A. 右眼超广角眼底照相,见广泛视网膜血管走形迂曲,后极部明显畸形的视网膜动静脉直接吻合;B. 左眼超广角眼底照相,未见明显异常;C~G. 右眼超广角眼底荧光血管造影中期,除后极部明显畸形的视网膜动静脉以外,可见广泛视网膜动静脉走行迂曲,静脉迂曲更为显著,周边可见大量动静脉吻合(橙色箭)及散在点状或簇状微血管瘤样强荧光点(红色圈);H. 左眼超广角眼底荧光血管造影中晚期,未见明显异常荧光

图点评：超广角眼底照相及造影展示了该患者除后极部明显畸形血管以外，周边看似正常的视网膜血管亦存在较多的动静脉吻合及微血管瘤样异常改变，广泛视网膜静脉迂曲明显可能提示视网膜静脉回流受阻，有并发视网膜静脉阻塞的风险。

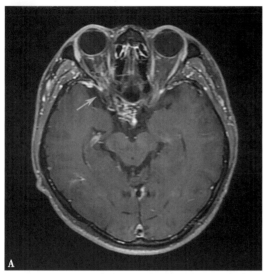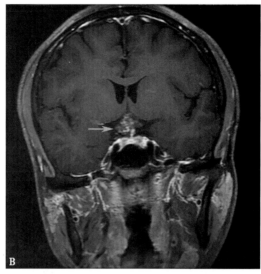

图 2-1-3-3　为图 2-1-3-1 患者头颅 MRI 增强成像

A. 横轴位 T1 增强，眶内至颅内见杂乱的团片状信号（橙色箭），可见异常强化；B. 冠状位 T1 增强，视交叉区域（橙色箭）不规则团块状信号，可见异常强化，团块与视交叉边界欠清

图点评：根据患者 MRI 检查，该患者的畸形血管可能从颅内延伸至眶内，再至视盘处发出，在视网膜内生长。颅内的血管畸形与眼内的血管畸形相沟通。颅内血管畸形累及视交叉，会导致该患者出现颞侧偏盲视野表现。

● 治疗建议

　　本病多表现为静止不发展，一般无需特殊治疗。但若并发视网膜静脉阻塞，视网膜缺血或新生血管者，则需药物或视网膜激光光凝等治疗。对于 Wyburn-Mason 综合征合并的颅内病变，则需神经科医生共同治疗。

（易佐慧子　陈长征）

参 考 文 献

1. 文峰. 眼底病临床诊治精要. 北京：人民军医出版社，2011：214-216.

2. 刘文，文峰，易长贤. 临床眼底病·内科卷. 北京：人民卫生出版社，2015：891.

3. Bailey Freund K，David S，William F，et al. The Retinal Atlas（second edition）. Elsevier，2017：249-249；512-512；799-803；1144.

第四节　先天性视网膜劈裂

● 概述

　　先天性视网膜劈裂（congenital retinoschisis，XLRS）又称为遗传性视网膜劈裂，发病率为 0.004%～

0.02%，较获得性视网膜劈裂症少见。此病见于男性儿童，为 X 性染色体隐性遗传病，双眼发病。神经纤维层层间裂开是其主要眼底特征。后极部常表现为黄斑中心凹劈裂，周边起初为颞下象限的视网膜劈裂，后常累及鼻下、颞侧区域。可并发玻璃体积血和视网膜脱离。

● 临床特征

双眼发病，视力通常介于 0.1 至 0.5，可伴有眼球震颤、斜视等。

劈裂初期眼底表现为黄斑区中心凹反光消失，典型时可见以中心凹为中心的放射状囊样皱褶。周边视网膜劈裂表现为扁平的巨大视网膜囊泡，后缘边界可见白色分界线（图 2-1-4-1）。OCT 具有特征性的视网膜层间桥状组织相连（图 2-1-4-1）。

荧光素眼底血管造影黄斑区可见扩张的毛细血管，但通常无或轻微染料渗漏。劈裂区及周围可见异常迂曲扩张渗漏的血管，可伴有霜样血管闭塞（图 2-1-4-2 及图 2-1-4-3）。ERG 上有 b 波振幅呈现出与 a 波不成比例的下降（b/a 倒置）的特征改变。

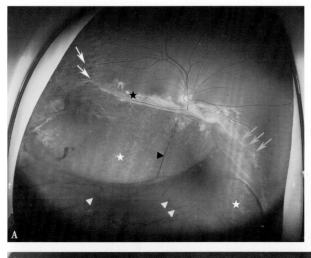
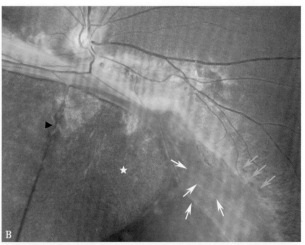
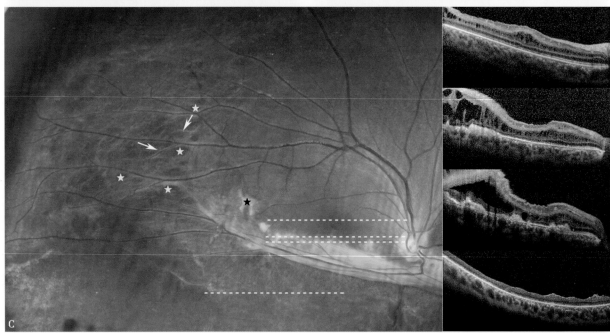

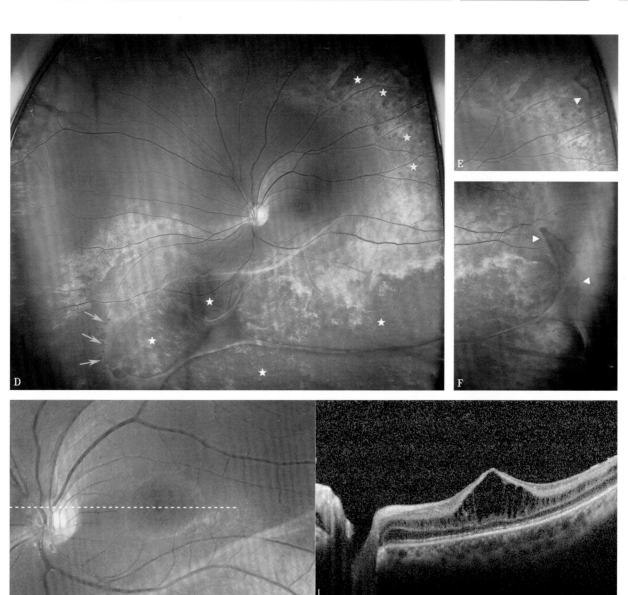

图 2-1-4-1　先天性视网膜劈裂

患儿男，14 岁，因"发现右眼视力下降 5 年，左眼视力下降 4 年"就诊，右眼视力 0.5，左眼视力 0.3，A. 超广角眼底照相显示右眼黄斑下方及颞侧黄白色渗出（黑五角星），颞侧、下方及鼻下大片视网膜劈裂，部分血管伴白鞘（白箭），颞侧及鼻下方两个巨大椭圆形囊腔形成（白五角星），其间可见裸露的视网膜血管（黑三角），周边视网膜隆起，其上血管走行迂曲（黄三角），劈裂后缘边界见白色分界线（橙箭）；B. 局部放大图，示裸露的视网膜血管，部分视网膜卷曲包裹其上（黑三角），巨大囊腔（白五角星），血管白鞘（白箭）以及劈裂后缘边界白色分界线（橙箭）；C. 局部放大及 OCT 扫描图，示血管白鞘及小血管闭塞（白箭），花斑状扁平病灶（黄五角星）及黄白色渗出（黑五角星）。黄斑区 OCT 扫描（白色虚线）可见视网膜层间囊样改变伴区域间隔均匀的垂直的桥状组织相连，部分视网膜神经上皮层脱离隆起，视网膜下见高反射信号沉积物。下方囊泡内视网膜内层不规则缺失，各层结构欠清晰，部分视网膜外层不连续；D. 左眼下方及颞上多个巨大椭圆形囊腔（白五角星），劈裂后缘可见白色分界线（橙箭），颞上可见花斑状扁平病灶（黄五角星）；E、F. 为图 D 局部放大图，颞上（E）、颞下（F）囊泡边缘可见断裂卷曲的内层视网膜（白三角）；G. 局部放大及 OCT 扫描图，黄斑区可见类圆形反光增强，OCT 扫描（白色虚线）提示黄斑中心凹下小囊腔融合扩大伴倾斜的桥状组织相连

图点评：患儿早期可有典型的星状皱褶，随年龄增大而变得不明显。血管白鞘为劈裂导致的位于神经纤维层的小血管缺血缺氧，从而发生血管霜样改变，有时可见血管闭塞。OCT 往往具有特征性的视网膜层间桥状组织相连，具有诊断意义。

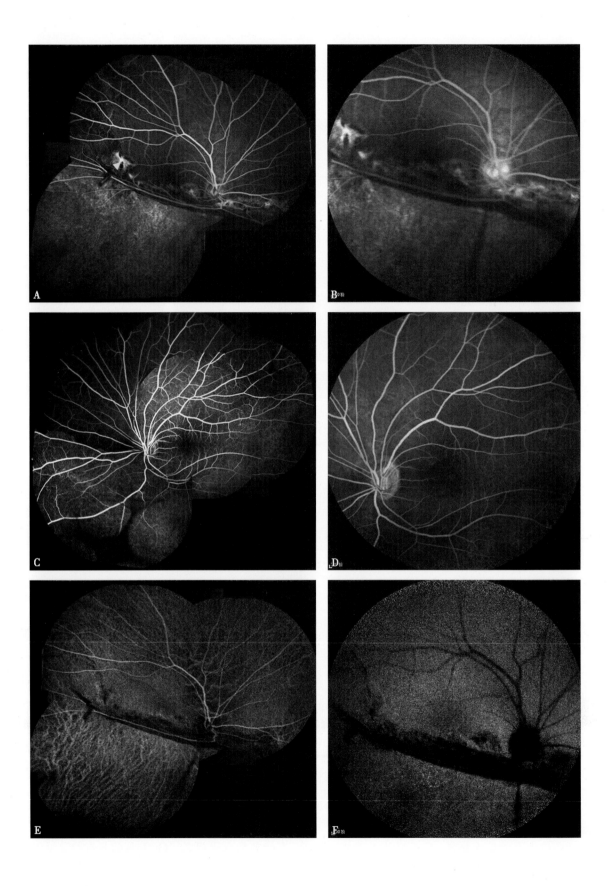

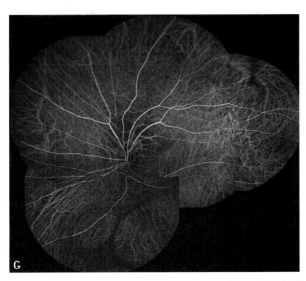
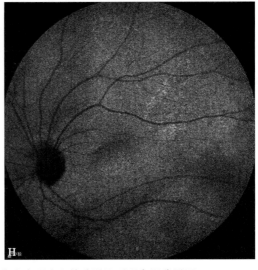

图 2-1-4-2　同一患儿 55°镜头共聚焦激光扫描荧光素眼底血管造影及吲哚青绿造影图

A. 右眼后极部 FFA 早期拼图，可见黄斑中心凹周围、视盘鼻侧多处血管扩张伴 RPE 着染呈强荧光，黄斑区下方视网膜隆起卷曲成条索状遮蔽荧光，颞侧及下方未见视网膜血管，呈椒盐状改变；B. 右眼后极部 FFA 晚期见视盘着染，黄斑区及颞侧、视盘鼻下多处点片状强荧光着染，较早期未明显扩大；C. 左眼后极部 FFA 早期拼图，黄斑拱环处小点片状透见荧光，鼻下及颞侧见毛细血管扩张伴轻渗，不均匀 RPE 色素改变，视盘下方中周部见薄纱样视网膜隆起致遮蔽荧光；D. 左眼后极部晚期，黄斑拱环周围未见明显荧光渗漏；E. 右眼后极部 ICGA 早期拼图，见黄斑颞侧、下方及视盘鼻下多处点、片状视网膜渗出及隆起所致遮蔽荧光，脉络膜血管未见明显异常；F. 右眼后极部 ICGA 晚期，见后极部条索状遮蔽荧光，下方小点状强荧光；G. 左眼后极部 ICGA 早期拼图，见视盘下方及颞上中周部条、片状遮蔽荧光；H. 左眼后极部 ICGA 晚期见颞侧点状强荧光

图点评：55°镜头 FFA 对周边劈裂处血管扩张渗漏的显示受限于患儿配合程度，若未观察到周边部血管改变则无特征性改变。FFA 上黄斑区可见扩张的毛细血管和透见荧光灶，但通常无染料渗漏。ICGA 无太大诊断价值。

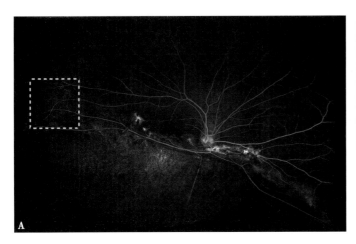
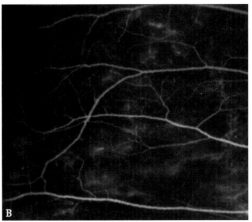

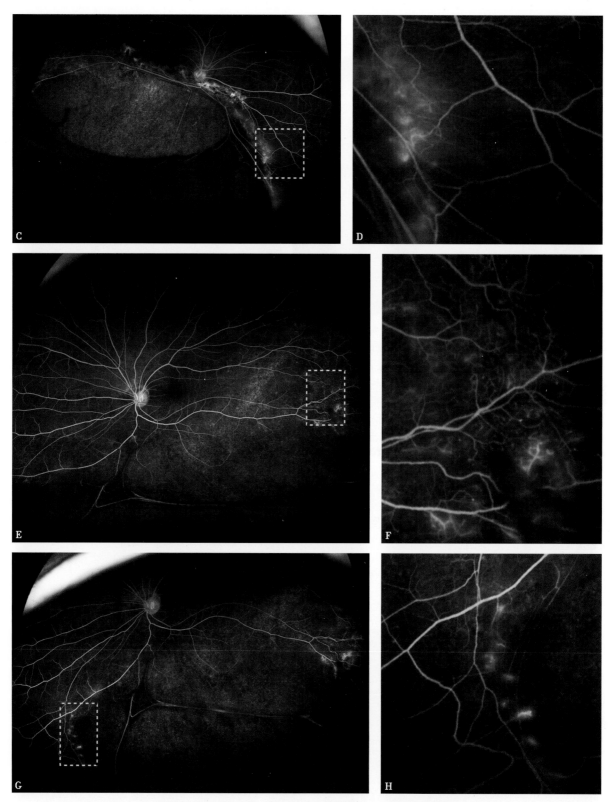

图 2-1-4-3　同一患儿超广角荧光素眼底血管造影早期图像

A、C. 为眼位引导下颞侧、下方右眼底成像，可见后极部及视盘鼻侧点片状强荧光，下方囊泡区见椒盐状透见荧光，颞侧及鼻侧远周边部可见视网膜血管扩张、渗漏，卷曲，染料渗漏呈强荧光；B、D. 为图 A 和图 C 的局部放大图）；E、G. 为眼位引导下左眼颞侧和下方成像，下方及颞侧中周部可见椒盐状透见荧光，可见鼻下、颞侧远周边部多处视网膜血管扩张、扭曲、中断，呈鹿角状，并可见血管交通支形成，伴染料渗漏；F、H 分别为图 E 和图 G 的局部放大图图点评：对配合差的儿童，超广角眼底血管造影更容易获取周边图像，直观地显示视网膜劈裂范围及周边血管扩张渗漏情况。对玻璃体积血和视网膜脱离的患儿，可通过眼部超声检查观察随访。

● 治疗建议

先天性视网膜劈裂早期视力较好，随着病情进展累及黄斑可严重影响视力。当出现全层裂孔、反复玻璃体积血、视网膜脱离等并发症时应及时采取玻璃体手术、光凝、冷凝等手段联合治疗，对于有视网膜脱离危险的视网膜劈裂需采取预防性治疗。

（苏　钰）

参 考 文 献

1. 文峰. 眼底病临床诊治精要. 北京：人民军医出版社，2011，61-66.

2. 王雨生. 图说小儿眼底病. 北京：人民卫生出版社，2018，85-88.

3. Reynolds J D，Olitsky S E. 小儿视网膜. 王雨生，译. 西安：第四军医大学出版社，2013，338-342.

4. George N D，Yates J R，Moore A T. Clinical features in affected male X-linked retinoschisis. Arch Ophthalmol，1996，114（3）：274-280.

5. Dubey D，Azad S V. X-linked retinoschisis. Indian J Ophthalmol，2020，68（1）：215.

第五节　脉络膜色素痣

● 概述

脉络膜色素痣（choroidal nevus）是位于脉络膜的良性肿瘤，由神经嵴的痣细胞局限聚集而形成，多位于赤道部以后。一般只累及外层脉络膜，毛细血管层多不受累。多为先天性，也可后天发生。小儿少见，青春期后渐增多。脉络膜色素痣一般为静止性或生长非常缓慢，极少发生恶变，但存在以下高危因素时，则有恶变的可能，应密切随访。恶变的高危因素包括瘤体位于视盘旁、瘤体隆起度增高、合并浆液性视网膜脱离以及瘤体颜色红色变等。

● 临床特征

一般无症状，多为体检时发现。少数可发生视力下降及视物变形。

眼底表现为扁平或轻微隆起的棕色或青灰色病灶，隆起度一般不超过 2mm，大多数边界清晰，表面光滑，周围可伴有 RPE 的萎缩或脂褐质的沉着。同一眼底可为单个或多个，也可双眼发病。根据病灶内含色素量多少可分为色素性和非色素性两类。少数患者为非色素性，病灶内无色素或部分无色素。部分患者可合并浆液性视网膜脱离，脉络膜新生血管形成，出血或渗出等病变。

荧光素眼底血管造影因病灶内色素含量多少、病灶位置及有无合并 RPE 改变而不同（图 2-1-5-1）。多数造影各期均呈边界清晰的遮蔽荧光。色素含量较少者，遮蔽荧光相应减弱。病灶位于脉络膜深层者可表现为相对正常荧光。当病灶合并 RPE 脱失或萎缩时可呈现斑驳状透见荧光。

眼底自发荧光可表现为均匀的等荧光或低荧光，当伴浆液性视网膜脱离，玻璃膜疣和脂褐质沉积时可有高自发荧光。需与脉络膜黑色素瘤强自发荧光相鉴别。

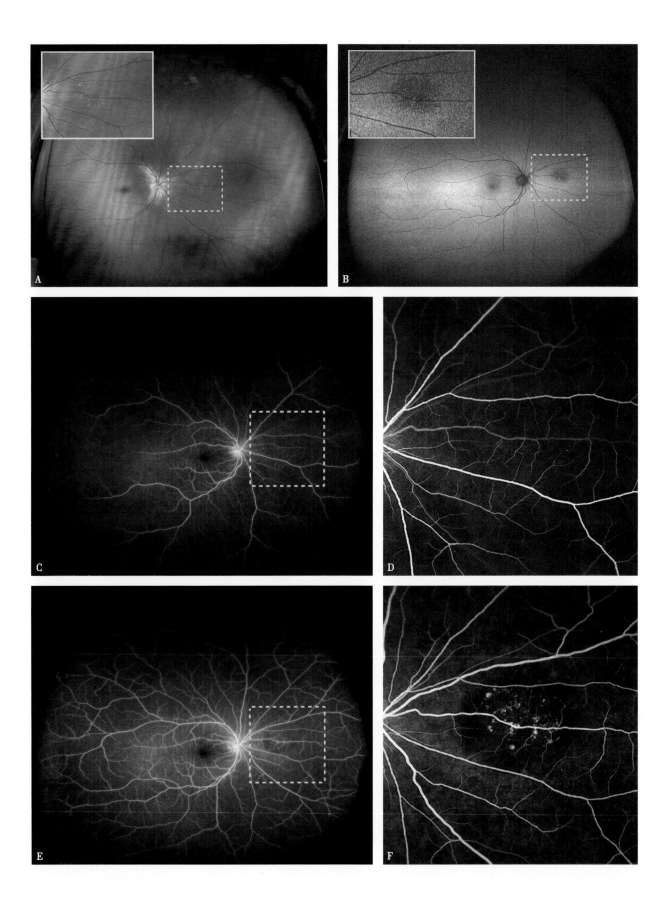

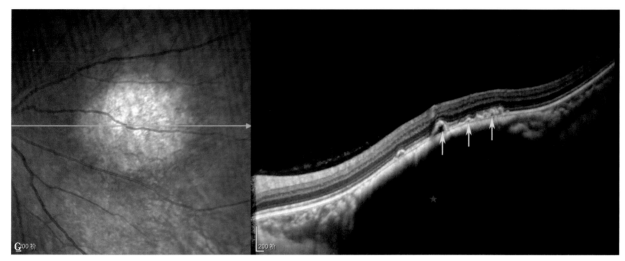

图 2-1-5-1 右眼脉络膜色素痣

患者女性，45 岁，右眼脉络膜色素痣，右眼视力 1.2，A. 右眼超广角眼底彩照显示视盘鼻侧青灰色病灶，其上散在点状黄白色病灶（虚线方框内）；B. 超广角眼底自发荧光显示病灶对应部位低荧光（虚线方框内）；C、D. 超广角荧光素眼底血管造影早期图像及局部放大未见明显异常荧光影像；E、F. 超广角荧光素眼底血管造影晚期图像及局部放大显示病灶部位呈边界清晰的遮蔽荧光，其上散在点状强荧光；G. 黄白色点状病灶对应部位 OCT 扫描显示局部 RPE 层小隆起（黄色箭头）。红色星标部位为脉络膜色素痣，局部脉络膜毛细血管层变薄

图点评：病灶色素含量多者呈边界清晰的遮蔽荧光，遮蔽荧光随色素含量减少相应减弱。当病灶合并 RPE 脱失或萎缩时可呈现斑驳状透见荧光。病灶局部无血管影像。

● 治疗建议

脉络膜色素痣一般不需要治疗。但如果合并 RPE 渗漏或浆液性视网膜脱离时可考虑激光治疗。但少数脉络膜色素痣可发生轻度增大或恶变，因此应定期随访观察。

（李　璐）

参 考 文 献

1. 文峰. 眼底病临床诊治精要. 北京：人民军医出版社，2012：221-224.

2. 刘文，文峰，易长贤. 临床眼底病·内科卷. 北京：人民卫生出版社，2015：895-896.

3. Chien J L，Sioufi K，Surakiatchanukul T，et al. Choroidal nevus：a review of prevalence，features，genetics，risks，and outcomes. Curr Opin Ophthalmol，2017，28（3）：228-237.

4. Dalvin L A，Shields C L，Ancona-Lezama D A，et al. Combination of multimodal imaging features predictive of choroidal nevus transformation into melanoma. Br J Ophthalmol，2019，103（10）：1441-1447.

5. Shields C L，Dalvin L A，Ancona-Lezama D，et al. Choroidal nevus imaging features in 3806 cases and risk factors for transformation into melanoma in 2355 cases：the 2020 Taylor R. Smith and Victor T. Curtin Lecture. Retina，2019，39（10）：1840-1851.

第六节 视盘前血管襻

● 概述

视盘前血管襻是视网膜血管系统的先天性异常,少数病例可合并眼部其他先天异常。多为单一动脉襻,少数为静脉襻或动静脉混合襻,动脉襻多起源于视网膜中央动脉主干分支。血管襻弯曲度大易于血栓形成,可以继发分支动脉阻塞或一过性黑矇,或突发出血至玻璃体腔引起视力下降,但通常在视力较好的人群中发现。

● 临床特征

视盘前血管襻多单眼发病,偶见双眼,眼底可见视盘表面血管团呈螺旋状或"发夹"样结构或不规则血管团(图 2-1-6-1、图 2-1-6-2)。动脉襻在 FA 动脉期即充盈,静脉期血管襻荧光减弱,晚期无明显渗漏染色(图 2-1-6-1)。

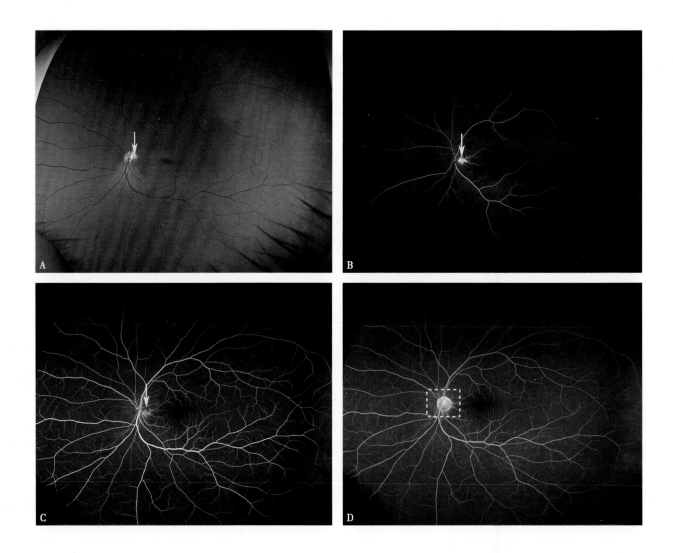

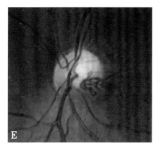 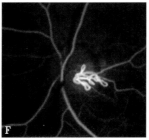 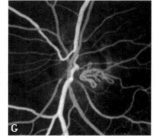 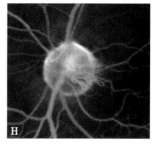

图 2-1-6-1 视网膜血管襻

患者，女，32 岁，左眼无特殊症状，A. 左眼超广角眼底照相可见视盘表面"发夹"样异常血管结构（黄箭）；B. 左眼超广角眼底造影动脉期像，血管襻充盈（黄箭）；C. 左眼超广角眼底造影静脉期像，血管襻随动脉内造影剂减少亮度减弱（黄箭）；D. 左眼超广角眼底造影晚期像，血管襻及附近未见明显荧光渗漏染色等（黄框）；E. 为图 A 视盘区放大图，可见血管襻结构；F. 为图 B 放大图；G. 为图 C 视盘区放大图；H. 为图 D 视盘区放大图

图点评：该例为动脉型视盘前血管襻，周边未见伴发其他血管畸形，血管襻与视网膜动脉同步充盈及减弱，晚期未见明显荧光染色渗漏提示血管屏障完整。

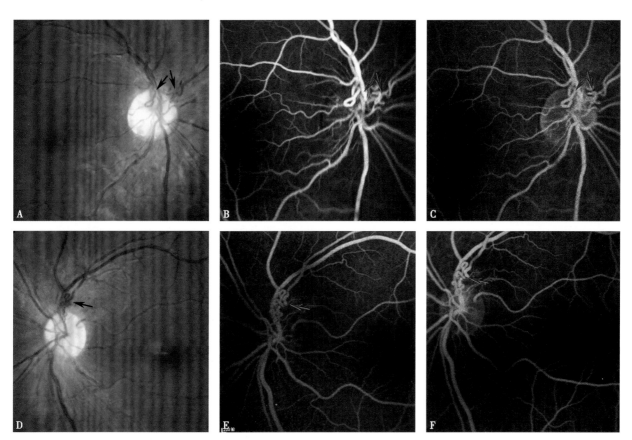

图 2-1-6-2 视网膜血管襻

患者，男，18 岁，A. 右眼眼底彩照，颞上动脉分支视盘前血管襻呈"8"字形，鼻上分支动脉视盘前血管襻呈不规则形（黑箭）；B. 右眼荧光造影早期，视盘前血管襻结构可见（红箭）；C. 右眼荧光造影晚期，血管襻未见明显染色渗漏（红箭），视网膜未见明显异常荧光；D. 左眼眼底彩照，颞上动脉分支视盘前血管襻呈"发夹"样（黑箭）；E. 左眼荧光造影早期，视盘前血管襻结构可见（红箭）；F. 右眼荧光造影晚期，血管襻未见明显染色渗漏（红箭），视网膜未见明显异常荧光

图点评：该例患者为双眼视盘前血管襻，两支动脉襻血液供应颞上鼻上 2 个象限视网膜，左眼动脉襻血液供应颞上象限视网膜。

● 治疗建议

视盘前血管襻一般无自觉症状，无需特殊治疗。若出现相关并发症则针对并发症进行治疗。有学者认为存在该先天性视网膜血管变异者更易诱发的自发性视网膜出血，可嘱患者避免 valsalva 动作，并定期随访。

（王晓玲）

参 考 文 献

1. 张承芬. 眼底病学. 北京：人民卫生出版社，1997，154-155.

2. K. 贝利弗伦德，等. 视网膜图谱. 2版. 赵明威，曲进锋，周鹏，译. 北京：中国科学技术出版社，2019：1115.

3. 林雪松，余铮，宋晏平. 视盘前血管襻合并视网膜分支动脉阻塞一例. 中华眼底病杂志，2010，26（2）：184-185.

4. 马景学，廖菊生，王长龄. 视盘及视网膜前血管襻. 中华眼底病杂志，1999，（1）：9.

5. Degenhart W，Brown G C，Augsburger J J，et al. Prepapillary vascular loops. Ophthalmology，1981，88（11）：1126-1131.

6. Garcia-Saenz M C，Crespo Carballés M J，Leal Gonzalez M，et al. Prepapillary vascular loops. Bucles vasculares prepapilares. Arch Soc Esp Oftalmol，2018，93（5）：e32-e33.

第二章

视网膜血管性疾病

第一节　视网膜动脉阻塞

一、视网膜中央动脉阻塞

● 概述

视网膜中央动脉阻塞（central retinal artery occlusion，CRAO），是由于视网膜中央动脉受阻，血流中断而导致的一种眼科急症。发病率约为 0.001%，多见于中老年人。多为单眼无痛性视力骤降乃至丧失，后极部常表现为黄斑中心呈樱桃红斑，视网膜动脉变细。预后差。

● 临床特征

多单眼发病（双眼发病率约为 1%～2%），90% 的患眼发病时视力低于 0.05。患者起病时可有一过性黑矇，突发无痛性视力急剧下降，可致无光感。当患者有先天性睫状视网膜动脉时，可保留中心视力。

患者发病数秒钟内可出现瞳孔中等散大，相对性瞳孔传入障碍。眼底表现为后极部视网膜浅层混浊变白，黄斑中心凹呈樱桃红斑，视网膜动脉变细，小动脉可因血流停滞呈节段状（图 2-2-1-1）。

荧光素眼底血管造影可见视网膜动脉充盈严重延迟或无灌注，视网膜动静脉期延迟。循环重建后 FFA 检查可在一定的时间恢复正常，但视力损害将持续存在（图 2-2-1-2、图 2-2-1-3）。

黄斑 OCT 可发现 CRAO 急性期视网膜神经上皮层水肿增厚，内核层以内各层结构不清，光感受器外节不完整。萎缩期 OCT 可提示后极部视网膜神经上皮层明显变薄，外界膜以外各层表现正常（图 2-2-1-1、图 2-2-1-4）。

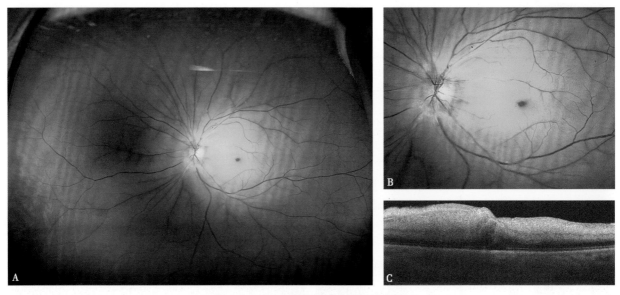

图 2-2-1-1　左眼视网膜中央动脉阻塞

患者男，54 岁，因"左眼视力丧失 3 天"就诊。左眼视力无光感，左眼相对性传入性瞳孔障碍（relative afferent pupillary defect，RAPD）阳性。A. 超广角眼底照相显示左眼后极部视网膜浅层灰绿色水肿，黄斑中心凹呈红褐色樱桃红斑，视网膜动脉变细；B. 为黄斑区放大图，见黄斑区水肿，中心凹周围小动脉截断，黄斑中心凹呈樱桃红斑；C. 黄斑区 OCT 扫描可见视网膜内层水肿，各层结构模糊不清，光感受器层部分不连续

图点评：后极部灰白水肿和黄斑樱桃红斑为 CRAO 眼底特征性改变，超广角眼底照相为红绿色光混合而成，照片上呈现颜色与检眼镜下稍有差异。

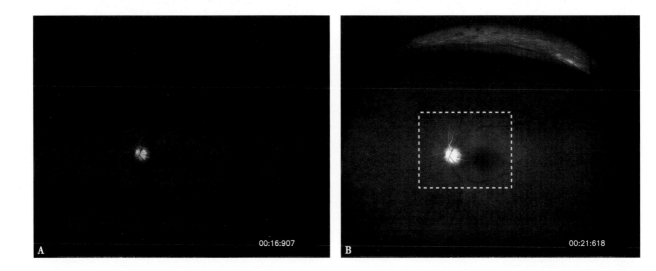

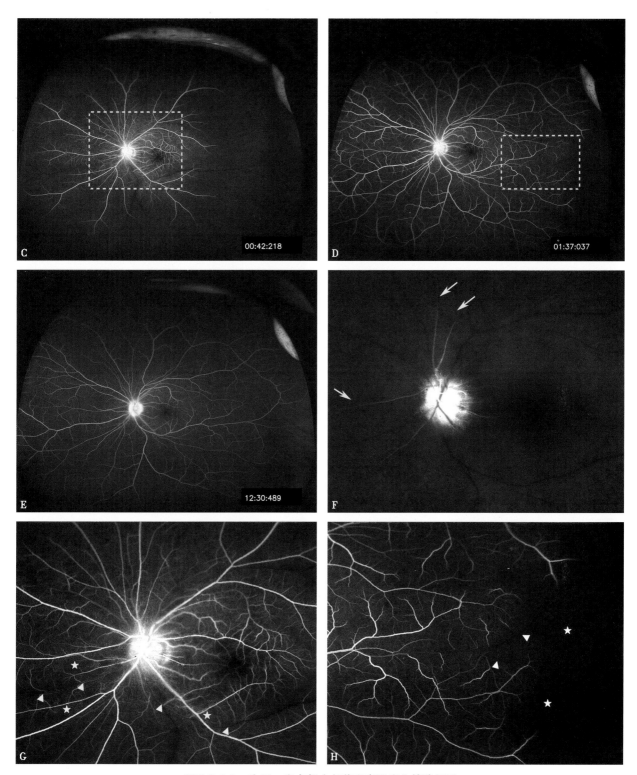

图2-2-1-2 为同一患者超广角荧光素眼底血管造影图

A. 左眼16秒，可见视盘睫状血管系统已充盈，但视网膜中央动脉仍未充盈；B. 左眼21秒，视网膜中央动脉开始充盈，可见充盈前锋；C. 左眼42秒，视盘呈强荧光，视网膜中央动脉仍在充盈，视网膜静脉开始层流；D. 左眼1分37秒，仍可见颞侧中周部视网膜静脉未充盈，颞侧远周边部无灌注；E. 左眼12分钟30秒，视盘呈强荧光，边界尚清，未见明显渗漏；F. 为图B黄框内局部放大图，可见视盘表面血管充盈，视网膜中央动脉可见充盈前锋（黄箭）；G. 为图C局部放大图，可见视网膜静脉回流迟缓，出现主干逆流现象（黄三角），视网膜微血管迂曲扩张（黄五角星）；H为图D局部放大图，可见颞侧视网膜静脉未充盈（白三角），颞侧远周边部无灌注

　　图点评：FFA 上出现视网膜动脉充盈迟缓，视网膜动静脉充盈延迟为 CRAO 的诊断依据。视网膜动脉前锋、静脉主干逆流现象及视盘染色为其典型表现。超广角荧光素眼底血管造影可了解远周边部血管充盈情况。当出现脉络膜循环充盈迟缓、背景荧光大幅降低时需警惕眼动脉阻塞可能。

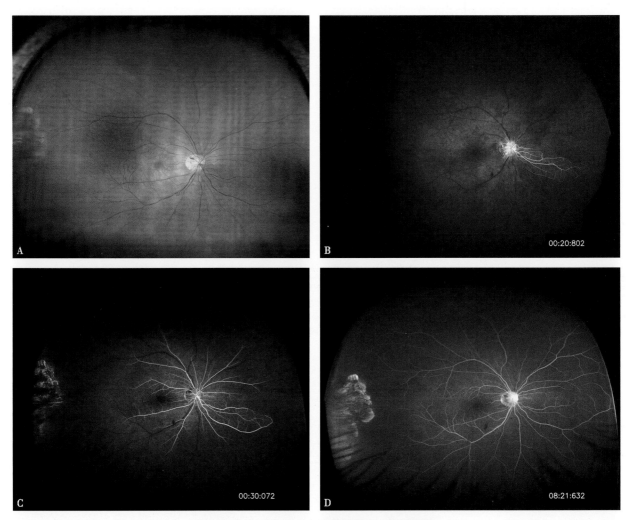

图 2-2-1-3　右眼不完全性视网膜中央动脉阻塞

患者男，52 岁，因"右眼视力骤降 1 天"就诊。右眼视力：手动 / 眼前，A. 右眼超广角眼底照相图，提示右眼黄斑区灰绿色水肿，黄斑中心凹可见黄斑樱桃红斑，颞侧远周边部可见椭圆形视网膜萎缩灶；B. 右眼 20 秒 FFA 可见视盘血管及视盘鼻侧舌状视网膜血管充盈，后极部脉络膜背景荧光不均匀；C. 右眼 30 秒 FFA 示视网膜中央动脉充盈，可见充盈前锋。颞侧远周边部可见椭圆形视网膜萎缩灶，透见其下脉络膜血管荧光；D. 右眼 8 分钟 21 秒 FFA 示视盘荧光稍强，未见渗漏，颞侧远周边部见萎缩灶染色呈强荧光

　　图点评：当患者出现不完全性 CRAO 时，可保留部分视野及视力。有先天性睫状视网膜动脉患者，中心视力可保持正常。有学者使用 47G 针头在 24 小时内行视网膜中央动脉尿激酶注入，虽可成功恢复视网膜动脉血供，但视力恢复仍旧欠佳，提示循环重建后 FFA 检查恢复正常，但视力损害将持续存在。目前我们团队开展经股动脉行眼动脉介入治疗 CRAO，部分患者视力可恢复至 0.6，更多病例尚在进行中。

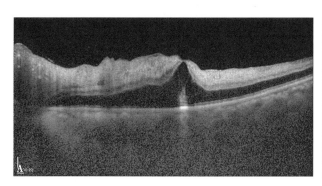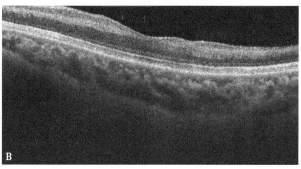

图 2-2-1-4　CRAO 急性期及萎缩期黄斑 OCT

A. 急性期黄斑 OCT 视网膜神经上皮层水肿增厚，内核层以内各层结构不清，可见囊腔及积液，光感受器外节不完整；

B. 萎缩期 OCT 黄斑区视网膜神经上皮层明显变薄，外界膜以外各层表现正常

　　图点评：视网膜循环在发生急性 CRAO 时有明显的重建循环倾向，FFA 可在 4 周左右恢复正常。对于不能明确诉说发病时间的患者，黄斑 OCT 可辅助判断是否曾经发生 CRAO。

● **治疗建议**

　　动物实验提示完全性 CRAO 患者在 90 分钟内会出现不可逆转的视网膜损害，需在发病初期最短时间内积极进行眼球按摩、吸氧、扩张血管等治疗。是否使用尿激酶进行全身或眼动脉的溶栓治疗尚有争议，目前 CRAO 的眼动脉介入治疗正在开展，部分效果良好。

（苏　钰）

二、视网膜分支动脉阻塞

● **概述**

　　视网膜分支动脉阻塞（branch retinal artery occlusion，BRAO）为视网膜分支小动脉血流受阻，多表现为受累区对应的无痛性视野缺损或急剧的视力下降，视力预后明显好于 CRAO。

● **临床特征**

　　BRAO 根据受累的视网膜分支动脉不同，视力或视野受损程度不同。阻塞血管累及黄斑时表现为突发的无痛性视力下降，未累及黄斑时可无明显症状。多单眼发病，多见于中老年人。

　　BRAO 表现为阻塞的视网膜分支动脉所支配区的视网膜水肿变白，30% 的患者可在眼底检查时发现动脉栓子（图 2-2-1-5）。BRAO 眼底改变通常在数周或数月后可恢复，但内层视网膜组织损伤将持续存在。

　　荧光素眼底血管造影显示阻塞的视网膜分支动脉充盈延迟，可见动脉充盈前锋，造影后期或可见小动脉分支逆向充盈，晚期交界区正常的毛细血管可见荧光素渗漏（图 2-2-1-5）。OCT 显示受累视网膜神经上皮层水肿增厚，内层视网膜反射增强，其病程变化同 CRAO。

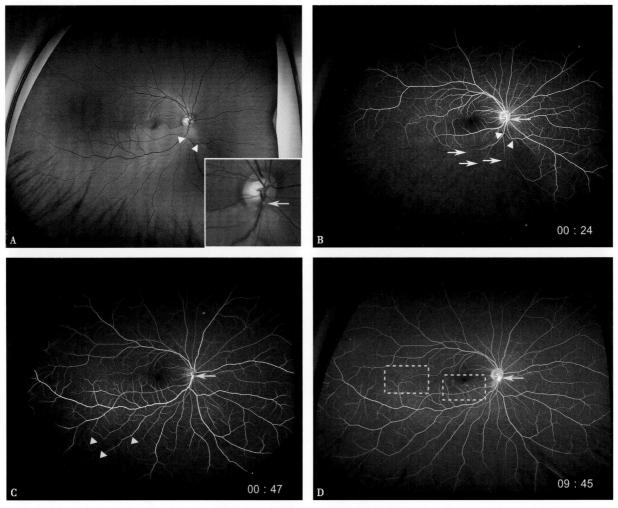

图 2-2-1-5　右眼视网膜分支动脉阻塞

患者男，63 岁，因"右眼上方视物遮挡感 2 天"就诊。右眼视力 0.6，A．超广角眼底照相显示右眼颞下分支动脉所属区视网膜浅层灰绿色水肿，未累及黄斑中心，视网膜颞下分支动脉分叉处可见一白色栓子（黄箭），远端动脉细，可见动静脉交叉压迫（白三角）；B．右眼 24 秒 UWFA 可见视网膜颞下分支动脉分叉处强荧光栓子（黄箭）、动脉充盈迟缓，见充盈前锋（白箭），动静脉交叉压迫（白三角），静脉未充盈，脉络膜背景荧光减弱；C．右眼 47 秒颞侧周边部视网膜静脉仍未回流（黄三角）；D．右眼 9 分钟 45 秒动脉栓子强荧光（黄箭），视网膜血管充盈，黄斑区周围正常交界区毛细血管荧光素渗漏（黄框内）

　　图点评：BRAO 90% 以上为颞侧视网膜动脉阻塞，原因尚不清楚，多发生在老年人，30% 的患者可发现动脉栓子，多见于小动脉分叉处。与 CRAO 相比，BRAO 范围小，未累及黄斑中心时视力预后明显好于 CRAO。使用 UWFA 可以了解周边部血管充盈状态，更容易确定周边部病变范围。

● 治疗建议

　　当阻塞血管未累及黄斑中心凹时，BRAO 的视力预后明显好于 CRAO。发作一个月后视力达 0.5 以上者约占 89%，最终视力 0.1 以下者约占 10%，阻塞血管支配区的内层视网膜组织损伤对应的视野缺损将持续存在。BRAO 的治疗和 CRAO 相同，但因其预后明显较好，一般不采用具有创伤性的治疗手段。

（刘珏君）

参 考 文 献

1. 文峰. 眼底病临床诊治精要. 北京：人民军医出版社，2011：84-86.

2. 黎晓新. 视网膜血管性疾病. 北京：人民卫生出版社，2017：633-635.

3. 刘文，文峰，易长贤. 临床眼底病·内科卷. 北京：人民卫生出版社，2015：249-255.

4. Kadonosono K，Yamane S，Inoue M，et al. Intra-retinal Arterial Cannulation using a Microneedle for Central Retinal Artery Occlusion. Sci Rep，2018，8（1）：1360.

5. Mehta N，Marco R D，Goldhardt R，et al. Central retinal artery occlusion：acute management and treatment. Curr Ophthalmol，2017，5（2）：149-159.

6. Takata Y，Nitta Y，Miyakoshi A，et al. Retinal endovascular surgery with tissue plasminogen activator injection for central retinal artery occlusion. Case Rep Ophthalmol，2018，9（2）：327-332.

第二节　视网膜静脉阻塞

视网膜静脉阻塞（retinal vein occlusion，RVO）是视网膜静脉血流因各种原因受阻而引起的眼底病变，为仅次于糖尿病视网膜病变的第二大视网膜血管性疾病。根据阻塞部位不同可分为视网膜中央静脉阻塞（CRVO）和分支静脉阻塞（BRVO），以后者较为常见。本病无性别差异，发病率约为 0.77%（其中 CRVO 和 BRVO 分别为 0.13% 和 0.64%）。患眼视网膜静脉阻塞后，血液回流受阻，眼底主要表现为静脉迂曲扩张、视网膜出血和水肿，严重者可伴毛细血管无灌注区、黄斑水肿（macular edema，ME）和新生血管形成等。本病视力预后与阻塞部位、严重程度有关，如黄斑区严重受损，则预后差。

一、视网膜中央静脉阻塞

视网膜中央静脉阻塞（central retinal vein occlusion，CRVO）是筛板附近或筛板以上部位的视网膜中央静脉梗阻所致。

● 临床特征

CRVO 的主要症状是单眼突发无痛性视力障碍，视力可降至指数或手动。根据严重程度可分为非缺血性和缺血性（表 2-2-2-1 和图 2-2-2-1）。约 20% 的人在视网膜中央静脉进入视盘时分为上下两支，其中 80% 不会在筛板后合并为一支，此时发生阻塞则为半侧视网膜静脉阻塞（hemi-retinal vein occlusion，HRVO），病变范围为眼底的 1/2～2/3，发病机制及临床特点更接近 CRVO（图 2-2-2-7）。

眼底可见视盘充血水肿、边界模糊，各象限均可见视网膜静脉血流淤滞呈暗红色，血管迂曲扩张，管径粗细不均。视网膜水肿，甚至明显隆起。视网膜出血主要位于浅层，呈火焰状，以后极部最为显著。后极部大小不一的黄白色片状棉绒斑（图 2-2-2-4）。黄斑常有弥漫或囊样水肿。

UWFA 可见视网膜静脉回流时间大致正常或延长，视盘边界不清，其上毛细血管扩张渗漏，视网膜静脉迂曲扩张，晚期静脉管壁着染和渗漏，视网膜出血呈遮蔽荧光。造影可显示毛细血管无灌注区，其周围残存的毛细血管代偿性扩张、微血管瘤形成，在无灌注区内可见小动脉狭窄、动静脉短路、微血管瘤（图 2-2-2-2～图 2-2-2-6）。黄斑周围毛细血管渗漏导致黄斑囊样水肿形成，在造影晚期呈现花瓣样荧光素积存（图 2-2-2-3～图 2-2-2-6）。

表 2-2-2-1　CRVO 分型特点

鉴别要点	非缺血型	缺血型
视力	轻中度下降	明显下降,多低于 0.1
眼底	视网膜出血和水肿较轻	视网膜大量融合性出血,视盘和视网膜重度水肿,棉绒斑
瞳孔对光反应	无相对性传入性瞳孔障碍	相对性传入性瞳孔障碍
FFA	无或少量无灌注区	大面积无灌注区
视野	周边正常,中心有或无相对暗点	周边异常,常有中心暗点
ERG	b 波振幅正常,b/a 值正常或轻度降低	b 波振幅降低,b/a 值降低
新生血管形成	无	有

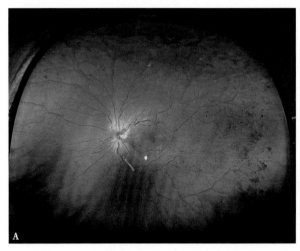
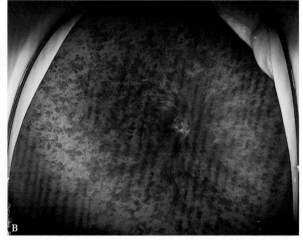

图 2-2-2-1　视网膜中央静脉阻塞

A. 患者女,30 岁,左眼眼前黑影飘动数天,视力:0.8,眼底可见视盘充血、边界欠清,视网膜静脉稍迂曲,颞侧散在视网膜浅层出血,下方血管弓处可见条状玻璃体混浊;B. 患者女,57 岁,右眼视力下降 2 周,视力:0.1,眼底可见视盘边界不清,视网膜静脉扩张明显,各象限内视网膜可见弥漫性火焰状出血

　　图点评:缺血型和非缺血型 CRVO 预后差别较大,根据患者视力、眼底改变、瞳孔对光反射、FFA 等可进行判断。图 A 轻度眼底改变,视力较好,RAPD(−),为非缺血型 CRVO。图 B 眼底可见广泛的火焰状视网膜出血,视网膜静脉迂曲扩张明显,RAPD(+),为缺血型 CRVO,预后较差。需要注意的是,非缺血型 CRVO 可以向缺血型转换。

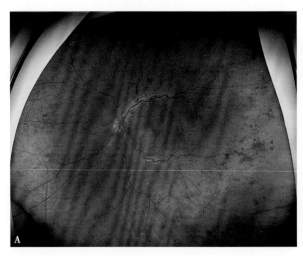
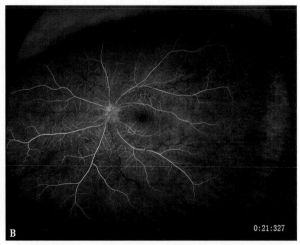

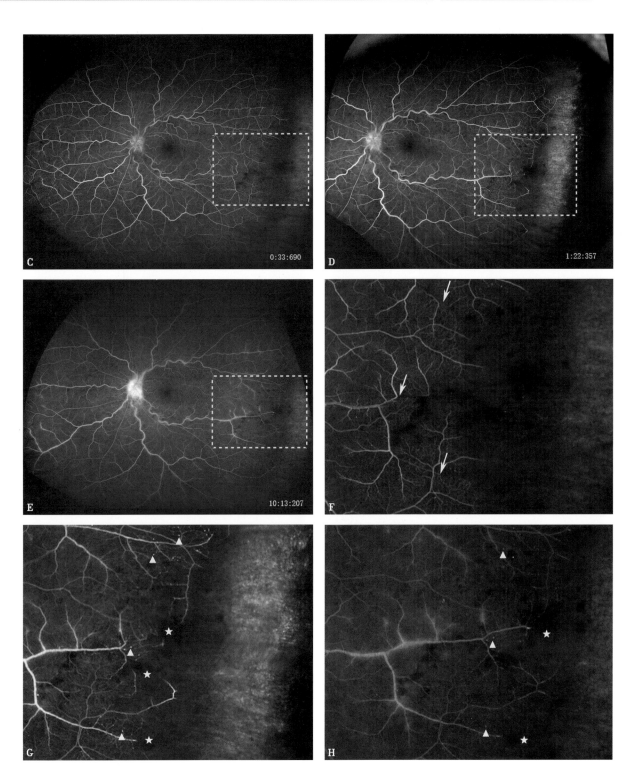

图 2-2-2-2 左眼非缺血型 RVO

患者女,43 岁,因"左眼视力下降 3 天"就诊。左眼视力 0.4,A. 超广角眼底照相提示左眼视盘充血、轻度水肿,边界模糊,后极部视网膜静脉迂曲扩张,沿扩张静脉可见少量视网膜出血;B. 左眼 UWFA 21 秒可见视盘边界不清,其表面毛细血管扩张,视网膜静脉开始层流,周围浅层视网膜出血呈点片状遮蔽荧光;C. 左眼 33 秒,颞侧远周边部视网膜静脉仍未完全回流;D. 左眼 1 分钟 22 秒颞侧眼位引导图,颞侧远周边部视网膜血管未完全充盈,远周边部无灌注,边缘可见散在微动脉瘤,锯齿缘后可见磨玻璃样强荧光带;E. 左眼 10 分钟 13 秒,视盘呈强荧光,视网膜静脉管壁着染和伴轻微染料渗漏呈强荧光;F. 为图 C 局部放大图,颞侧远周边部视网膜静脉未完全充盈(黄箭);G、H. 为图 D 和图 E 局部放大图,可见视网膜远周边部无灌注(黄五角星)、边缘微动脉瘤形成(黄三角)和出血遮蔽荧光

　　图点评：该患者为非缺血性 RVO，UWFA 下视网膜可视化程度高，可清晰显示视网膜远周边部病变。远周边部视网膜无灌注区和微动脉瘤与黄斑缺血以及新生血管的关系还需进一步研究。

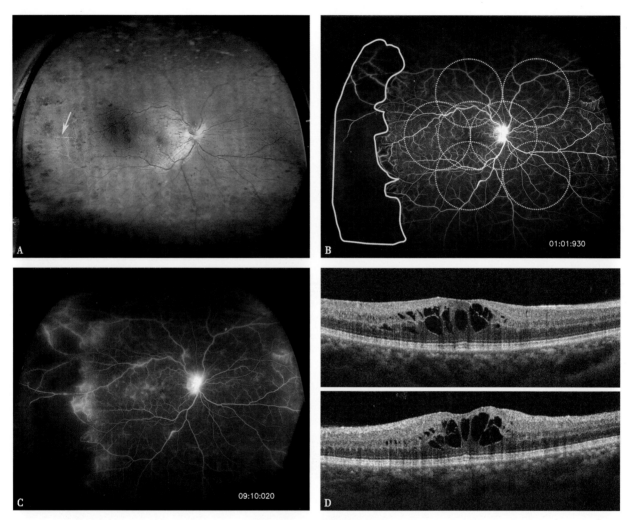

图 2-2-2-3　右眼 CRVO

患者男，61 岁，因"右眼视力下降 2 个月余"就诊。视力：0.2，A. 超广角眼底照相图，提示右眼视盘轻度充血，边界不清，视网膜静脉迂曲，颞侧周边部视网膜静脉白鞘形成（黄箭头），弥散状视网膜出血；B. 右眼 UWFA 1 分钟 1 秒可见视盘边界不清，其上毛细血管扩张渗漏呈强荧光，视网膜静脉迂曲，颞侧周边部视网膜血管闭塞、大片毛细血管无灌注区形成（实黄线），位于模拟 7 视野（虚白圈）检查图像之外，边缘可见微动脉瘤，视网膜出血呈遮蔽荧光。缺血指数为 17%；C. 9 分钟 10 秒晚期视盘强荧光，视网膜静脉管壁着染和渗漏，扩张的毛细血管和微动脉瘤渗漏，黄斑区花瓣样荧光积存；D. 右眼黄斑区 OCT 图像，提示黄斑区囊样水肿

　　图点评：患眼大片周边部视网膜毛细血管无灌注区位于模拟标准 7 视野之外，对于 CRVO 患者首选 UWFA，能清晰显示视网膜全貌，发现周边部病变。缺血指数（ISI）是视网膜无灌注区面积与视网膜总面积之比，用于更精确的评估视网膜缺血情况。有研究表明 ISI＞10% 与 ME 相关，患眼并发 ME 时 ISI 值明显大于无 ME 者。本例患者缺血指数为 17%，同时并发 ME（具体 ISI 测量及计算见第一篇第三章）。

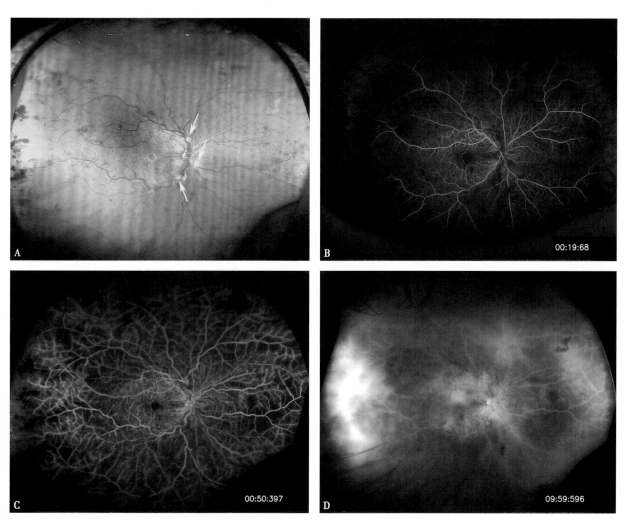

图 2-2-2-4　年轻患者 CRVO

患者男，36 岁，因"右眼视力下降 2 个月余"就诊。视力：0.12，图 A. 右眼超广角眼底照相图，提示右眼视盘充血，边界不清，视网膜静脉迂曲扩张，视盘上下方可见多发黄白色棉绒斑（黄箭头），黄斑区水肿，视网膜可见弥散浅层出血；图 B. 右眼 UWFA 19 秒可见视网膜静脉回流迟缓；图 C. 右眼 50 秒视网膜小血管扩张、渗漏，鼻侧和颞侧均可见多发片状视网膜无灌注区，出血呈遮蔽荧光；图 D. 右眼 9 分钟 59 秒，视网膜弥漫性荧光素渗漏，颞侧周边部为甚

图点评：年轻患者 CRVO 常与炎症相关，往往血管炎症表现十分明显，在 UWFA 上体现为血管迂曲扩张明显，部分甚至管壁着染，染料渗漏迅速。此类患者糖皮质激素治疗有效，及时发现治疗一般视力预后较好。未及时治疗可迅速进展为新生血管性青光眼，眼压控制困难。

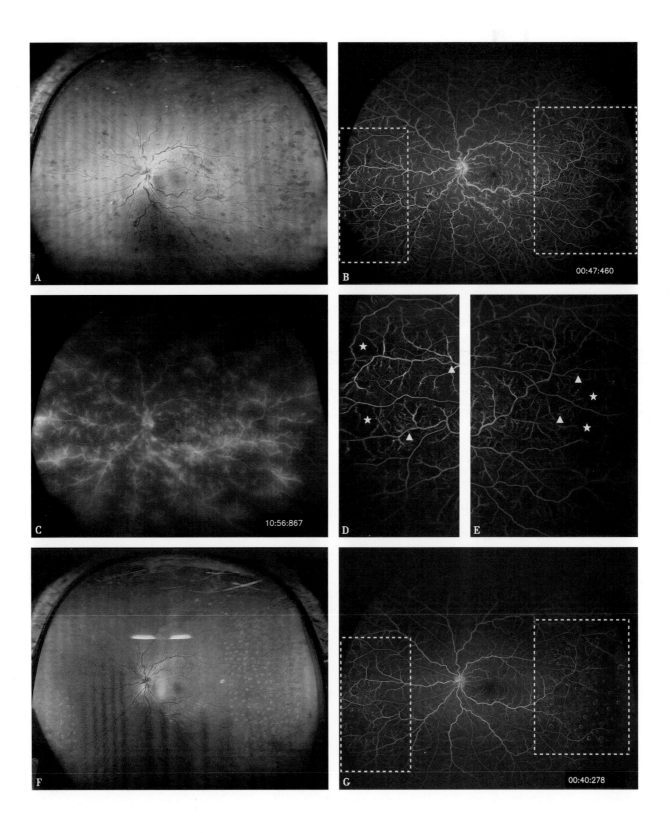

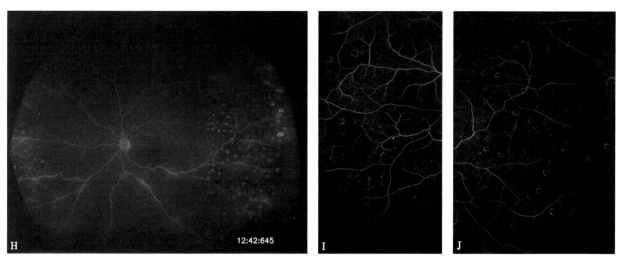

图 2-2-2-5 CRVO

患者男，44岁，因"左眼视物模糊7个月"就诊，视力：0.1，A. 超广角眼底照相图，提示左眼视盘充血水肿，视网膜静脉迂曲扩张，四个象限内可见弥散视网膜出血；B. 左眼 UWFA 47秒可见视盘边界不清，其上毛细血管扩张渗漏呈强荧光，视网膜静脉迂曲，多发小片状毛细血管无灌注区形成，以颞侧及鼻侧周边部为甚，无灌注区边缘可见微动脉瘤，视网膜出血呈遮蔽荧光；C. 10分钟56秒晚期视盘强荧光，视网膜静脉管壁明显着染和渗漏，扩张的毛细血管和微动脉瘤渗漏，黄斑区花瓣样荧光积存；D、E. 分别为图 B 左侧和右侧局部放大图，可见无灌注区（黄五角星）和微动脉瘤（黄三角）；图 F. 患者视网膜激光光凝治疗后3个月，超广角眼底照相图，提示左眼视盘充血，视网膜静脉扩张和出血较前明显好转；G. 左眼 UWFA 40秒可见视网膜静脉稍迂曲，中周部散在小片状毛细血管无灌注区，颞侧及鼻侧周边部激光斑；H. 12分钟42秒晚期视网膜静脉管壁仅轻度着染，血管渗漏情况较前明显好转，黄斑区未见荧光积存；I、J. 分别为图 G 左侧和右侧局部放大图，无灌注区部位可见激光斑

图点评：及时治疗周边部无灌注区，降低视网膜耗氧，改善视网膜缺血状态，对 ME 也有一定的作用。

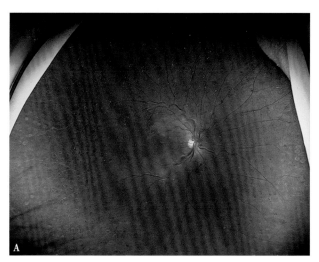
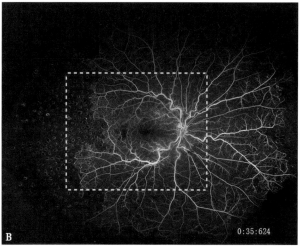

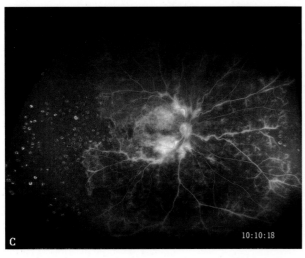 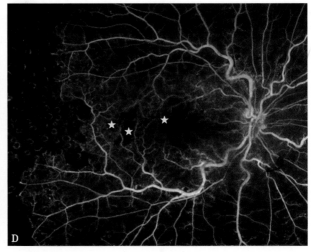

图 2-2-2-6 CRVO 激光治疗后

患者女,38 岁,右眼视网膜静脉阻塞激光治疗后 4 个月,视力:0.1,A. 超广角眼底照相图,提示右眼视盘充血,边界清晰,后极部视网膜静脉迂曲扩张,颞侧周边部血管呈白线状,视网膜颞侧、下方周边部及鼻侧周边部均可见激光斑,散在视网膜出血;B. 右眼 UWFA 35 秒可见后极部视网膜静脉迂曲扩张,颞侧视网膜血管闭塞,各象限内可见散在小片状毛细血管无灌注区形成,黄斑区及其颞侧为甚,弥漫微动脉瘤呈点状强荧光,视网膜颞侧、下方周边部及鼻侧周边部均可见激光斑;C. 10 分钟 10 秒晚期视盘强荧光,视网膜静脉管壁明显着染和渗漏,扩张的毛细血管和微动脉瘤渗漏,后极部荧光积存,黄斑区呈花瓣样强荧光;D. 为图 B 局部放大图,可见黄斑区及其颞侧无灌注区(黄五角星)

　　图点评:患者视网膜激光光凝后仍存在持续 ME,行 UWFA 检查可见黄斑区及其颞侧仍存在无灌注区,后极部视网膜血管渗漏明显,管壁着染,鼻侧远周边部激光斑稀疏。患者年纪较轻,炎性可能性大,可考虑补充激光、玻璃体腔注射抗 VEGF 药物及抗炎治疗(糖皮质激素缓释剂)。

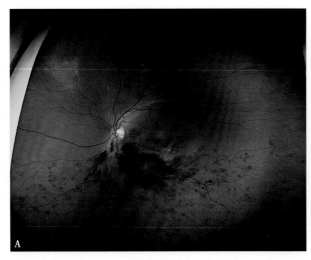 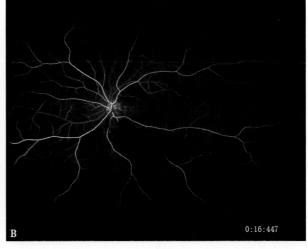

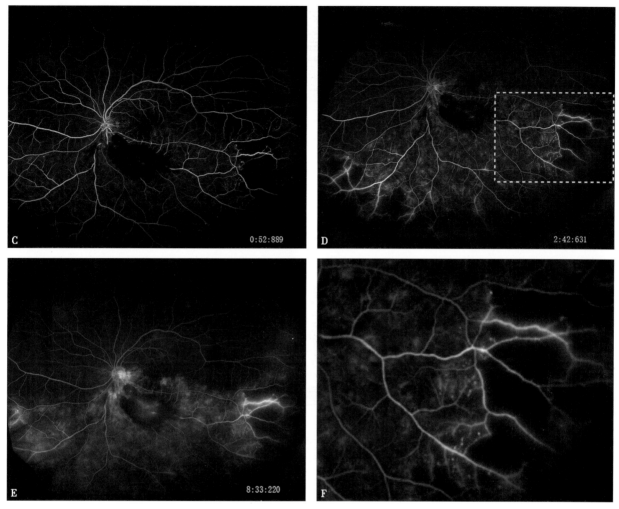

图 2-2-2-7　左眼 HRVO

患者女性,42 岁,因"左眼眼前黑影遮挡伴视力下降半个月"就诊,视力:0.2,A. 左眼超广角眼底照相图,提示左眼视盘边
界清晰,视网膜下方半侧眼底见大量火焰状出血,黄斑中心凹颞下方可见黄白色硬性渗出;鼻上方可见 4PD 大小的视网膜
下黄色改变;B～E. 左眼 UWFA,早期可见下方半侧视网膜静脉回流稍迟缓,颞下、鼻下周边部可见片状视网膜无灌注区,
阻塞区域内可见微动脉瘤,尤其是无灌注区边缘(见局部放大图 F),视网膜出血呈遮蔽荧光;晚期下半侧视网膜静脉管壁
荧光着染,小血管及毛细血管扩张渗漏,鼻上方彩照黄色改变对应处视网膜轻度染色,边界不清

　　图点评:视网膜静脉在视盘上通常只有一个主干,少数患者发育变异,视盘上出现两支甚至三支静
脉主干。若其中某支主干在筛板处或视神经内发生阻塞,阻塞静脉所引流的 1/2 或 2/3 眼底出现视网膜
病变,则为 HRVO。当黄斑受累较轻时,视力预后可较好;若内层视网膜出现广泛萎缩和变性,患者视力
预后较差。

● 治疗建议

　　应详细询问患者病史,查找全身病因,测量血压并进行 24 小时血压监测,检查血常规、血糖、血沉、
C 反应蛋白,及时处理相关危险因素。对于没有常见危险因素的年轻患者则需进行更全面的评估,如用
药史、有无抗磷脂抗体综合征等。

　　如果存在广泛的视网膜缺血,能进行密切随诊,可以延迟直至发现新生血管性并发症再进行激光治
疗,否则都应考虑预防性激光光凝治疗。

对于 ME，首选玻璃体腔注射抗 VEGF 药物，也可联合局部激光光凝。当抗 VEGF 治疗效果不佳、具有禁忌证以及炎症明显的患者，可考虑糖皮质激素治疗（图 2-2-2-6）。发生非吸收性玻璃体积血和（或）视网膜脱离时，宜行玻璃体切除术。

对于 CRVO 患者应定期应用 UWFA 观察周边视网膜情况，及时发现视网膜无灌注区，评估视网膜缺血情况，预防新生血管性并发症发生。

（何　璐　陈长征）

二、视网膜分支静脉阻塞

视网膜分支静脉阻塞（branch retinal vein occlusion，BRVO）是视网膜分支静脉急性血管梗阻而引起的一种常见眼底疾病。BRVO 最常发生于颞侧，尤其是颞上象限。若发生于黄斑分支则称为黄斑分支静脉阻塞（图 2-2-2-12）。

● 临床特征

患眼视力不同程度下降。阻塞常发生于动静脉交叉压迫处，眼底可见阻塞静脉迂曲扩张、其所属区域内视网膜浅层火焰状出血、视网膜水肿、渗出等（图 2-2-2-8 和图 2-2-2-9）。随病情进展，出血和水肿吸收后，视网膜静脉变细、白鞘形成，也可见视网膜新生血管和玻璃体积血（图 2-2-2-11）。

UWFA 可见视网膜分支静脉迂曲扩张、回流迟缓，晚期静脉管壁染色或荧光素渗漏，所属区域毛细血管扩张渗漏、出血及少量微血管瘤形成（图 2-2-2-8）。后期可见大片状无灌注区及边缘的新生血管，部分患者可见侧支循环形成，侧支血管连接阻塞区和邻近的未阻塞血管，多为静脉 - 静脉侧支循环（图 2-2-2-9～图 2-2-2-11）。

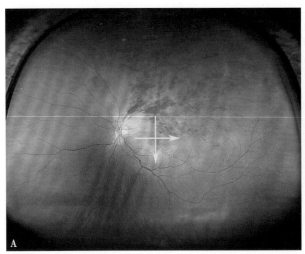
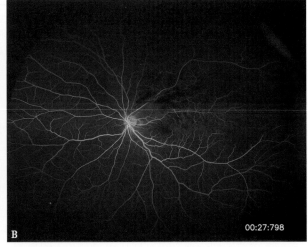

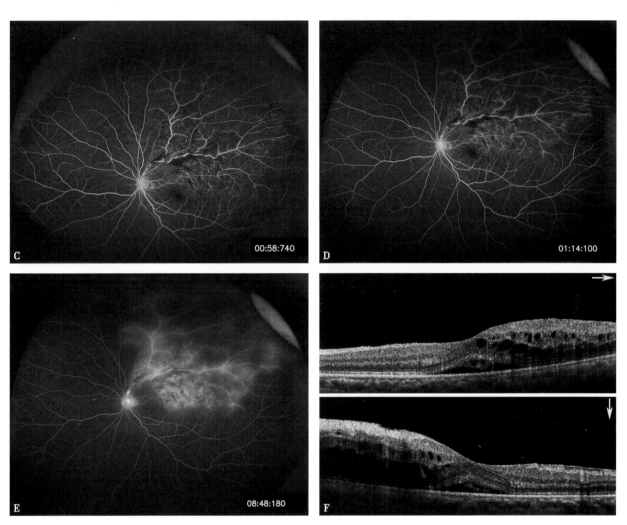

图 2-2-2-8 左眼 BRVO

患者女，62岁，因"左眼视物模糊2周"就诊。视力0.2，A. 左眼超广角眼底彩色照相图，提示左眼颞上分支静脉所属区域内视网膜浅层火焰状出血，伴黄白色硬性渗出；B. 左眼UWFA 27秒下方及鼻侧静脉回流完全，而颞上分支静脉才开始回流，出血呈遮蔽荧光；C、D. 左眼UWFA 58秒和1分钟14秒，颞上分支静脉迂曲，管壁荧光素染色及渗漏，所属区域毛细血管扩张、渗漏，未见明显无灌注区形成；E. 晚期视盘染色，颞上静脉管壁荧光渗漏明显，黄斑颞上方弥漫性荧光素积存；F. 左眼SD-OCT图（对应A图黄色箭头位置），颞上方视网膜静脉阻塞区域可见视网膜增厚，内层囊样积液

图点评：该患者未见明显视网膜毛细血管无灌注区，为非缺血性BRVO。颞上分支静脉回流明显比其他象限静脉迟缓，ME局限在黄斑颞上部分，伴有视网膜下积液。此类患者抗VEGF治疗水肿消退效果较好。

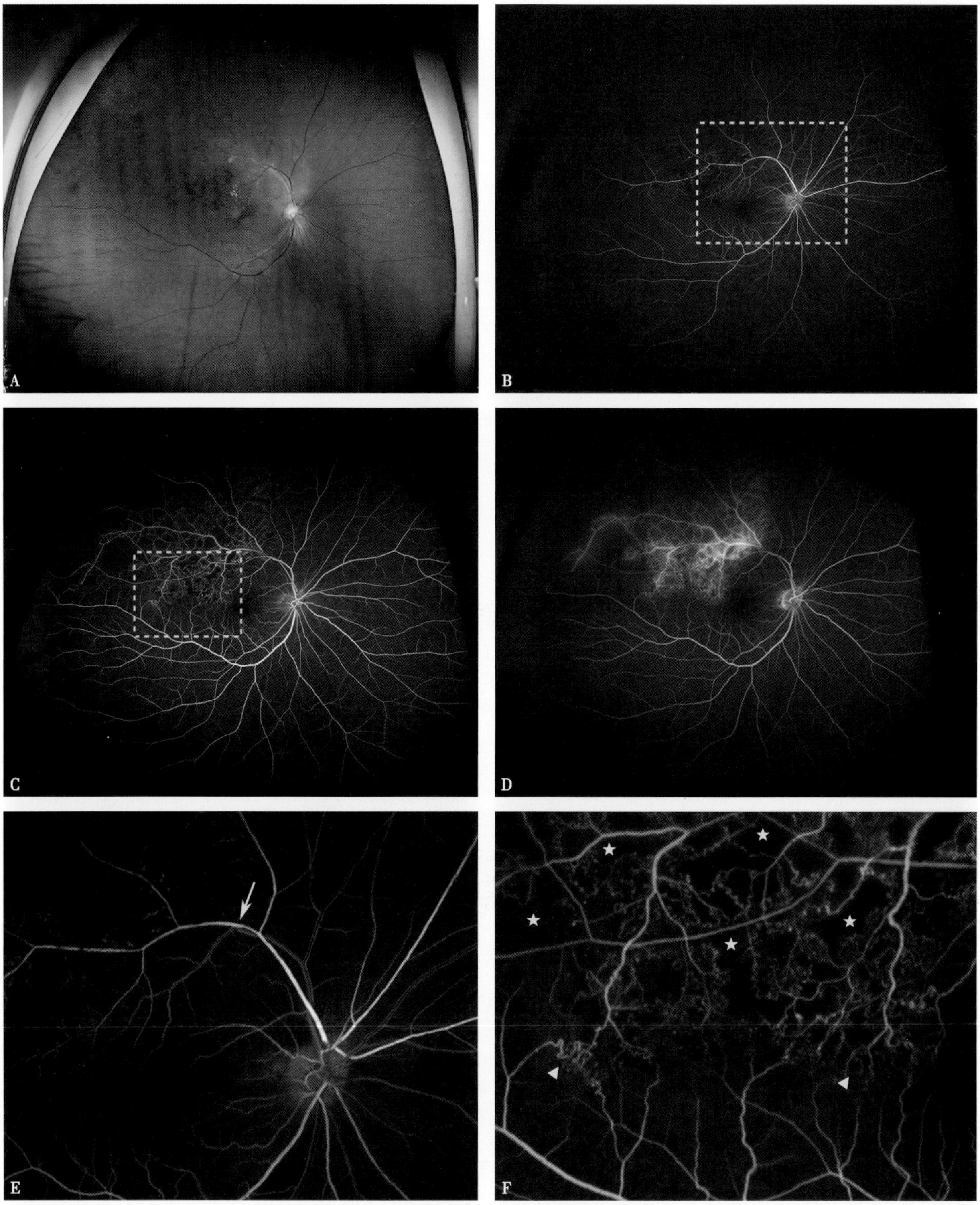

图 2-2-2-9 右眼 BRVO

患者女，51 岁，因"右眼视力下降 1 周"就诊。视力 0.6，A. 右眼超广角眼底彩色照相图，提示右眼颞上分支静脉迂曲，远周边部视网膜静脉白鞘形成，其所属区域内视网膜浅层火焰状出血、视网膜水肿，上方血管弓处可见硬性渗出；B. 右眼UWFA 16 秒可见下方及鼻侧静脉可见层流，而颞上分支静脉未见静脉层流；C. 右眼 UWFA 59 秒，颞上分支静脉迂曲，所属区域大片状无灌注区形成，周边部为甚，少量微动脉瘤；D. 右眼 UWFA 8 分钟 48 秒，晚期静脉管壁染色、荧光素渗漏，出血呈遮蔽荧光；E. 为图 B 局部放大图，可见动静脉交叉压迹（黄箭头），阻塞静脉回流迟缓；F. 为图 C 局部放大图，可见片状无灌注区（黄五角星）和静脉 - 静脉侧支循环形成（黄三角），不伴 ME

图点评：BRVO 因发生于局部视网膜（多为颞上），最初视力受累不明显，往往累及黄斑甚至出现玻璃体积血时才引起患者注意，此时往往已有大片无灌注区乃至新生血管形成。该患者 UWFA 可见广泛视网膜毛细血管无灌注区，颞上周边大片无灌注区建议及早行视网膜激光光凝治疗。

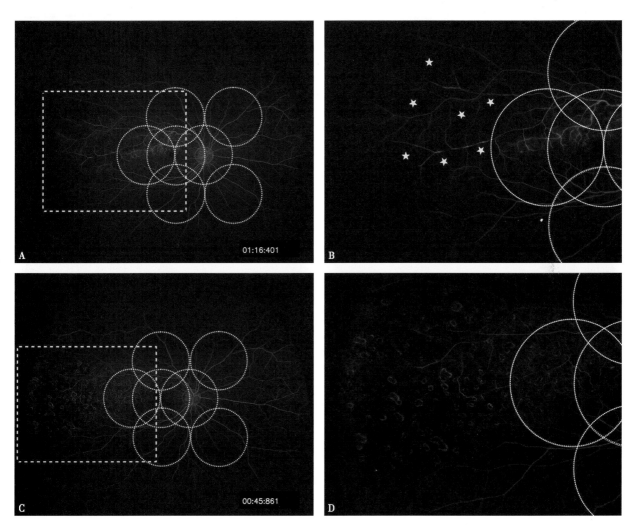

图 2-2-2-10　右眼 BRVO 及激光光凝治疗后造影对比图

患者女，因"右眼视力下降 1 个月余"就诊，A. 右眼 UWFA 50 秒，提示右眼颞上分支静脉管壁染色、荧光渗漏，出血呈遮蔽荧光，所属区域内片状无灌注区形成，周边部大片无灌注区位于模拟 7 视野检查图像之外；B. 为图 A 局部放大图，可见周边片状无灌注区（黄五角星）；C. 右眼两次激光治疗后 1 个月，UWFA 45 秒，阻塞静脉管壁未见明显渗漏和染色，阻塞区内可见激光斑；D. 为图 C 局部放大图，模拟 7 视野检查图像之外可见激光斑

图点评：BRVO 患者周边部仍可以出现大片无灌注区，传统 7 视野 FFA 往往难以获取其周边部的病变范围。该患者 UWFA 可发现传统 7 视野之外的广泛视网膜毛细血管无灌注区，及时给予视网膜激光光凝治疗，控制疾病进展。

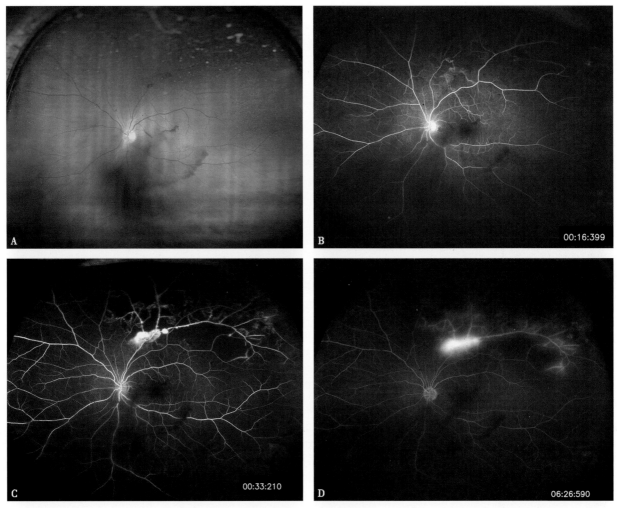

图 2-2-2-11 左眼 BRVO

患者男,71 岁,因"左眼眼前黑影遮挡 3 周"就诊,左眼视力 0.1, A. 左眼超广角眼底彩色照相图,提示玻璃体腔出血混浊,视网膜上方分支静脉周围可见出血; B. 左眼 UWFA 16 秒,视网膜上方分支静脉未见回流,其余视网膜静脉可见层流,玻璃体腔出血呈遮蔽荧光; C. 左眼 UWFA 33 秒,视网膜上方分支静脉管壁荧光素染色,所属区域可见大片毛细血管无灌注区,新生血管样强荧光渗漏; D. 左眼 UWFA 6 分钟 26 秒,晚期新生血管样强荧光进一步渗漏,视网膜上方静脉管壁着染

图点评:视网膜静脉阻塞是中老年患者单眼玻璃体积血的常见病因。本例患者 BRVO 伴视网膜新生血管和玻璃体积血,需及时行激光治疗,使新生血管消退。若玻璃体腔出血难以自行吸收,可考虑玻璃体切除术,以减少日后出血机化形成增殖膜或牵拉性视网膜裂孔、脱离的可能。

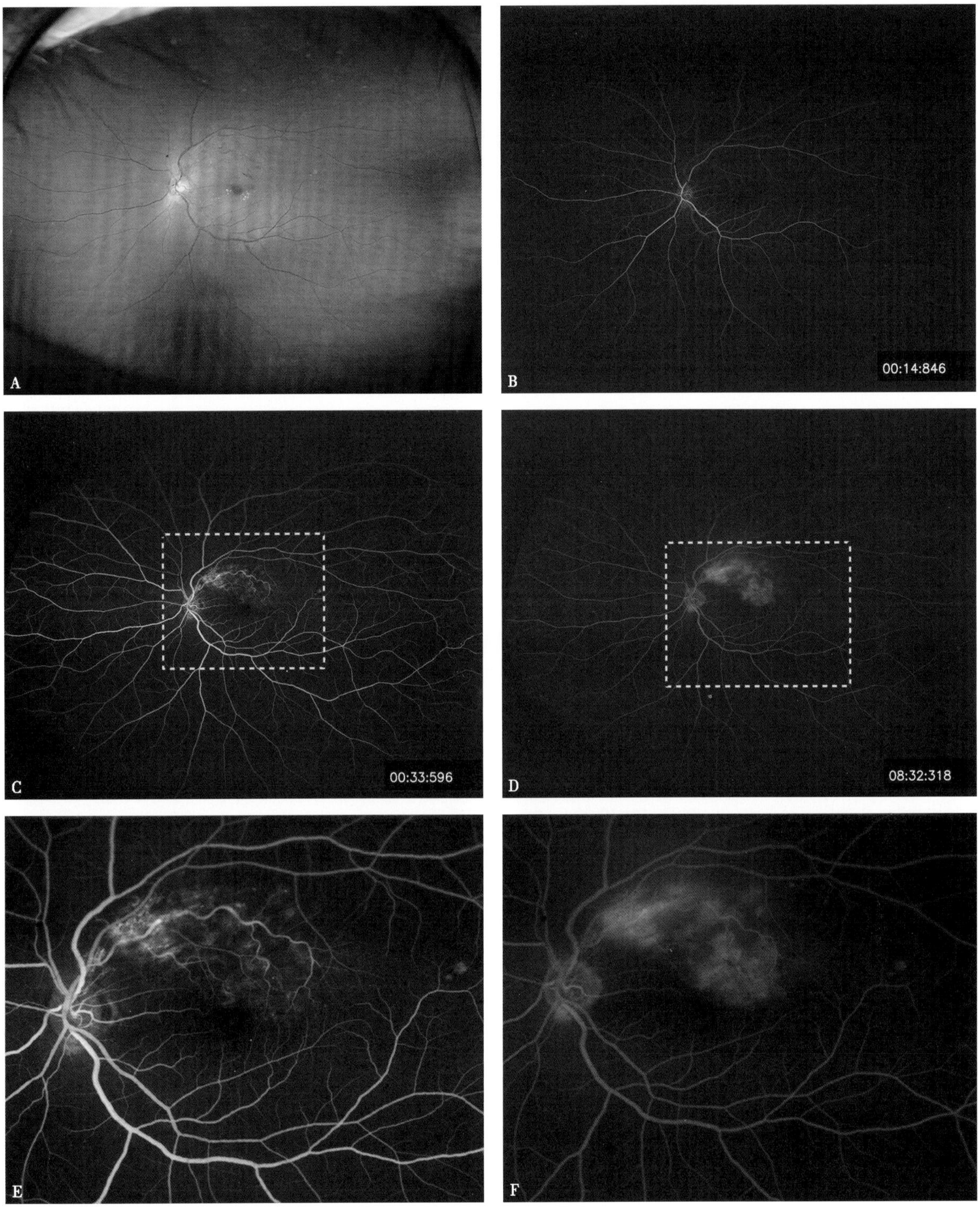

图 2-2-2-12 左眼黄斑分支静脉阻塞

患者女,45 岁,因"左眼视力下降一周"就诊,左眼视力 0.5,A. 左眼超广角眼底彩色照相图,提示左眼颞上静脉黄斑分支迂曲,视网膜浅层出血,黄斑区可见黄白色硬性渗出;B. 左眼 UWFA 14 秒,颞下视网膜静脉可见层流,而颞上静脉黄斑分支仍未见层流;C. 左眼 UWFA 33 秒,颞上静脉黄斑分支所属区域毛细血管扩张、渗漏,其内微血管瘤形成,黄斑颞侧可见两个边界清晰的类圆形强荧光(见局部放大图 E);D. 左眼 UWFA 8 分钟 32 秒,晚期荧光素渗漏明显,融合成片(见局部放大图 F)

图点评:黄斑分支静脉阻塞因病变邻近或已累及中心凹,早期视力即呈不同程度的下降。本病在临床上需与老年黄斑变性、黄斑毛细血管扩张症、成人 Coats 病等病鉴别。黄斑分支静脉阻塞病变范围与某支视网膜静脉引流区域相符，病灶呈扇形或尖端朝向阻塞的三角形分布，主要集中于上半或下半黄斑区，一般不超过黄斑中心凹水平线；出血多为视网膜浅层出血；FFA 可见阻塞静脉回流迟缓，所属区域毛细血管扩张、渗漏，微血管瘤形成，依据眼底和 FFA 特征即可鉴别。

● 治疗建议

评估全身情况，控制危险因素。无灌注区及 ME 的治疗见 CRVO 一节。当出现难以吸收的玻璃体积血可行手术治疗。需要注意的是，应定期复查眼底和 UWFA，监测有无大片无灌注区及新生血管发生，及时行激光光凝治疗，以避免玻璃体积血、增殖性玻璃体视网膜病变、牵拉性视网膜脱离及新生血管性青光眼等严重后期并发症。

（何　璐　郑红梅）

参 考 文 献

1. 张承芬. 眼底病学. 北京：人民卫生出版社，2010：228-259.

2. 文峰. 眼底病临床诊治精要. 北京：人民军医出版社，2011：89-97.

3. 王林妮，于荣国，杨锦，等. 超广角荧光素血管造影在视网膜静脉阻塞周边血管改变评估中的应用价值. 中华实验眼科杂志，2018，36（8）：625-628.

4. Clarkson J G, Chuang E, Gass D, et al. A randomized clinical trial of early panretinal photocoagulation for ischemic central vein occlusion: The Central Vein Occlusion Study Group N report. Ophthalmology, 1995, 102（10）：1434-1444.

5. 陈长征，许阿敏. 提升超广角荧光素眼底血管造影技术应用水平，深化周边眼底特征观察及临床意义研究. 中华眼底病杂志，2017，33（1）：7-9.

6. 许阿敏，陈长征，易佐慧子，等. 视网膜静脉阻塞患眼超广角荧光素眼底血管造影检查与模拟标准 7 视野检查图像特征对比观察. 中华眼底病杂志，2017，33（1）：19-22.

7. Cugati S, Wang J J, Rochtchina E, et al. Ten-year incidence of retinal vein occlusion in an older population: The Blue Mountains Eye Study. Archives of Ophthalmology, 2006, 124（5）：726-732.

8. Rath E Z, Frank R N, Shin D H, et al. Risk factors for retinal vein occlusions. Ophthalmology, 1992, 99（4）：509-514.

9. Peige S, Yuehong X, Mingming Z, et al. Global epidemiology of retinal vein occlusion: a systematic review and meta-analysis of prevalence, incidence, and risk factors. Journal of Global Health, 2019, 9（1）：010427.

10. Hayreh S S, Zimmerman M B. Ocular neovascularization associated with central and hemicentral retinal vein occlusion. Retina, 2012, 32（8）：1553-1565.

11. Hayreh S S, Rojas P, Podhajsky P, et al. Ocular neovascularization with retinal vascular occlusion-Ⅲ. Ophthalmology, 1983, 90（5）：488-506.

12. Magargal L E, Brown G C, Augsburger J J, et al. Efficacy of panretinal photocoagulation in preventing neovascular glaucoma following ischemic central retinal vein obstruction. Ophthalmology, 1982, 89（7）：780-784.

13. Tsui I, Kaines A, Havunjian M A, et al. Ischemic index and neovascularization in central retinal vein occlusion. Retina, 2011, 31（1）：105-110.

14. Singer M, Tan C S, Bell D, et al. area of peripheral retinal nonperfusion and treatment response in branch and central retinal vein occlusion. Retina, 2014, 34（9）：1736-1742.

15. Wykoff C C, Brown D M, Croft D E, et al. Progressive retinal nonperfusion in ischemic central retinal vein occlusion. Retina, 2015, 35（1）：43-47.

16. Khayat M，Williams M，Lois N. Ischemic Retinal Vein Occlusion：characterizing the more severe spectrum of retinal vein occlusion. Survey of Ophthalmology，2018，63（6）：816-850.

17. Thomas A S，Thomas M K，Finn A P，et al. Use of the ischemic index on widefield fluorescein angiography to characterize a central retinal vein occlusion as ischemic or nonischemic. Retina，2019，39（6）：1033-1038.

18. Tan C S，Chew M C，van Hemert J，et al. Measuring the precise area of peripheral retinal non-perfusion using ultra-widefield imaging and its correlation with the ischaemic index. Br J Ophthalmol，2016，100（2）：235-239.

19. Kang W，Khalil G F，Nittala M G，et al. Ultra-wide-field fluorescein angiography-guided normalization of ischemic index calculation in eyes with retinal vein occlusion. Investigative Opthalmology & Visual Science，2018，59（8）：3278-3285.

20. Schmidt-Erfurth U，Garcia-Arumi J，Gerendas B S，et al. Guidelines for the management of retinal vein occlusion by the european society of retina specialists（EURETINA）. Ophthalmologica. International journal of ophthalmology. Zeitschrift fur Augenheilkunde，2019，242（3）：123-162.

21. Haller J A，Bandello F，Jr R B，et al. Dexamethasone intravitreal implant in patients with macular edema related to branch or central retinal vein occlusion. Ophthalmology，2011，118（12）：2453-2460.

22. Jiang Y，Mieler W F. Update on the use of anti-vegf intravitreal therapies for retinal vein occlusion. The Asia-Pacific Journal of Ophthalmology，2017，6（6）：546-553.

第三节　眼缺血综合征

● 概述

　　眼缺血综合征（ocular ischemic syndrome，IOS）是由于颈动脉阻塞或狭窄导致的眼前后节缺血综合征。眼前节表现为虹膜新生血管，约 2/3 患者初诊即可发现，部分继发新生血管性青光眼；眼底病变又称低灌注视网膜病变，可出现视盘及视网膜新生血管，玻璃体积血，黄斑水肿等。该病好发于 50 岁以上颈动脉系统显著狭窄者，可单侧或双侧发病，可出现对侧暂时性或永久性偏瘫及其他中枢神经系统症状。颈动脉血管粥样硬化是眼缺血综合征的主要病因，患者常合并全身其他系统动脉粥样硬化，约 2/3 患有高血压，半数以上合并糖尿病，因此，患者死亡率及致残率较高。

● 临床特征

　　绝大部分患者主诉视力减退，少部分无视力症状，典型眼部症状是暂时性同侧黑矇，发作数次后视力缓慢下降，也有急性发作者导致永久失明者。约半数患者主诉眼痛或眉部钝痛，可放射至颞部。

　　病程早期，黑矇发作之时可观察到视网膜动脉塌陷，或轻压眼球可观察到动脉立刻无血柱，是眼动脉灌注压低的表现。随病程进展，可出现视网膜动脉狭窄、静脉增粗，部分可见棉绒斑、樱桃红斑、黄斑水肿、视网膜点片状出血及微血管瘤等；缺血较重者可出现虹膜及眼底新生血管，部分继发新生血管性青光眼（图 2-2-3-1、图 2-2-3-3、图 2-2-3-4）。

　　造影循环时间明显延长，背景荧光延迟出现，且呈斑块状不均匀，提示脉络膜循环延迟，灌注不良。动静脉充盈回流时间延长，视网膜微血管瘤及周边无灌注区可见，晚期大小血管均可出现荧光染色，以小动脉为主，视盘强荧光，黄斑水肿者荧光积存（图 2-2-3-1、图 2-2-3-3、图 2-2-3-4）。

　　部分患者结构 OCT 可见视网膜深层因缺血出现"蕨植"样外观，断层 OCT 可见视网膜层间局部高反射灶，系因缺血出现的细胞内水肿。OCTA 可见视网膜毛细血管密度降低及脉络膜毛细血管血流不均匀（图 2-2-3-2）。

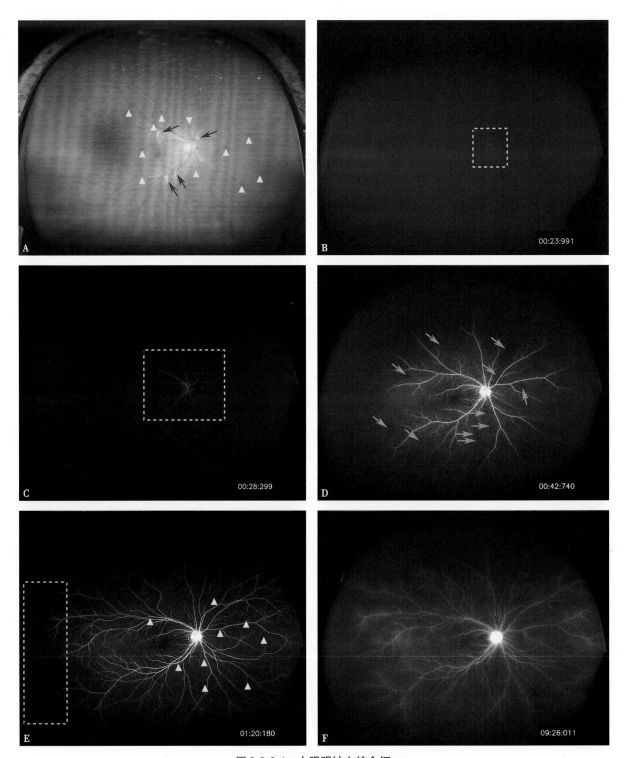

图 2-2-3-1 右眼眼缺血综合征

患者，男，67 岁，因"右眼视物模糊 1 个月"就诊，既往右眼有一过性黑矇，查体：右眼 Vod 0.1，IOP 31mmHg，虹膜可见新生血管；左眼前节眼底未见明显异常，A. 右眼超广角眼底照相，后极部视网膜颜色发白，黄斑区樱桃红斑，可见散在棉绒斑（红箭）及小片状出血灶（黄三角）；B. 右眼超广角荧光素眼底血管造影，23 秒时动脉方开始显影（黄框），未见背景荧光；C. 右眼超广角荧光素眼底血管造影，28 秒时视盘方开始显影，动脉充盈稍增加（黄框），此时仍未见背景荧光；D. 右眼超广角荧光素眼底血管造影，42 秒时动脉继续缓慢向周边充盈，背景荧光延迟充盈呈斑块状（蓝箭）；E. 右眼超广角眼底血管造影，1 分钟 20 秒颞侧周边血管仍未充盈完成（黄框），视网膜散在微血管瘤可见（黄三角）；F. 右眼超广角眼底血管造影，9 分钟 26 秒广泛视网膜血管壁荧光染色（动脉为主）、视盘强荧光（红箭）

图点评：眼缺血综合征循环时间明显延长，脉络膜充盈时间＞5秒，部分甚至长达1分钟，同时累及脉络膜血管导致背景荧光延迟出现且呈斑块状，动脉期也明显延长，视网膜动脉开始充盈至回流完全＞11秒，严重者造影晚期也不显影。视网膜血管壁染色以动脉为主。少部分眼缺血综合征患者可见樱桃红斑及后极部棉絮斑，樱桃红斑通常不如视网膜中央动脉阻塞明显。

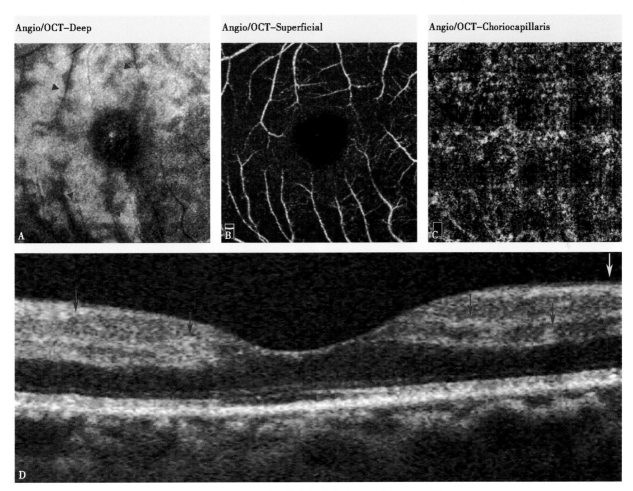

图2-2-3-2 同一患者右眼黄斑OCT及OCTA图

A. 右眼En-face OCT视网膜深层像，可见视网膜血管两侧点片状暗影呈蕨植状（红三角）；B. 右眼视网膜浅层OCTA像，视网膜毛细血管密度降低；C. 右眼脉络膜毛细管层OCTA像，脉络膜毛细血管血流不均匀；D. 右眼黄斑OCT像，中心凹结构可见，中心凹旁视网膜层间条带欠清、局部高反射信号影（红箭）

图点评：部分眼缺血综合征黄斑区改变类似非缺血型视网膜中央静脉阻塞，即En-face OCT上出现"蕨植"或"羊齿"状改变，以及缺血导致的视网膜细胞内水肿在OCT上的局部高反射信号，两者需结合全身及眼底情况予以鉴别。视网膜动脉灌注压降低，毛细血管内血液流速减低，血流OCTA上毛细血管均匀消失，血管密度明显降低。

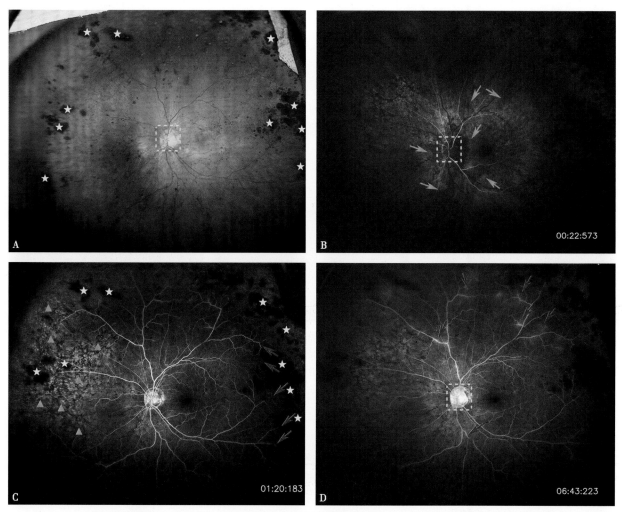

图 2-2-3-3　左眼眼缺血综合征

患者,男,95 岁,因"左眼视物不见数个月"就诊,查体:左眼 HM/ 眼前,IOP 25mmHg,前房稍浅,晶状体混浊,前节余未见明显异常,A. 左眼超广角眼底照相,视盘色白(黄框),视网膜弥漫点状出血灶、周边部片状出血灶(黄五星);B. 左眼超广角造影像,22 秒动脉缓慢开始充盈,视盘弱荧光(黄框),背景荧光呈斑片状充盈(蓝箭);C. 左眼超广角荧光素眼底血管造影像。1 分钟 20 秒周边血管截断(红箭)及远端无灌注区可见,周边大片出血灶呈遮蔽荧光(黄五星),眼底广泛萎缩灶呈斑驳样强荧光(蓝三角);D. 左眼超广角荧光素眼底血管造影像,6 分钟 43 秒可见视盘强荧光(黄框)及静脉节段染色(红箭)

图点评:眼缺血综合征可出现缺血性视神经病变,可能系颈内动脉血流受阻睫状动脉低灌注压所致。眼缺血综合征的眼底出血多呈小点片状,多见于中周部及周边部,周边可出现小血管闭塞区域,静脉扩张但不迂曲,多伴有微血管瘤。需与视网膜中央静脉阻塞鉴别。另外,大动脉炎头 - 臂动脉受累可致眼底呈慢性缺血性改变,需结合病史诊断。

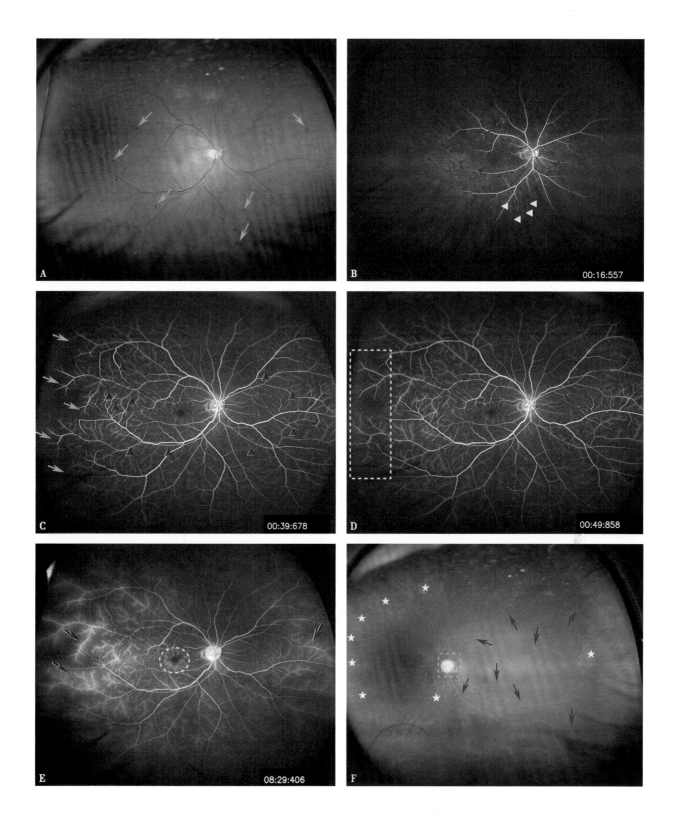

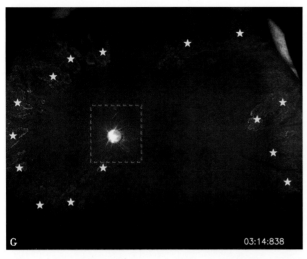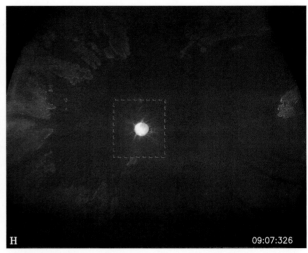

图 2-2-3-4　右眼眼缺血综合征

患者，男，74 岁，因"右眼视力减退个 1 月"就诊，左眼无光感，患者诉此前左眼症状类似右眼，发病时伴眉部钝痛，A. 右眼超广角眼底照相，视网膜散在点状出血（蓝箭）；B. 右眼超广角荧光素眼底血管造影，16 秒动脉开始充盈，背景荧光斑片状缓慢充盈（红箭），视网膜及脉络膜萎缩变薄，透见脉络膜大血管结构（黄三角）；C. 右眼超广角荧光素眼底血管造影，39 秒颞侧周边小动脉尚未充盈完成（蓝箭），视网膜散在微血管瘤可见（红三角）；D. 右眼超广角荧光素眼底血管造影，49 秒颞侧周边小动脉仍未充盈完成（黄框），广泛毛细血管扩张渗漏可见；E. 右眼超广角荧光素眼底血管造影，8 分钟 29 秒毛细血管进一步渗漏累及黄斑区（黄椭圆），视网膜广泛染色以小动脉为主（红箭）；F. 左眼超广角眼底照相，视盘色淡（黄框），视网膜血管全部闭塞，血管白鞘可见（红箭），周边广泛萎缩灶（黄五星）；G. 左眼超广角荧光素眼底血管造影，3 分钟 14 秒未见视网膜背景荧光，视网膜血管截断于视盘周围（红框），视网膜血管完全闭塞不显影，周边萎缩灶呈盘片状异常荧光（红五星）；H. 左眼超广角荧光素眼底血管造影，9 分钟 7 秒视网膜仍未充盈，荧光征象类似早期（红框）

图点评：眼底仅散在点状出血灶者类似糖尿病视网膜病变眼底，若患者合并糖尿病且双眼病变，需注意与糖尿病视网膜病变鉴别。详细询问病史，UWFA 可以清晰显示整个视网膜的血供情况，有助于诊断。

● 治疗建议

　　无治疗者自然视力预后不佳，治疗者预后与患者就诊时保留的视功能相关。存在虹膜新生血管或视盘视网膜新生血管者可行全视网膜光凝；抗 VEGF 治疗可改善虹膜新生血管及黄斑水肿，但存在加重视网膜缺血及发生心脑血管意外的风险，目前尚存在争议。房角已闭者考虑睫状体光凝或房水引流手术。针对颈动脉狭窄处行内膜切除术，需密切关注房角已闭但眼压正常者，一旦颈动脉阻塞解除，睫状体灌注改善、房水生成增加，眼压可显著升高。对于眼科首诊患者，建议行心、脑血管检查，必要时需血管外科等科室会诊。

（王晓玲　郑红梅）

参 考 文 献

1. 张承芬. 眼底病学. 北京：人民卫生出版社，1997，278-283.

2. K. 贝利弗伦德，等著. 视网膜图谱. 第 2 版. 赵明威，曲进锋，周鹏，译. 北京：中国科学技术出版社，2019.1，603-605.

3. 苏陆青，王婕，张月玲，等. 玻璃体腔注射雷珠单抗联合经巩膜睫状体光凝、全视网膜光凝治疗眼缺血综合征致新生血管性青光眼效果观察. 武警后勤学院学报（医学版），2018，27（2）：145-146.

4. Amselem L，Montero J，Diaz-Llopis M，et al. Intravitreal bevacizumab（Avastin）injection in ocular ischemic syndrome. Am J Ophthalmol，2007，144（1）：122-124.

5. Kofoed P K，Munch I C，Larsen M. Profound retinal ischaemia after ranibizumab administration in an eye with ocular ischaemic syndrome. Acta Ophthalmol，2010，88（7）：808-810.

6. Wakabayashi T，Oshima Y，Sakaguchi H，et al. Intravitreal bevacizumab to treat iris neovascularization and neovascular glaucoma secondary to ischemic retinal diseases in 41 consecutive cases. Ophthalmology，2008，115（9）：1571-1580.

7. Jo Y J，Min J K，Woo J M，et al. Acute vision loss associated with retinal circulatory disturbances after intravitreal injection of bevacizumab. J Ocul Pharmacol Ther，2013，29（1）：79-83.

第四节 视网膜大动脉瘤病

● 概述

视网膜大动脉瘤病（retinal macroaneurysm）1973 年由 Robertson 首次报道，多单眼发病，常发生于伴有高血压病史的老人。表现为视网膜动脉管壁上出现纺锤状或梭形血管瘤样扩张，以及视网膜的出血、渗出。因此临床上主要分为出血性、渗出性和静止性三种类型。

● 临床特征

多为单眼发病，视力突然或逐渐下降。

眼底可见视网膜动脉管壁上出现纺锤状或梭形血管瘤样扩张，多位于第 1～3 级视网膜动脉分支或动、静脉交叉处。由于瘤体破裂出血的方向不同，可致视网膜多层次出血，以出血性视网膜大动脉瘤多见，出血可发生于视网膜下、视网膜内或视网膜前，当出血量大且密集时可遮蔽原发病灶（图 2-2-4-1）。渗出性视网膜大动脉瘤，多发生于血管弓颞侧，表现为动脉瘤处液体渗出。

荧光素眼底血管造影早期大动脉瘤迅速充盈，呈粟粒样或囊样强荧光，随造影时间延长，荧光素渗漏，周边可见出血遮蔽荧光（图 2-2-4-1）。当出血密集浓厚遮蔽病灶时 FFA 无法显示时，ICGA 可较好的显示大动脉瘤的存在（图 2-2-4-1）。OCT 上视网膜大动脉瘤表现为瘤体在视网膜浅层呈强反射信号并与视网膜动脉相连，有助于对出血型视网膜大动脉瘤和多种出血性眼底疾病进行鉴别（图 2-2-4-2）。

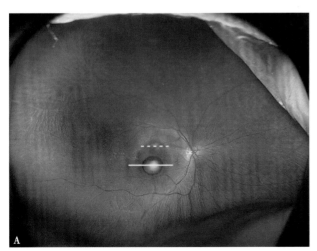

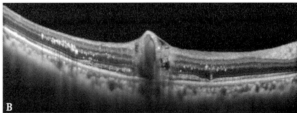

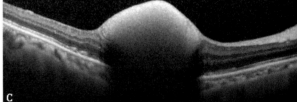

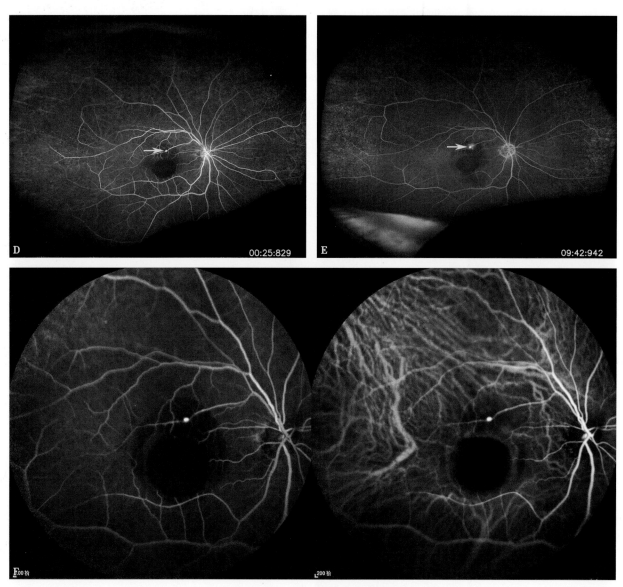

图 2-2-4-1 右眼视网膜大动脉瘤病

患者，女性，74 岁，因"右眼眼前黑影 2 个月余"就诊，右眼视力指数 /30cm，既往高血压病史 20 年，A. 超广角眼底彩照示右眼黄斑区上方血管弓处见片状出血及黄白色渗出，中心凹下方可见一约 3PD 大小类圆形视网膜前出血；B、C. 黄斑 OCT 示瘤体在视网膜浅层呈强反射信号并与视网膜动脉相连，视网膜层间可见大量渗出呈高反射信号；视网膜内界膜下出血呈均匀高反射信号（图 A 黄色虚线）；D、E. 超广角荧光素眼底血管造影示早期颞上视网膜分支动脉行径处可见圆点状强荧光（黄箭头），随造影时间延长，瘤体荧光素渗漏，周边及黄斑中心凹可见出血遮蔽荧光，中周部及远周边部可见多处散在 RPE 色素脱失；F. 该患者 55° 镜头共聚焦激光扫描荧光素眼底血管造影及吲哚青绿造影图显示颞上视网膜分支动脉行径处可见圆点状强荧光，周边可见出血遮蔽荧光

图点评：黄斑区及颞上血管弓下多层次视网膜出血及 FFA 显示动脉旁囊样瘤体强荧光是视网膜大动脉瘤典型特征，但需与息肉状脉络膜血管病变（polypoidal choroidal vasculopathy, PCV）的息肉样脉络膜血管扩张相鉴别。此外，当出血致密遮蔽病灶 FFA 无法显示时，ICGA 可较好的显示大动脉瘤的存在，也可与 PCV 相鉴别。

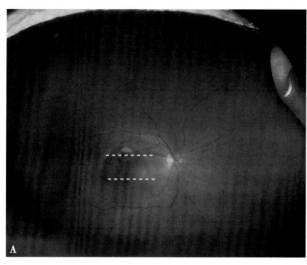
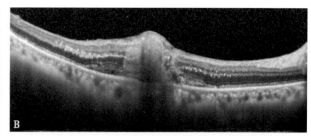
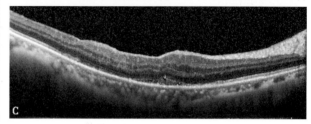

图2-2-4-2　同一患者玻璃体切除联合眼内激光光凝术后1周

A. 超广角眼底彩照示瘤体及周围可见轻微激光斑,黄斑区视网膜前出血吸收图;B、C. 黄斑OCT示视网膜浅层强反射信号,周围可见大量渗出呈高反射;视网膜内界膜下出血已清除,视网膜下可见少量高反射信号(图A黄色虚线)

图点评:视网膜大动脉瘤可以并发视网膜前出血、玻璃体积血、视网膜静脉阻塞或动脉阻塞。其中视网膜前出血最为常见。可给予口服药物观察其是否吸收。当视网膜前致密出血严重影响患者视力时可采用玻璃体切除术剥离内界膜,使用笛针吹散其下积血,并光凝瘤体,从而达到快速提升患者视力的目的。

● 治疗建议

小部分视网膜大动脉瘤可自行消退,稳定期可随访观察;当伴发视网膜出血、渗出及水肿但未累及黄斑中心凹时可采用止血、促吸收等药物保守治疗;当出血(和)或渗出量大累及黄斑区者,可用激光直接光凝瘤体或瘤体周围;对于视网膜前大量出血患者也可用Nd:YAG激光进行玻璃体后界膜或者视网膜内界膜切开,将血液引流至玻璃体腔,促进其吸收,也可行玻璃体切除术清除出血。

(许阿敏)

参 考 文 献

1. 文峰. 眼底病临床诊治精要. 北京:人民军医出版社,2011.

2. Robertson D M. Macroaneurysms of the retinal diseases. Trans Am Acad Ophthalmol Otalarymgol,1973,77(1):55-67.

3. Lavin M J,Marsh R J,Peart S. Retinal arterial macroaneurysms: a retrospective study of 40 patients. Br J Ophthalmol,1987,71(11):817-825.

4. Alnawaiseh M,Schubert F,Nelis P,et al. Optical coherence tomography(OCT)retinal arterial macroaneurysms. BMC Ophthalmol,2016,16:120.

第五节　视网膜静脉周围炎

● 概述

视网膜静脉周围炎(retinal periphlebitis)又称Eales病,是常发于健康青年男性的一种特发性视网膜血管炎,双眼可同时或先后发病,严重者可致盲。本病病因多样,常见结核感染、慢性扁桃体炎、龋齿、皮肤脓肿等。

● **临床特征**

　　发病早期患者可无明显自觉症状或仅诉轻度飞蚊症,视力正常或轻微下降。当病变逐渐向后极部发展或出血量增多突破内界膜导致玻璃体积血明显时,视力急剧下降,甚至仅存光感。

　　眼底可见周边部小静脉迂曲,扩张,部分可扭曲成螺旋状,附近可伴有小片状或火焰状出血及视网膜轻度水肿。病变进一步进展可逐渐累及周围静脉,甚至小动脉,血管逐渐变窄至闭塞呈白线状。当病变累及视盘或黄斑附近时,可引起视盘充血水肿,黄斑水肿,黄斑区星芒状渗出等改变。较严重病例可形成新生血管增殖膜,新生血管破裂导致玻璃体积血。出血反复发生时可形成机化膜或条索,牵拉视网膜引起视网膜裂孔或脱离(图 2-2-5-1A,图 2-2-5-2A 为眼底激光治疗后)。

　　FFA 可准确定位病变的具体范围和累及血管。受累血管迂曲扩张渗漏,晚期管壁着染。闭塞血管区域可见片状无灌注区,边缘可见异常血管交通支,微动脉瘤样点状强荧光及毛细血管扩张渗漏。新生血管形成时早期即可见团片状荧光迅速渗漏。视网膜出血处表现为相应形状的遮蔽荧光。累及视盘或黄斑者可有视盘染色或黄斑水肿荧光积存(图 2-2-5-1B~D,图 2-2-5-2B~D 为眼底激光治疗后)。

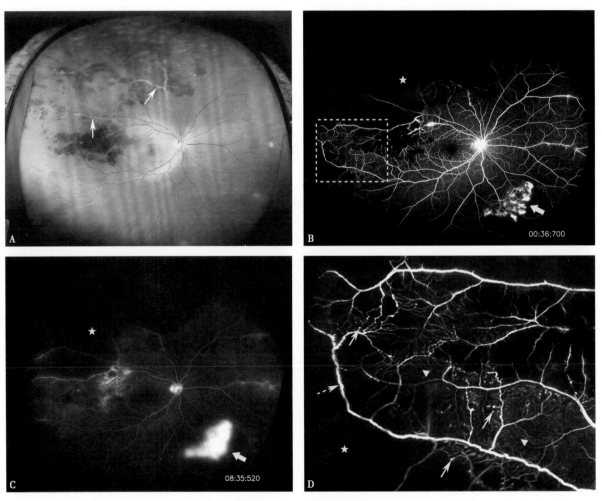

图 2-2-5-1　右眼 Eales 病

患者男,37 岁,因"右眼前黑影飘动 10 日"就诊,A. 超广角眼底照相显示右眼颞上象限视网膜散在片状出血,静脉血管闭塞呈白线状(白箭头);B. 超广角荧光素眼底血管造影早期像显示右眼颞上象限视网膜大片无灌注区(五角星),视盘鼻下方片状无灌注区及小团片状新生血管强荧光(黄粗箭头);C. 超广角荧光素眼底血管造影晚期像显示视盘鼻下方新生血管处团状荧光渗漏(黄粗箭头);D. 为图 B 的局部放大图,可见病变区域血管细节改变,包括微动脉瘤样点状强荧光(黄细箭头),毛细血管扩张(黄三角)及小静脉扩张并呈串珠样改变(黄虚线箭头)

　　图点评：该病病情严重者可同时累及周围动静脉，造成视网膜大片无灌注区，导致视网膜大面积缺血缺氧，极易形成新生血管。

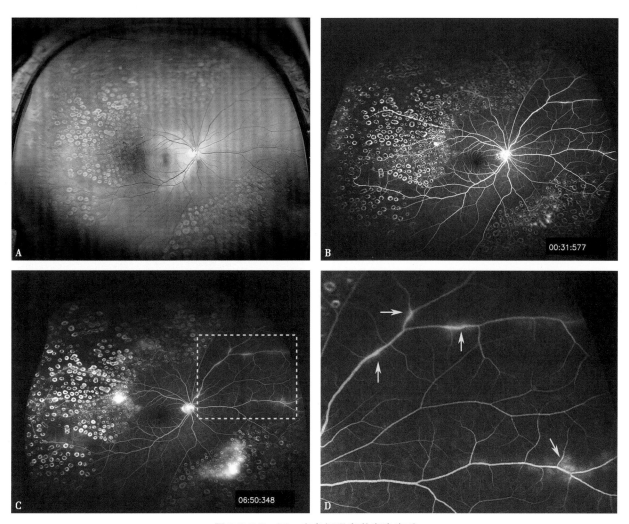

图 2-2-5-2 同一患者行眼底激光治疗后

A. 超广角眼底照相显示颞上象限片状出血灶已吸收；B. 超广角荧光素眼底血管造影显示周边无灌注区及鼻下新生血管明显消退，黄斑颞侧仍有小片新生血管形成；C. 造影晚期鼻上象限部分血管管壁着染（虚线方框）；D. 为图 C 局部放大图，可见静脉血管呈节段状着染及轻微荧光渗漏（黄箭头）

　　图点评：激光治疗后，无病变区血管依然有复发病变的可能，应注意随访观察，早期治疗。

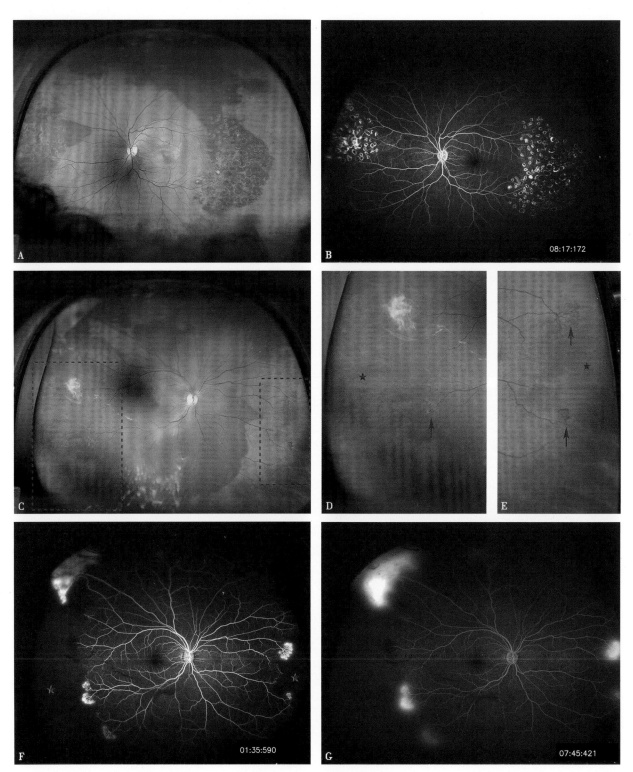

图 2-2-5-3　双眼 Eales 病

患者男性，23 岁，因左眼 Eales 病激光治疗后 7 个月后右眼出现类似症状再次就诊，A. 左眼超广角眼底彩照显示鼻侧及颞侧周边部视网膜陈旧性激光斑及激光斑外围无血管区；B. 左眼超广角荧光素眼底血管造影显示除原病灶区域外其他视网膜血管无明显异常荧光影像；C. 右眼超广角眼底彩照显示下方及颞侧玻璃体陈旧性积血；D、E. 为图 C 方框区域局部放大图，可见异常新生血管网（红色箭头）及大片视网膜无血管区（红色星标）；F. 右眼超广角荧光素眼底血管造影早期影像显示鼻侧及颞侧周边部多处新生血管性强荧光，周边大量血管闭塞，周边部网膜大片无灌注区（红色星标）；G. 右眼超广角荧光素眼底血管造影晚期影像显示新生血管处荧光渗漏增强呈团块状强荧光影图点评：Eales 病可双眼同时或先后发病，在一眼发病时，应充分散瞳检查另一眼，发现早期病变。

● 治疗建议

出血量少者可自行吸收。若伴全身疾病，如结核等，应对因治疗。FFA 显示有活动性病变者，排除禁忌证后可考虑全身使用皮质类固醇。视网膜有无灌注区及新生血管者，应及早行激光治疗。出血量较大难以自行吸收，或伴牵拉性视网膜脱离，视网膜裂孔者，应行玻璃体视网膜手术治疗。

（李　璐）

参 考 文 献

1. 文峰. 眼底病临床诊治精要. 北京：人民军医出版社，2012：114-117.

2. 刘文，文峰，易长贤. 临床眼底病. 内科卷. 北京：人民卫生出版社，2015：295-302.

3. 张承芬. 眼底病学（第 2 版）. 北京：人民卫生出版社，2010：250-254.

4. Hsia N Y，Li Y L，Lin C J，et al. Ultra-widefield angiography in the diagnosis and management of uveitis. Taiwan J Ophthalmol，2018，8（3）：159-163.

第六节　糖尿病性视网膜病变

● 概述

糖尿病性视网膜病变（diabetic retinopathy，DR）是糖尿病患者最常见的眼部并发症。临床上以是否出现视网膜新生血管为标志分为非增殖型糖尿病性视网膜病变（nonproliferative diabetic retinopathy，NPDR）和增殖型糖尿病性视网膜病变（proliferative diabetic retinopathy，PDR）。

● 临床特征

DR 早期一般无明显眼部自觉症状，随着病情进展，逐渐出现不同程度的视力下降。病变累及黄斑区者，可因黄斑水肿（diabetic macular edema，DME）出现相应的中心视力下降，中心视野暗点及视物变形等症状。视网膜新生血管破裂出血致玻璃体腔积血时可出现眼前黑影飘动，大量积血时视力可降至光感。增殖型糖尿病性视网膜病变患者可因新生血管增殖膜引起牵拉性视网膜脱离或视网膜裂孔，导致视力严重下降，视野缺损，严重者可致失明。伴发新生血管性青光眼患者可出现青光眼的相应症状，如眼胀，头痛等。

国际上对于 DR 的病变程度分级（表 2-2-6-1）和 DME 严重程度分级（表 2-2-6-2）可更好地指导临床医生，包括内科医生和眼科医生对该疾病的诊治。

表 2-2-6-1　国际临床糖尿病性视网膜病变严重程度分级标准

分期	特征表现
Ⅰ期（轻度 NPDR）	仅有微血管瘤
Ⅱ期（中度 NPDR）	微血管瘤，病变介于轻度和重度之间
Ⅲ期（重度 NPDR）	出现以下任一改变，但无增殖型糖尿病性视网膜病变体征： 四个象限中任一象限出现多于 20 处视网膜内出血 在 2 个或以上象限出现静脉串珠样改变 至少有 1 个象限有显著的视网膜内微血管异常
Ⅳ期（PDR 增殖早期）	视网膜或视盘新生血管
Ⅴ期（PDR 纤维增殖期）	纤维膜，可伴视网膜前出血或玻璃体积血
Ⅵ期（PDR 增殖晚期）	牵拉性视网膜脱离，合并纤维膜，可合并或不合并玻璃体积血、虹膜或房角新生血管

表 2-2-6-2　国际临床糖尿病性黄斑水肿严重程度分级标准

建议疾病严重程度	眼底表现
无 DME	后极部无明显的视网膜增厚或硬性渗出
有 DME	后极部有明显的视网膜增厚或硬性渗出
轻	眼底后极部可见一定程度的视网膜增厚或硬性渗出，但距离黄斑中心凹较远
中	眼底后极部可见视网膜增厚或硬性渗出，但没有累及黄斑中心凹
重	视网膜增厚或硬性渗出累及黄斑中心凹

　　NPDR 常见的眼底表现有微血管瘤、视网膜内出血、硬性渗出、棉绒斑、静脉串珠、视网膜内微血管异常和 DME 等（图 2-2-6-1）。微血管瘤（microaneurysm）是 DR 最早出现的眼底改变，检眼镜下表现为散在于视网膜上的红色小圆点，边界清晰。FFA 显示为边界清晰的点状强荧光，晚期可有轻微渗漏。视网膜内出血（retinal hemorrhage）主要由于毛细血管异常或微血管瘤破裂所致，可表现为点状、斑片状或火焰状。FFA 表现为相应出血部位同形态的遮蔽荧光。点状出血所表现的点状遮蔽荧光可与微血管瘤相鉴别。硬性渗出（hard exudates）表现为边界清晰的蜡黄色斑片状渗出灶，多位于后极部，或围绕黄斑周围呈星芒状。硬性渗出可逐渐被吸收，但过程缓慢。FFA 显示为轻微的遮蔽荧光或正常荧光。棉绒斑（cotton-wood spots）表现为边界模糊的灰黄色棉絮状病灶，位于后极部距离视盘 2～4PD 范围内的大血管附近。棉绒斑邻近毛细血管阻塞和无灌注区附近，与局部组织缺血缺氧有关，FFA 早期显示弱荧光，晚期因毛细血管荧光渗漏致组织染色。静脉串珠是对局部缺血的过度反应，表现为静脉呈节段性的串珠样或腊肠样扩张改变（图 2-2-6-2），严重者可形成静脉襻。FFA 可更清晰地显示静脉形态的改变，严重者可出血静脉管壁的着染。视网膜内微血管异常（intraretinal microvascular abnormalities，IRMA）是指视网膜内越过毛细血管网直接从小动脉流向小静脉的不规则扩张迂曲的异常微血管，常位于无灌注区附近，被认为是视网膜内新生血管形成的早期表现。FFA 显示为无灌注区附近的迂曲扩张的异常小血管，但不伴荧光渗漏，可与新生血管相鉴别。DME 可分为局限性 DME、弥散性 DME 和囊样水肿，主要由于微血管瘤或毛细血管渗漏导致视网膜水肿。FFA 显示为晚期后极部或黄斑区片状强荧光。囊样水肿可显示为特征性的花瓣状强荧光（图 2-2-6-3）。

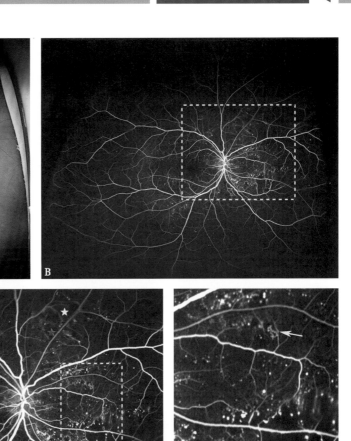

图 2-2-6-1 右眼非增殖型糖尿病性视网膜病变

患者女性,52 岁,糖尿病史 5 年,既往血糖控制不佳,于眼科就诊行糖尿病相关眼底病变筛查,A. 右眼超广角眼底照相显示散在出血灶;B. 超广角荧光素眼底血管造影显示大量散在微血管瘤样强荧光,无新生血管荧光渗漏;C. 为图 A 的局部放大图,可见硬性渗出(黄色实线箭头),棉绒斑(黄色虚线箭头)及视网膜内出血(红色箭头);D. 为图 B 的局部放大图,可见片状无灌注区(黄色星标),视盘鼻上方无灌注区域位于图 C 棉绒斑附近,旁边可见棉绒斑轻微遮蔽荧光(红色星标);E. 为图 D 的局部放大图,可见视网膜内异常微血管形成(黄色箭头)

图点评:无灌注区和视网膜内异常微血管形成时,有发生增殖型视网膜病变的趋势,应严密随访,及时干预。

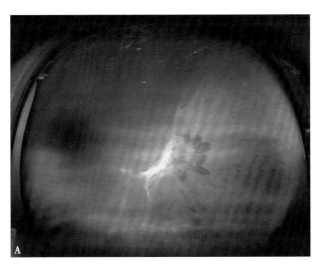

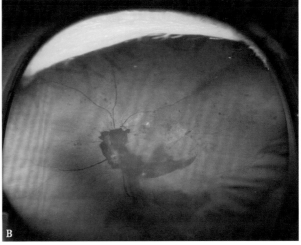

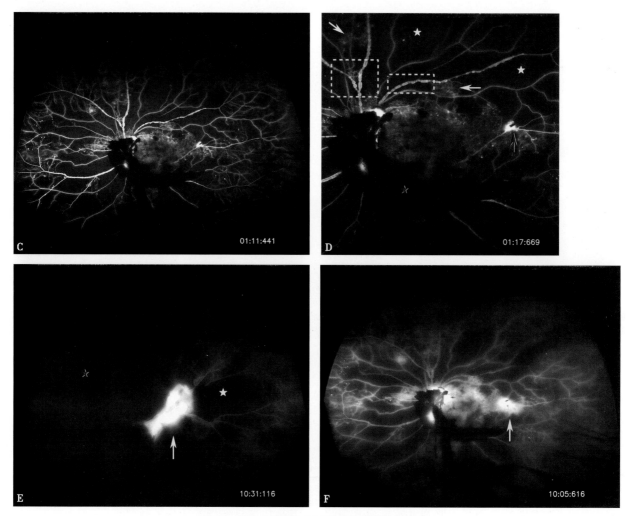

图2-2-6-2 双眼增殖型糖尿病性视网膜病变

患者女性,49岁,糖尿病史7年,既往血糖控制不佳,因双眼视力下降伴眼前黑影2个月,右眼加重半个月就诊,A. 右眼超广角眼底照相显示玻璃体积血,视网膜表面出血,视盘表面黄白色增殖膜;B. 左眼超广角眼底照相显示玻璃体积血,视网膜表面散在大量点状出血,视盘表面及其下方视网膜表面大片状出血;C. 左眼超广角荧光素眼底血管造影早期显示视网膜大片无灌注区,IRMA及新生血管;D. 左眼超广角荧光素眼底血管造影图像后极模式,可见视盘表面出血遮蔽荧光(红星),无灌注区(黄星),静脉串珠(黄色虚线方框内),IRMA(黄色箭头)及新生血管(红色箭头);E. 右眼超广角荧光素眼底血管造影晚期显示出血遮蔽荧光(红星),无灌注区(黄星)及视盘表面大片新生血管引起的强荧光渗漏(黄色箭头);F. 左眼超广角荧光素眼底血管造影晚期显示新生血管引起的强荧光渗漏(黄色箭头)

图点评:静脉串珠多在FFA上呈串珠样或腊肠状改变,严重时可见静脉管壁染色。以往国际DR分期认为静脉串珠是NPDR的重要表现,但近年一项806例中国DR患者的FFA影像学特征研究证实,41.3%的PDR出现了静脉串珠,而NPDR则只有5.9%,说明静脉串珠在中国DR患者中更多见于PDR患者。

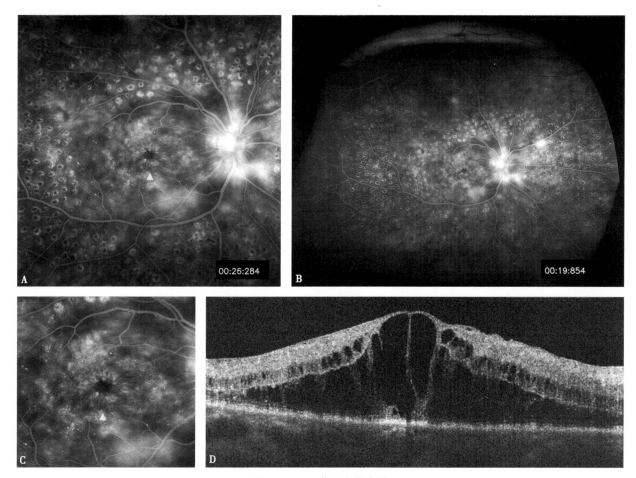

图 2-2-6-3 黄斑囊样水肿

A、B. 分别为右眼超广角荧光素眼底血管造影后极部图和全景图；C. 为黄斑区局部放大图,显示黄斑区特征性的花瓣样荧光堆积(黄三角)；D. 为黄斑 OCT 显示黄斑区视网膜内囊样积液

图点评：黄斑水肿可以出现在 NPDR 或 PDR 中,可以根据形态分为局限性黄斑水肿、弥散性黄斑水肿和黄斑囊样水肿。主要表现为 FFA 晚期黄斑区斑片状、弥漫性或花瓣样强荧光。由于黄斑区外丛状层的 Henle 纤维是呈放射状排列的,当发生黄斑囊样水肿时,液体积聚在 Henle 纤维间隙内,就会形成特征性的多囊形态。

当患者出现新生血管时,标志着其进入增殖性糖尿病视网膜病变。当新生血管进一步形成新生血管增殖膜,则可以引起玻璃体积血、牵拉性视网膜脱离、视网膜裂孔等病变(图 2-2-6-4,图 2-2-6-5)。新生血管(neovascularization)好发于后极部,尤其是视盘及其周围网膜,分为视盘新生血管和视网膜新生血管。FFA 表现为早期强荧光的异常血管网,晚期荧光渗漏呈团块状强荧光。新生血管管壁脆弱,易破裂出血,血液突破内界膜进入玻璃体,引起视网膜前出血或玻璃体积血。大量出血机体无法自行吸收时可逐渐机化。新生血管的生长可同时伴纤维组织的增生,形成纤维血管膜,与视网膜紧密粘连,牵拉视网膜引起视网膜脱离或视网膜裂孔,发生于黄斑区时可生成继发性黄斑前膜。

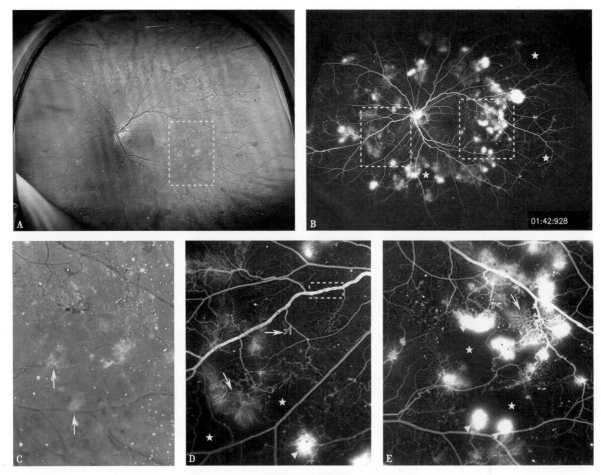

图 2-2-6-4 左眼增殖型糖尿病性视网膜病变

患者女性，58 岁，糖尿病史 7 年，既往血糖控制不佳，因左眼视力渐下降 3 个月就诊，A. 左眼超广角眼底照相显示星状玻璃体变性，后极部散在片状出血，硬性渗出及棉绒斑；B. 左眼超广角荧光素眼底血管造影显示视网膜多处大片状无灌注区（黄色星标）及大量新生血管形成导致的团状强荧光；C. 为图 A 的局部放大图，黄色粗箭头处为棉绒斑；D、E. 为图 B 的局部放大图，可见大量新生血管性团块状强荧光（黄色三角标），多处片状无灌注区（黄色星标），视网膜内微血管异常（IRMA，红色箭头），静脉襻（黄色箭头）及静脉串珠样改变（图 D 黄色虚线框内）

图点评：对于有大量新生血管及无灌注区形成的患者，应尽早行全视网膜光凝治疗，以避免发生玻璃体积血、新生血管青光眼等严重的并发症。

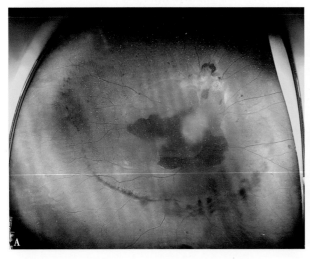
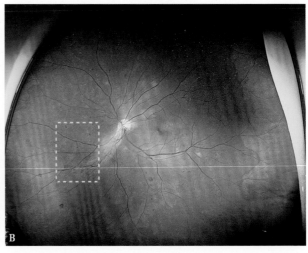

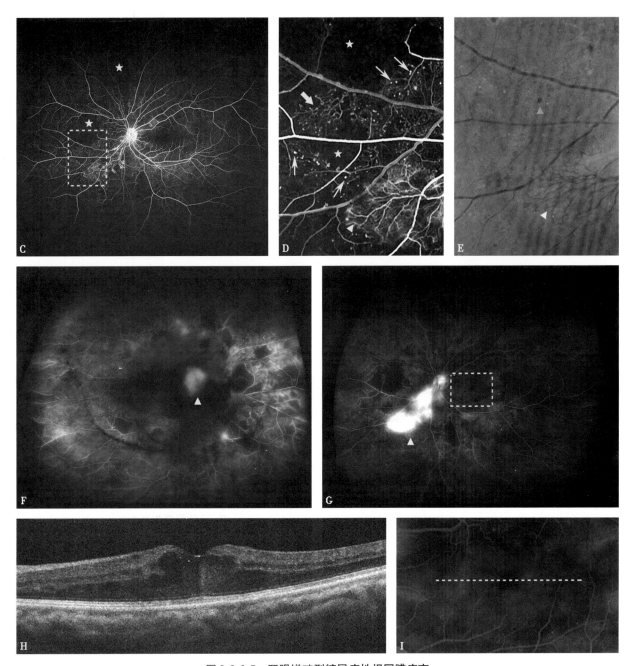

图 2-2-6-5 双眼增殖型糖尿病性视网膜病变

患者男性,61 岁,糖尿病史 11 年,既往血糖控制欠佳,因右眼视力下降伴眼前黑影 1 个月就诊,A. 右眼超广角眼底照相显示玻璃体积血,视盘表面大片视网膜前出血,视盘上方网膜表面可见黄白色增殖膜;B. 左眼超广角眼底照相显示视网膜新生血管形成(黄色虚线方框内);C. 左眼超广角荧光素眼底血管造影早期图像显示视网膜大片无灌注区(黄色星标)及异常新生血管形成(黄色虚线方框内);D. 为图 C 的局部放大图,可见大量微血管瘤样强荧光(黄色细箭头),无灌注区(黄色星标),毛细血管扩张(黄色粗箭头)、静脉串珠(黄色粗箭头上方)及异常新生血管形成(黄色三角标);E. 为图 B 的局部放大图,可见视网膜内出血(蓝色三角标)及异常新生血管形成(黄色三角标);F. 右眼超广角荧光素眼底血管造影晚期图像显示视网膜多处片状无灌注区,血管管壁着染。后极部视网膜出血遮蔽荧光,及新生血管形成导致的团块状荧光渗漏(黄色三角标);G. 左眼超广角荧光素眼底血管造影晚期图像显示视网膜多处片状无灌注区及图 E 区域新生血管形成引起的团块状强荧光(黄色三角标)。黄斑区弥漫性强荧光;H、I. 为左眼黄斑区 OCT 扫描和图 G 黄斑区的局部放大,显示黄斑水肿

图点评：中华医学会眼科学会眼底病学组制定的我国糖尿病视网膜病变临床诊疗指南（2014版）是第一版我国DR诊疗指南，在指南中强调了"高危增殖型"DR概念，指增生早期DR的视盘新生血管（neovascularization at the disc，NVD）>1/4～1/3视盘面积（disk area，DA）或视网膜新生血管（neovascularization elsewhere，NVE）>1/2 DA，或伴视网膜前出血或玻璃体积血。对高危PDR需要在能看清眼底时尽快积极进行全视网膜光凝（图2-2-6-6）。联合玻璃体腔注射抗VEGF药物能够改善视力，减少NVE渗漏，减轻黄斑水肿。

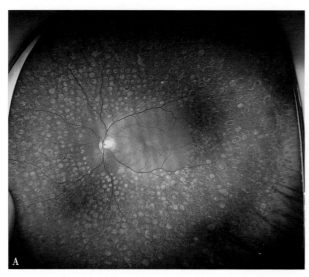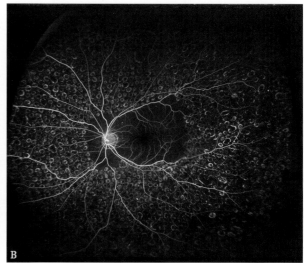

图2-2-6-6 左眼糖尿病性视网膜病变光凝术后

A. 全视网膜光凝术后的超广角眼底照相；B. 全视网膜光凝术后的超广角荧光素眼底血管造影

图点评：光凝治疗封闭毛细血管无灌注区后，可改善视网膜缺血缺氧状态，进一步降低新生血管生长因子的生成，减少新生血管形成，同时改善黄斑水肿情况。光凝治疗不能直接改善患者视力，但如果患者有黄斑水肿引起的视力下降，黄斑水肿消退视力可以得到一定的提高。如果过快、过于密集的进行全视网膜光凝，可能会加重黄斑水肿，甚至导致局部的脉络膜脱离。

超广角眼底影像学检查较传统的标准7视野检查法可发现更多的周边部病变（图2-2-6-7）。研究结果显示，DR患者使用超广角荧光素眼底血管造影检查获取的视网膜可视范围、无灌注区面积、新生血管区面积和全视网膜激光光凝区面积大小分别是传统标准7视野眼底组合图像所获取面积大小的3.2倍、3.9倍、1.9倍和3.8倍（图2-2-6-8，图2-2-6-9）。周边部视网膜缺血程度与黄斑水肿及新生血管的形成密切相关：存在周边部视网膜缺血的患眼，黄斑水肿的发生率是无缺血患眼的3.75倍；有周边部病变的患者，病变加重的风险是无周边部病变患者的4.2倍（图2-2-6-10）。此外，超广角荧光素眼底血管造影检查还发现了一种新的DR视网膜血管异常影像——"周边血管渗漏"，即视网膜动静脉晚期发生渗漏的现象，推测其有可能成为比无灌注区更精准的疾病信息。在治疗过程中，对于已行全视网膜光凝的患者，超广角眼底影像学检查可发现光凝范围外的周边病变，针对目标及时补充激光，可有效减少缺血区域VEGF的产生，减少并发症风险（图2-2-6-11）。因此，超广角荧光素眼底血管造影检查可为临床医生全面评估DR提供更加客观丰富的信息，更有助于评判DR分级和病变的进展。DR视网膜缺血，尤其是周边视网膜缺血区范围大小与治疗干预方法、时机、程度以及预后的关系是未来DR研究值得重点关注的问题之一。

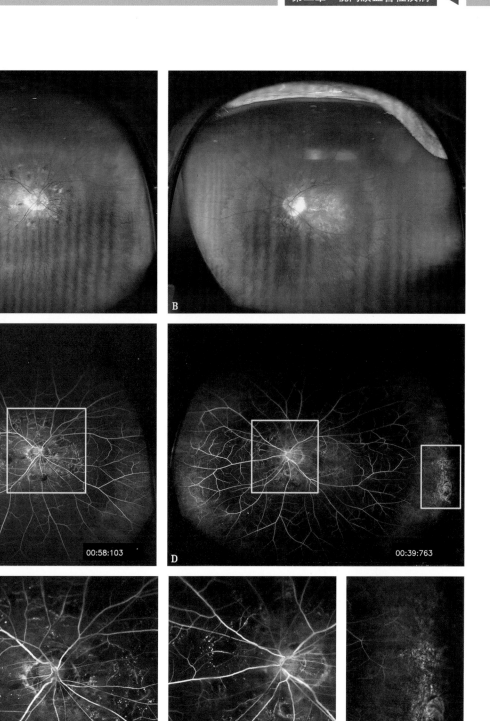

图 2-2-6-7　双眼非增殖型糖尿病性视网膜病变

患者男性,48 岁,糖尿病史 7 年,既往血糖控制欠佳,双眼高度近视,矫正不应,于眼科就诊行糖尿病相关眼底病变筛查,A、B. 双眼超广角眼底彩照显示双眼呈高度近视眼底改变,后极部散在小片状出血;C、D. 双眼超广角荧光素眼底血管造影显示双眼后极部大量微血管瘤样点状强荧光及小片状无灌注区,颞侧极周边部斑驳状强荧光;E、H. 双眼颞侧周边部影像的局部放大,可见高度近视引起的格子样变性区对应的斑驳强荧光;F、G. 双眼后极部视盘及其周围视网膜影像的局部放大,可见大量微血管瘤样强荧光,小片状出血遮蔽荧光及多处小片状无灌注区

　　图点评: 临床工作中发现伴有高度近视的患者其 DR 的发生率较低, 并且较少发生严重的 DR。国内外相关研究亦支持高度近视对 DR 的发生及进展起到一定保护作用, 但是其作用机制尚不完全清楚, 可能与视网膜厚度、视网膜血流动力学改变、玻璃体后脱离、相关细胞因子水平的变化等相关。DR 患者同时可合并其他疾病导致的眼底病变, 周边部尤其极周边部视网膜的检查不容忽视。

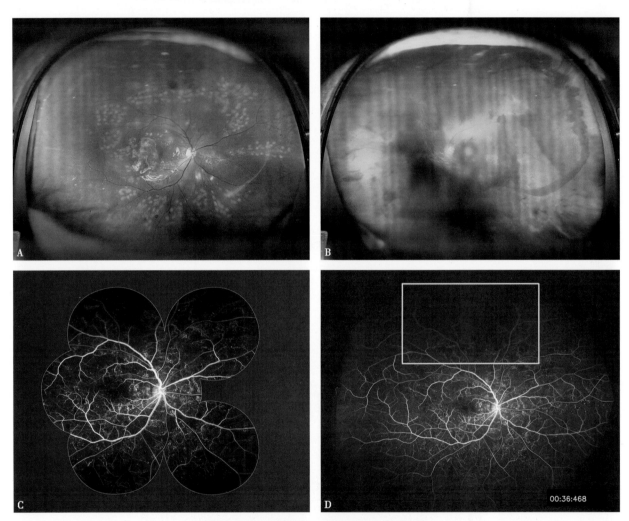

图 2-2-6-8　双眼增殖型糖尿病性视网膜病变

患者男性, 59 岁, 糖尿病史 6 年, 既往血糖控制欠佳, 右眼因玻璃体积血行玻璃体切除并硅油填充术后复诊, A. 右眼超广角眼底彩照显示玻璃体腔内硅油填充, 视网膜散在小片状出血, 散在激光斑; B. 左眼超广角眼底彩照显示玻璃体积血, 视网膜细节窥不清; C. 模拟 7 视野荧光素眼底血管造影组合图像显示视网膜大量微血管瘤样强荧光, IRMA 及小片状无灌注区; D. 右眼超广角荧光素眼底血管造影显示 7 视野组合图像范围外大片无灌注区 (黄色方框)

　　图点评: UWFA 可以比传统 7 视野 FFA 发现更多周边部无灌注区, 这些周边部视网膜的大片无灌注区极易导致黄斑水肿及新生血管的形成, 应尽早光凝治疗。

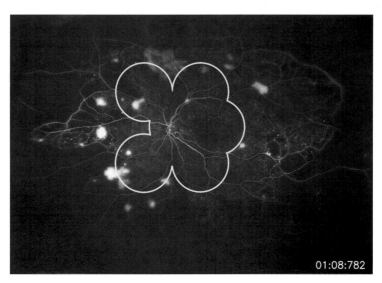

图 2-2-6-9　传统标准 7 视野 FFA 检查结果（黄色弧线范围）与超广角荧光素眼底血管造影检查结果对比

此 DR 患者左眼 UWFA 早期即可显示中周部大量点簇状新生血管样强荧光，鼻侧及颞侧周边部可见大片无灌注区，与传统标准 7 视野（黄圈）对比，可发现更多周边部病变（图中鼻侧及上方周边部可见新生血管形成）

图点评：对于 DR 这种视网膜血管性疾病视网膜周边部的检查要尽量详细、全面。这对于对疾病的分期和治疗具有重要意义。利用超广角荧光素眼底血管造影可以更快速、方便、全面地评估 DR 的病变分期。

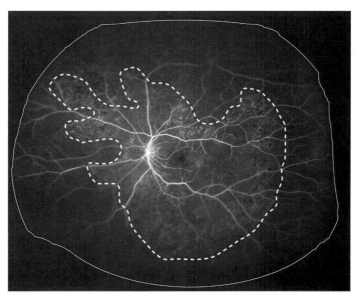

图 2-2-6-10　超广角荧光素眼底血管造影检查发现更多的周边部大片无灌注区域（白色虚线范围外）

图点评：周边部大片无灌注区域的及时光凝治疗可有效减少新生血管和黄斑水肿的形成，延缓疾病的进展。

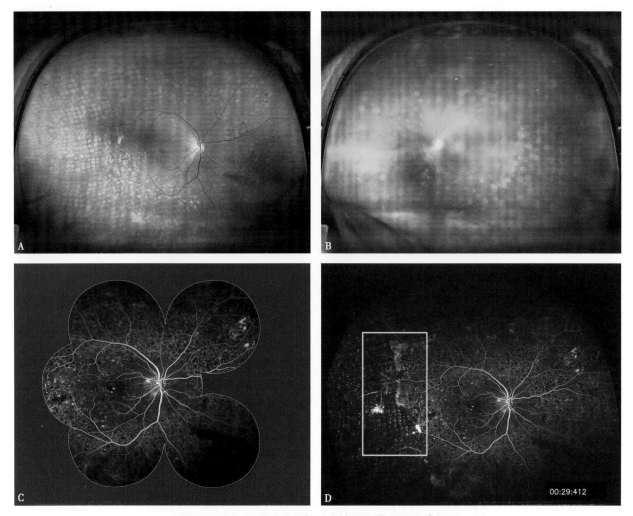

图 2-2-6-11　双眼增殖型糖尿病性视网膜病变激光术后

患者女性,53 岁,糖尿病史 9 年,既往血糖控制欠佳,因双眼增殖型糖尿病性视网膜病变行双眼全视网膜光凝后复诊,A. 右眼超广角眼底彩照显示视网膜散在少量小片状出血,已行 PRP 治疗;B. 左眼超广角眼底彩照显示屈光间质混浊,视网膜细节窥不清,已行 PRP 治疗;C. 模拟 7 视野荧光素眼底血管造影组合图像显示视网膜散在少量微血管瘤样强荧光,图像颞侧周边部及视盘鼻上方可见少量新生血管形成;D. 右眼超广角荧光素眼底血管造影显示 7 视野 FFA 组合图像范围外大量新生血管荧光影像(黄色方框)

　　图点评:即使已行全视网膜光凝治疗,也应行超广角荧光素眼底血管造影检查是否仍有光凝范围外的病变,尽早治疗,防止并发症的发生。

● 治疗建议

　　DR 的治疗应全身和局部治疗同时进行。积极控制高血糖、高血压、高血脂等全身危险因素,定期随访。出现 DME 者可给予玻璃体腔抗 VEGF 药物注射。FFA 显示大片无灌注区或新生血管形成者,尽早行激光光凝治疗,但全视网膜光凝可能会引起黄斑水肿的加重,以及周边视力和暗视力下降,治疗前应同患者充分沟通。对于大量玻璃体积血无法自行吸收者、纤维血管膜引起牵引性视网膜脱离或视网膜裂孔者、发生继发性黄斑前膜导致黄斑皱褶或移位者等应尽早手术治疗(表 2-2-6-3)。

表 2-2-6-3 国际临床糖尿病视网膜病变分期治疗原则

是否合并 DME 视网膜病变程度	未合并 DME	合并 CSME
非增殖期 DR	不建议行 PRP	一般先行黄斑局部光凝 + 推迟 PRP（PRP 只在发生重度 NPDR 或 PDR 时进行）
增殖早期	推迟 PRP，直至出现黄斑水肿	一般先行 PRP，后行黄斑局部光凝，不建议同时进行
高危 PDR 增殖早期	在能看清眼底时尽快 PRP	
增殖晚期（纤维血管膜和牵拉性视网膜脱离）	玻璃体切除术	

（李 璐 苏 钰 陈长征）

参 考 文 献

1. 文峰. 眼底病临床诊治精要. 北京：人民军医出版社，2012：98-110.

2. 刘文，文峰，易长贤. 临床眼底病·内科卷. 北京：人民卫生出版社，2015：313-333.

3. 张承芬. 眼底病学. 第 2 版. 北京：人民卫生出版社，2010：260-295.

4. 许阿敏，陈长征，易佐慧子，等. 糖尿病视网膜病变超广角荧光素眼底血管造影检查与标准 7 视野检查结果的对比分析. 中华眼底病杂志，2017，33（1）：23-26.

5. 许阿敏，陈长征. 提升超广角荧光素眼底血管造影技术应用水平，深化周边眼底特征观察及临床意义研究. 中华眼底病杂志，2017，33（1）：7-9.

6. 中华医学会眼科学会眼底病学组. 我国糖尿病视网膜病变临床诊疗指南（2014 年）. 中华眼科杂志，2014，50（11）：851-865.

7. Matthew M W，Grant D A，George P，et al. Ultra-wide-field angiography improves the detection and classification of diabetic retinopathy. Retina，2012，32（4）：785-791.

8. Matthew M W，Nandini N，Grant D A，et al. Peripheral retinal ischaemia，as evaluated by ultra-widefield fluorescein angiography，is associated with diabetic macular oedema. Br J Ophthalmol，2012，96（5）：694-698.

9. Soliman A Z，Silva P S，Aiello L P，et al. Ultra-wide field retinal imaging in detection，classification，and management of diabetic retinopathy. Semin Ophthalmol，2012，27（5-6）：221-227.

第七节 高血压性视网膜病变

● 概述

高血压眼底改变是长期慢性高血压或急性血压升高（超过 l40/90mmHg）所引起的眼底病变，视网膜、脉络膜循环及视神经均可受累。眼底改变以视网膜小动脉硬化、动脉管腔狭窄为主，伴有视网膜出血、渗出、棉绒状斑、视盘水肿、Elschnig 斑等改变。

● 临床特征

患者多有高血压病史，近期血压波动大，多双眼发病，表现为不同程度的视力下降。急性发作者可伴有复视、头晕头痛等症状。

长期慢性高血压引起视网膜小动脉硬化、动脉管壁反光带增宽、呈铜丝样，动脉持续狭窄甚至闭锁呈银丝样外观，动静脉交叉征为原发性慢性高血压视网膜病变标志性改变。常伴有火焰状或点状散在分布的浅层视网膜出血,以及视网膜硬性渗出、棉绒状斑,多位于后极部动脉附近(图 2-2-7-1)。当血压急性升高时,脉络膜血管比视网膜血管更易受损,常合并视盘水肿。高血压脉络膜病时络膜毛细血管闭塞、急性缺血,致 RPE 退行性变呈 Elschnig 斑,随后呈脱色素改变(图 2-2-7-2)。高血压性视神经病变表现为双侧视盘水肿,常由急进性或恶性高血压引起,长期视盘缺血导致视盘苍白、视神经萎缩。

表 2-2-7-1 临床常用的高血压视网膜动脉硬化及眼底改变分级法

分级		Scheie 分类法
高血压性视网膜病变分级	0	无可见的视网膜血管病变
	I	广泛的视网膜小动脉狭窄
	II	小动脉狭窄更明显,伴有局部收缩
	III	2 级改变加视网膜出血和(或)渗出
	IV	3 级改变加视盘水肿
视网膜动脉硬化分级	0	正常
	1	小动脉反光带可见,轻度或无动静脉交叉压迫改变
	2	小动脉反光明显,动静脉交叉压迫较明显
	3	铜丝样动脉,动静脉交叉压迫明显
	4	银丝样动脉,动静脉交叉压迫严重

荧光素眼底血管造影可见后极部或广泛的微血管异常,棉绒斑呈弱荧光或无灌注区,其周围有毛细血管扩张,微血管瘤。视网膜动脉细,可见动静脉压迫征,继发分支静脉阻塞表现。晚期异常扩张的毛细血管荧光素渗漏,静脉管壁荧光素着染(图 2-2-7-1)。脉络膜循环受阻时动脉早期可见脉络膜毛细血管灌注不良,Elschnig 斑性荧光(RPE 荧光素染色或透见荧光)(图 2-2-7-2)。OCT 有助于评估视网膜及黄斑水肿,脉络膜血管严重缺血时可有渗出性视网膜脱离。ICGA 显示脉络膜循环迟缓更为清楚。

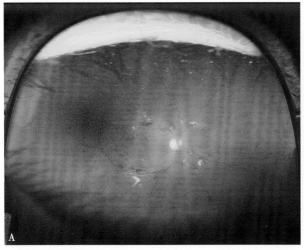
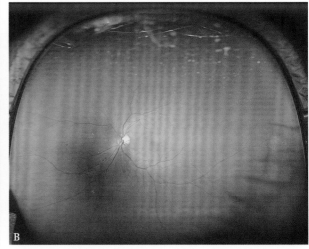

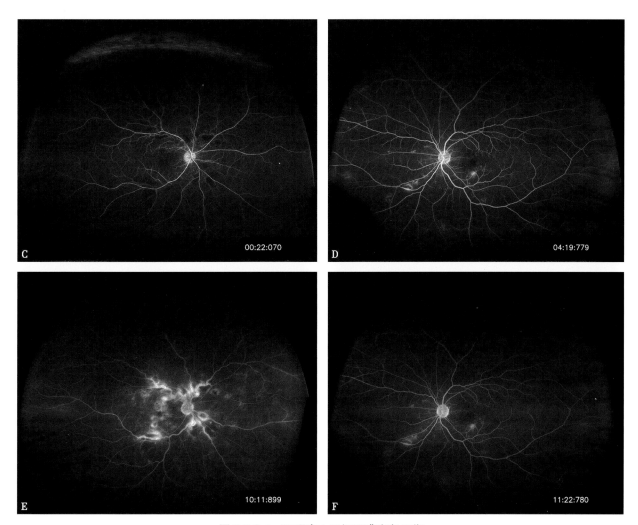

图 2-2-7-1　双眼高血压视网膜病变 Ⅲ 期

患者男，67 岁，因"右眼视力下降 3 天"就诊。右眼视力 0.2，左眼视力 0.8。高血压病史 6 年，发现糖尿病 1 年，A. 右眼超广角眼底照相见视网膜动脉硬化变细、管壁反光带增宽，动静脉比 1：3，动静脉交叉压迹可见，静脉扩张、走行迂曲，沿视网膜动脉分布的点、线状出血，后极部大量棉绒斑，黄斑区及视盘毛细血管扩张；B. 左眼动静脉比 1：2，少许点状视网膜出血及棉绒斑；C. 右眼 UWFA 早期见微动脉瘤点状强荧光，视盘毛细血管扩张；动脉细，交叉压迹可见，静脉扩张、回流时间延迟，棉绒斑呈弱荧光区；E. 右眼晚期异常扩张的毛细血管荧光素渗漏，静脉管壁荧光素着染；D. 左眼 UWFA 早期动脉细，散在分布的微血管异常；F. 左眼晚期异常扩张的毛细血管荧光素渗漏

　　图点评：该病例为原发性慢性高血压性视网膜病变，血视网膜屏障破坏以后极部显著。典型 FFA 特征包括动脉硬化变细，动静脉交叉压迹，以及广泛的微血管异常。

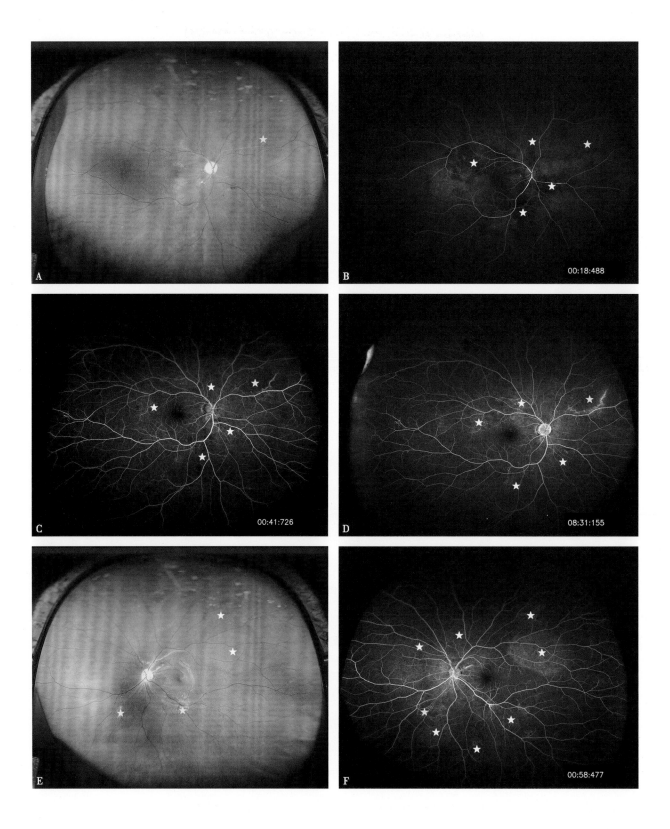

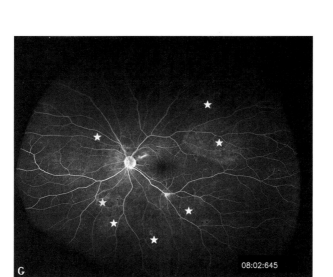

图 2-2-7-2 双眼高血压视网膜病变

患者男，30 岁，因"双眼视力下降 1 周"就诊。右眼视力 0.5，左眼视力 0.8。就诊时血压 160/100mmHg，A. 超广角眼底照相显示右眼动静脉比 1:3，后极部视网膜动脉管壁反光带增宽、呈铜丝样，鼻上小动脉分支闭锁呈银丝脉、毛细血管闭塞（黄星），视盘色淡；B. 右眼 UWFA 早期见鼻上方小分支动脉闭锁（黄星），后极部脉络膜充盈缺损（白星）；C. 随造影时间延长，脉络膜充盈缺损区域表现为 RPE 不规则荧光（白星），无明显荧光素渗漏；D. 右眼晚期血管闭塞区（黄星）边缘毛细血管扩张、荧光素渗漏；E. 左眼眼底血管改变似右眼，颞上方视网膜色素紊乱、脱色素改变（白星），沿分支动脉分布的少许棉绒斑（黄星），视盘毛细血管扩张；F. 左眼 UWFA 见颞上方、后极部 RPE 透见荧光区及不规则荧光表现（白星）；G. 左眼晚期可见小片状毛细血管闭塞区（黄星），异常扩张的毛细血管荧光素渗漏

图点评：临床上恶性高血压性视网膜病变发病率低，但却是青壮年患者视力损害的主要原因之一，常同时累及视网膜、脉络膜和视神经的改变。动脉收缩、狭窄是急性高血压主要改变，脉络膜血管主要受交感神经支配，当血压急性升高时，比视网膜血管更易受损，脉络膜毛细血管缺血、闭塞，可造成 RPE 细胞水肿、反应性增殖、色素脱失的改变，视网膜外屏障受损，可出现渗出性视网膜脱离。

● 治疗建议

治疗以控制血压及对症治疗为主。一般去除病因、降低血压到一定水平后，出血、水肿和棉絮斑及渗出可在数周至数月内消退，大部分患者视力可恢复正常。持续性的慢性高血压所致的视网膜及视神经萎缩是视力丧失的主要原因。对于并发黄斑水肿及玻璃体积血者，根据血压控制及全身耐受情况，给予相应治疗。对于高血压视神经病变者，应行影像学检查排除颅内占位性病变。

（刘珏君 郑红梅）

参 考 文 献

1. 黎晓新. 视网膜血管性疾病. 北京：人民卫生出版社，2017：633-635.

2. 张承芬. 眼底病学. 北京：人民卫生出版社，2010：197.

3. 刘文，文峰，易长贤. 临床眼底病•内科卷. 北京：人民卫生出版社，2015：336-345.

4. Harjasouliha A，Raiji V，Garcia Gonzalez J M. Review of hypertensive retinopathy. Dis Mon，2017；63（3）：63-69.

第八节 Coats 病

● 概述

Coats 病（Coats' disease）又称为外层渗出性视网膜病变，常单眼发病。好发于婴幼儿或青少年男性，也可发生于成人，称为成人型 Coats 病。患者多为单眼视力下降，病变区可见视网膜血管扭曲、囊样扩张或串珠样，视网膜深层大量黄白色渗出为其典型眼底表现。随病程进展可出现渗出性视网膜脱离，视网膜新生血管形成较少见。

● 临床特征

多单眼发病，常见于健康男性儿童，男性发病率为女性 3 倍。患儿多以发现白瞳、斜视、体检发现视力下降就诊，此时多为晚期，视力较差。可有少数成人患者，多伴有高胆固醇血症，因视力下降就诊。

患者眼底主要表现为视网膜血管第二级分支后，血管变直、扭曲、囊样扩张或串珠样改变，多数发生于颞侧及下方象限，可伴有血管交通支，视网膜及视盘新生血管较少形成。血管异常区域周围可见大量黄白色视网膜渗出灶，呈一个或多个斑块状，多位于颞侧及后极部。黄斑受累时可呈星芒状或环形硬性渗出。渗出明显时可导致渗出性视网膜脱离，眼底见视网膜球形隆起（图 2-2-8-1）。Shields 根据以上眼底表现将 Coats 病分为 5 期（表 2-2-8-1）。

表 2-2-8-1　Coats 病眼底表现分期

分期	眼部表现	
1 期	仅有毛细血管扩张	
2 期	毛细血管扩张和渗出	A. 渗出位于黄斑中心凹外 B. 渗出位于黄斑中心凹
3 期	渗出性视网膜脱离	A. 局限性视网膜脱离 　a. 未累及黄斑中心凹 　b. 累及黄斑中心凹 B. 完全性视网膜脱离
4 期	完全性视网膜脱离合并继发青光眼	
5 期	疾病终末期（眼球萎缩）	

荧光素眼底血管造影可见病变区视网膜血管小动、静脉迂曲扩张，异常交通支，呈囊样或串珠状瘤样改变。晚期染料渗漏呈片状强荧光。可形成无灌注区，周围可见毛细血管扩张及微血管瘤形成。当形成视网膜新生血管时可见团状强荧光渗漏。长期病变时可见视网膜纤维血管性增殖膜，呈片状强荧光染色。浓厚的视网膜渗出可在 FFA 上表现为遮蔽荧光，当发生视网膜脱离时可见脱离区视网膜血管聚焦不良，迂曲漂浮（图 2-2-8-2～图 2-2-8-4）。

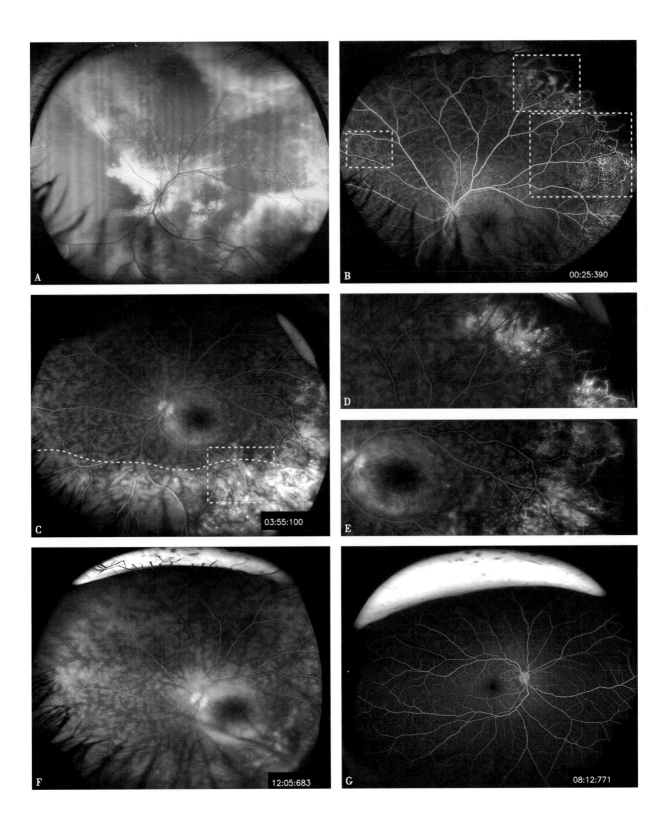

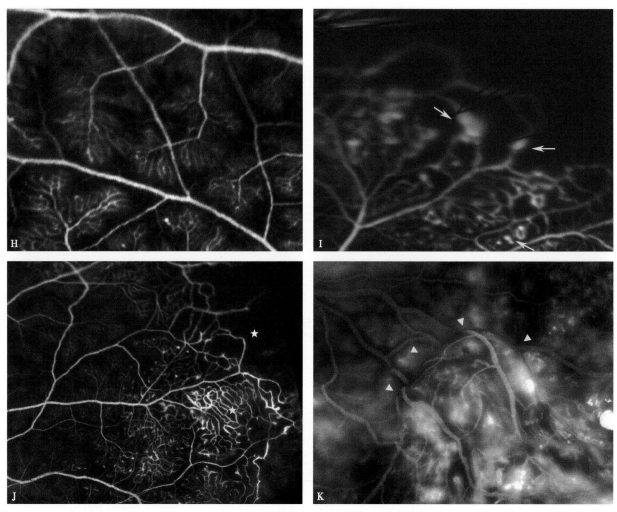

图 2-2-8-1 左眼 Coats

患儿男,9岁,因"体检发现左眼视力差3天"就诊,左眼视力0.1,眼底检查配合欠佳,A.超广角眼底照相显示左眼后极部、鼻上、颞上、颞侧多个斑片状及环状视网膜下及视网膜内黄白色渗出,累及黄斑区,下方视网膜局灶性脱离隆起;B.左眼UWFA 25秒,提示视盘边界尚清,黄斑区背景荧光稍强,鼻侧远中周部可见视网膜毛细血管变直、扩张伴染料渗漏(见局部放大图H),上方远周边部可见小血管扭曲、囊样扩张,呈囊袋样及粟粒状动脉瘤样强荧光,伴异常交通支形成(局部放大图I黄箭头所示),颞上可见视网膜毛细血管扭曲、异常沟通支形成(局部放大图J黄五角星所示),周围可见片状无灌注区形成(局部放大图J白五角星所示);C.左眼UWFA 3分钟55秒可见后极部小血管扩张渗漏呈羊齿状外观,下方可见视网膜隆起(黄色虚线以下范围),其上血管迂曲,伴血管染色渗漏(局部放大图K黄三角所示),左眼4分钟15秒颞上方(图D)及颞侧局部(图E),可见颞上及颞侧远周边部血管随造影时间延长渗漏明显,斑片状无灌注区形成;F.左眼UWFA 12分钟05秒提示晚期染料弥漫性积存于后极部,黄斑区渗出遮蔽呈弱荧光;G.右眼UWFA 8分钟12秒提示后极部及周边部未见明显异常荧光

图点评:该患眼可见大片视网膜渗出及视网膜脱离典型眼底表现。FFA可见多处周边部异常毛细血管扩张渗漏、扭曲及囊袋样强荧光、无灌注区形成等典型特征。

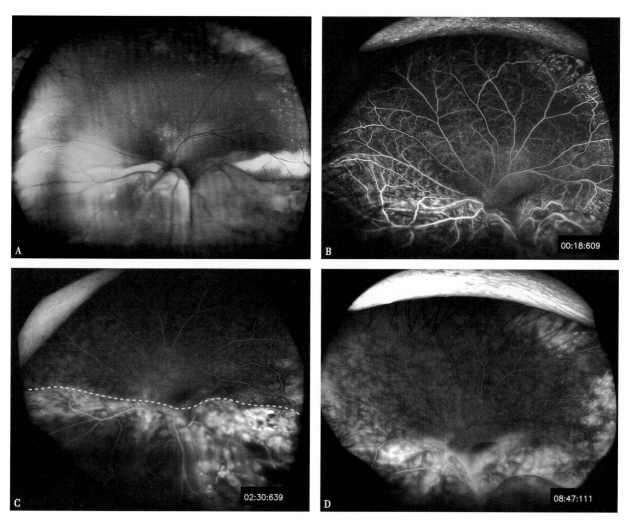

图 2-2-8-2 同一患儿眼底复查

该患儿未接受治疗，一月后复查，左眼视力：手动/眼前，A. 左眼超广角眼底照相见下方视网膜脱离至视盘下方，累及黄斑；B. 左眼 UWFA 18 秒，可见下方视网膜血管隆起，聚焦不良；C. 左眼 UWFA 2 分钟 30 秒，见下方视网膜隆起（黄色虚线以下），其上血管扭曲、渗漏伴出血遮蔽荧光；D. 左眼 UWFA 8 分钟 47 秒，后极部弥漫性小血管扩张渗漏所致强荧光，下方、颞上、颞侧多处周边部血管扩张渗漏范围扩大

图点评：该患儿未及时接受治疗，由 3Aa 期一月发展为 3Ab 期。对于此类患儿，应根据病变部位选择视网膜光凝或冷冻治疗，必要时行手术治疗。

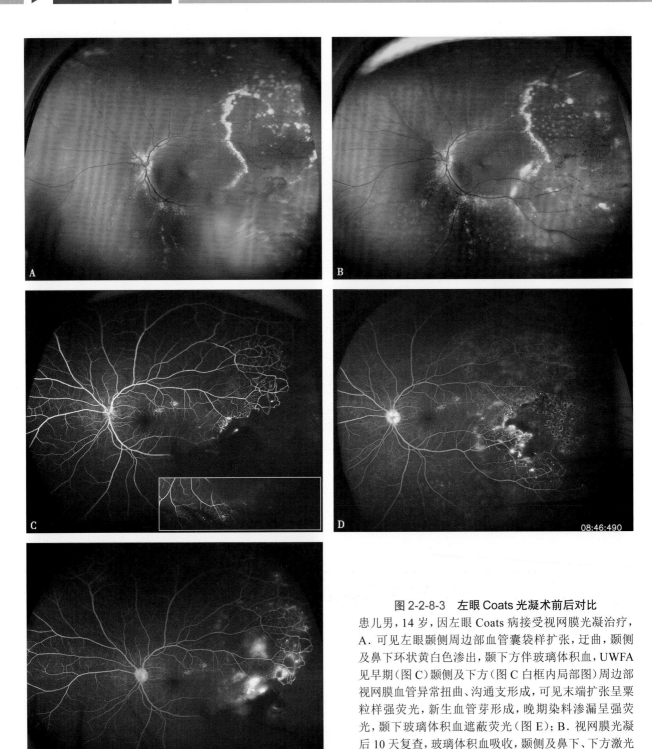

图 2-2-8-3 左眼 Coats 光凝术前后对比

患儿男，14 岁，因左眼 Coats 病接受视网膜光凝治疗，A. 可见左眼颞侧周边部血管囊袋样扩张，迂曲，颞侧及鼻下环状黄白色渗出，颞下方伴玻璃体积血，UWFA 见早期（图 C）颞侧及下方（图 C 白框内局部图）周边部视网膜血管异常扭曲、沟通支形成，可见末端扩张呈粟粒样强荧光，新生血管芽形成，晚期染料渗漏呈强荧光，颞下玻璃体积血遮蔽荧光（图 E）；B. 视网膜光凝后 10 天复查，玻璃体积血吸收，颞侧及鼻下、下方激光斑清晰；左眼造影晚期（图 D）提示颞侧周边血管新生血管芽消退，扩张渗漏较前明显减轻

图点评：Coats 病患者较少出现视网膜新生血管，可能与其无灌注区多为小片状有关。此患儿颞侧大片无灌注区形成，有形成视网膜新生血管的潜在条件，应及时行视网膜光凝治疗。当患者出现少量玻璃体积血时，应尽量根据 FFA 检查行视网膜光凝治疗，待患者玻璃体积血吸收后可复查 FFA 后补充光凝。

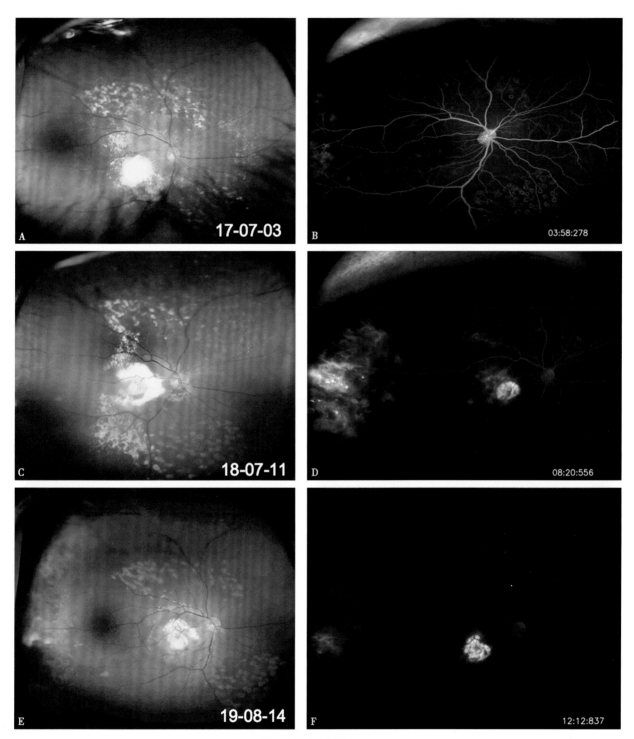

图 2-2-8-4 右眼 Coats

患儿男,5 岁,因"体检发现右眼视力差 1 天"就诊,右眼视力 0.1,眼底检查配合欠佳,随诊 3 年,视造影情况给予视网膜光凝治疗,A. 初次光凝后右眼眼底全景照相,见黄斑区大片团状黄白色渗出,部分排列呈星芒样,颞侧远周边部血管迂曲瘤样扩张,颞侧上方及下方可见激光斑;B. 右眼 FFA 中期,见黄斑区少量染料渗漏呈强荧光,黄白色渗出呈遮蔽荧光,颞侧视网膜小血管迂曲伴轻微渗漏,上方、下方颞侧可见激光斑样透见荧光;C. 一年后复查见黄斑区黄白色渗出增加,中心凹可见团块样机化病灶伴视网膜血管伸入、沟通;D. 一年复查时造影晚期见黄斑区团样纤维血管机化病灶染色呈强荧光,伴周围小血管扩张渗漏,颞侧见血管迂曲扩张症动脉瘤样强荧光,伴染料渗漏呈弥漫性强荧光;E. 两年后复查见黄斑区黄白色渗出部分吸收;F. 两年复查造影晚期见黄斑区团块样机化病灶染色伴周边小血管轻微渗漏,颞侧轻微血管渗漏呈弥漫性强荧光

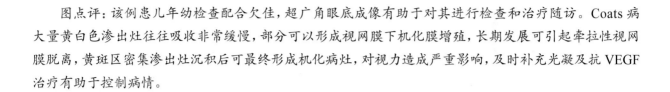

图点评：该例患儿年幼检查配合欠佳，超广角眼底成像有助于对其进行检查和治疗随访。Coats病大量黄白色渗出灶往往吸收非常缓慢，部分可以形成视网膜下机化膜增殖，长期发展可引起牵拉性视网膜脱离，黄斑区密集渗出灶沉积后可最终形成机化病灶，对视力造成严重影响，及时补充光凝及抗VEGF治疗有助于控制病情。

● 治疗建议

对于视网膜血管明显渗漏、无灌注区或新生血管形成的病变区域应根据病变部位选择视网膜激光或冷冻治疗，需注意冷冻治疗可加重视网膜渗出。对于视网膜脱离患者，可视情况选择手术治疗，消除机化组织牵拉，引流视网膜下液，必要时可辅以玻璃体腔注射抗VEGF药物治疗或注入眼内填充物，以尽快复位视网膜。对于视力预后较差的病例，应及时给予弱视训练，以期获得最佳的视力改善。

（苏　钰）

参 考 文 献

1. 文峰. 眼底病临床诊治精要. 北京：人民军医出版社，2011：122-126.

2. 刘文，文峰，易长贤. 临床眼底病·内科卷. 北京：人民卫生出版社，2015：336-345.

3. 王雨生. 图说小儿眼底病. 北京：人民卫生出版社，2018：131-134.

4. Sen M，Shields C L，Honavar S G，et al. Coats disease: An overview of classification, management and outcomes. Indian J Ophthalmol，2019，67（6）：763-771.

5. Kusaka S. Surgical management of coats disease. Asia Pac J Ophthalmol（Phila），2018，7（3）：156-159.

6. Rabiolo A，Marchese A，Sacconi R，et al. Refining Coats' disease by ultra-widefield imaging and optical coherence tomography angiography. Graefes Arch Clin Exp Ophthalmol，2017，255（10）：1881-1890.

第九节　早产儿视网膜病变

● 概述

早产儿视网膜病变（retinopathy of prematurity，ROP）是发生在早产儿或低体重儿的视网膜血管增生性疾病。早产儿出生时血管发育不完全，随后数周至数月可出现血管的异常增生，进而可形成纤维血管增殖膜，对视网膜产生牵拉作用，严重情况下可发展为视网膜脱离，导致患儿失明。ROP的发生有很多危险因素，包括低出生胎龄、低出生体重、辅助氧疗和可能的遗传因素等。一般来说，出生胎龄越低、出生体重越小的患儿，发生ROP的风险越高。

● 临床特征

根据ROP的临床表现，国际ROP分期委员会提出了ROP眼底不同分区、分期、附加病变、阈值病变、阈值前病变及急进性后部型早产儿视网膜病变（aggressive posterior retinopathy of prematurity，AP-ROP）等专业术语。

为了更好描述ROP发生部位，将视网膜由后部至前部分为3个区（图2-2-9-1）。早期病变发生部位越靠后极部，进展风险越大。按病情由轻至重，可将ROP分为5期（表2-2-9-1）。

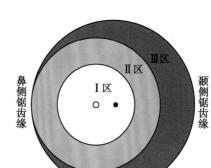

图 2-2-9-1 ROP 眼底病变分区示意图

A. 右眼示意图；B. 左眼示意图。Ⅰ区是以视盘为中心，视盘中心到黄斑中心凹距离的两倍为半径画圆；Ⅱ区是以视盘为中心，视盘中心到鼻侧锯齿缘的距离为半径画圆，并除去Ⅰ区之后的环形区域；Ⅲ区是指除Ⅰ区和Ⅱ区以外剩下的部位

表 2-2-9-1 ROP 的分期

分期	眼底表现
1 期	周边视网膜有血管区与无血管区之间出现平坦的分界线
2 期	分界线隆起变宽，表现嵴样改变
3 期	嵴上出现视网膜血管扩张及纤维增殖改变
4 期	纤维增殖引起局部视网膜脱离，具体分为 4A 期（脱离未累及黄斑区）及 4B 期（脱离累及黄斑区）
5 期	全视网膜脱离

此外，附加病变（plus disease）也是 ROP 中很重要的概念，用"+"表示。具体是指后极部至少两个象限出现视网膜动脉迂曲及静脉扩张，可提示病变的活动性，一般附加病变越显著，病变活动性越强。严重的附加病变可伴随虹膜红变、瞳孔强直等。

阈值病变是必须尽快治疗的病变，是指Ⅰ区和Ⅱ区的 3 期（+）病变，且连续病变至少 5 个钟点或累计病变至少 8 个钟点。

阈值前病变是指尚未达到阈值病变诊断标准，但可以治疗或需密切随访的明显 ROP 病变。具体包括"1 型阈值前病变"及"2 型阈值前病变"。1 型阈值前病变包括Ⅰ区伴有附加病变的任何一期、Ⅰ区不伴附加病变的 3 期病变、Ⅱ区伴附加病变的 2 期或 3 期病变；2 型阈值前病变包括Ⅰ区不伴附加病变的 1 期或 2 期病变、Ⅱ区不伴附加病变的 3 期病变。其中，1 型阈值前病变又称高危阈值前期病变，是推荐治疗的病变，而 2 型阈值前病变则需密切随访观察。

AP-ROP 往往发生在极低出生体重和 / 或极低出生胎龄的高危早产儿中，病变通常位于后极部，常累及 4 个象限，病变平坦，有血管区与无血管区分界不清，可见大量异常血管吻合，常伴严重的附加病变，病变进展快，可不循序发展（图 2-2-9-2，图 2-2-9-3）。

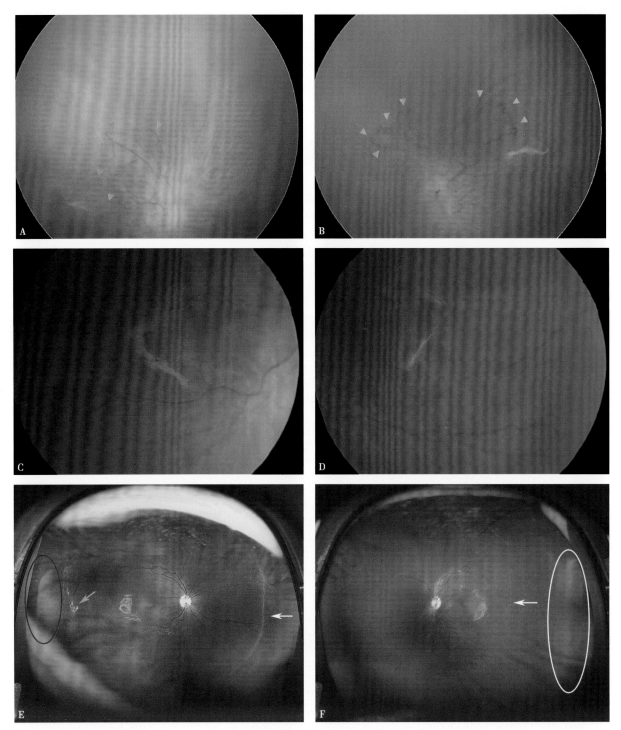

图 2-2-9-2　双眼 ROP

患儿，男，出生胎龄 29⁺³ 周，出生体重 1.30 千克，出生后持续吸氧，A. 右眼第一次眼底检查，提示 I 区的 AP-ROP 病变，异常血管呈襟状吻合（蓝色三角形所示），有血管区与无血管区分界欠清；B. 左眼第一次眼底检查，与右眼类似（蓝色三角形所示为 I 区呈襟状吻合的异常血管）；C. 右眼玻璃体腔内注射抗 VEGF 药物后第 24 周复查眼底，提示右眼颞侧视网膜血管发育至接近Ⅲ区；D. 左眼玻璃体腔内注射抗 VEGF 药物后第 24 周复查眼底，提示左眼颞侧视网膜血管发育亦至接近Ⅲ区；E. 患儿 5 岁时右眼超广角眼底彩照，可见颞侧视网膜未完全血管化，颞侧周边视网膜条带状纤维瘢痕样改变（红色圈），其后部可见少许黄色渗出样改变（橙色箭头所示），鼻侧残留较细的环状纤维增殖膜（白色箭头所示），视网膜血管发育跨越其上向前生长；F. 患儿 5 岁时左眼超广角眼底彩照，可见颞侧视网膜未完全血管化，颞侧视网膜可见残留的纤细的纤维增殖膜（白色箭头所示），视网膜血管跨越其上向前生长，颞侧周边视网膜见条带状变性样改变（白色圈）

　　图点评：在本例中，患儿初诊为Ⅰ区的AP-ROP，右眼经历3次玻璃体腔内注射抗VEGF药物治疗，左眼经历2次抗VEGF药物治疗，末次眼底检查时视网膜血管发育已接近Ⅲ区。然而，5岁时的超广角眼底检查发现颞侧仍存在无血管区。超广角眼底照相具有快速成像、单次成像范围广泛的优点，尤其适用于不能转动眼球以配合不同眼位检查的儿童，因此，其在ROP的随访中具有极大的潜在价值。

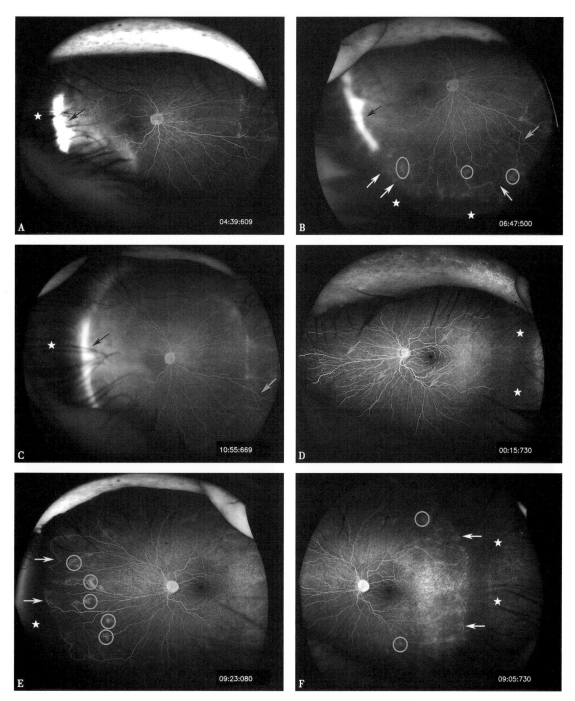

图2-2-9-3　图2-2-9-2患儿5岁时超广角FFA图像

A～C. 右眼UWFA中晚期图像，可见周边视网膜大片无血管区（白色星号），血管化区域内散在点簇状荧光素渗漏（橙色圈出），有血管区与无血管区边界出现轻微荧光渗漏（白色箭），视网膜血管异常分支增多（蓝色箭），可见动静脉吻合（黄色箭），颞侧周边见一带状荧光染色及荧光渗漏（红色箭）；D～F. 左眼UWFA早晚期图像，除晚期颞侧周边带状强荧光以外，其他荧光征象与右眼类似图点评：在本例中，患儿 5 岁时的 UWFA 检查发现患儿双眼视网膜大量异常荧光征象，周边部视网膜大片无血管区存在。提示 UWFA 比眼底彩照在严重 ROP 患儿中可能提供更多细节信息。这些表现可能与抗 VEGF 治疗有关，也可能与严重 ROP 病变本身转归有关。需要进一步观察患儿日后视网膜结构及功能情况，且需警惕周边视网膜变性及视网膜裂孔的发生。

一直以来，ROP 眼底筛查的金标准是双目间接检眼镜，但存在学习周期相对长、图片难以保存等缺点。如今临床上广泛采用广角眼底相机进行筛查。近年来有少许学者将超广角眼底照相和造影应用于 ROP，发现超广角成像范围广泛，可能成为 ROP 筛查及随访的工具之一，但超广角荧光素眼底血管造影用于 ROP 尚在起步阶段，其有效性、安全性及规范性等问题还需要进一步研究。

● 治疗建议

ROP 病变的早期治疗方式包括激光光凝、冷冻治疗、玻璃体腔内注射抗 VEGF 药物治疗。

（1）经双目间接检眼镜的激光光凝是 ROP 的经典治疗方式，通常能有效消退病变，避免病情进一步发展，但其缺点在于需要全麻、学习曲线较长、周边视网膜结构被破坏，可能影响患儿日后视野、屈光度等。

（2）冷冻治疗的疗效与激光治疗类似，但其远期眼底结构及视功能预后不如激光治疗，因此目前冷冻治疗开展很少。

（3）抗 VEGF 治疗是近年来国内外广泛采用的治疗方式，其优点在于可选择表面麻醉、操作相对简单、允许视网膜血管继续向周边生长，缺陷在于可能造成视网膜血管发育迟缓、随访周期延长、可能复发，且患儿 FFA 后极部及周边部视网膜异常荧光征象持续存在，然而异常荧光表现的临床意义尚不清楚，周边大片的无血管区的存在是否会增加孔源性视网膜脱离风险尚未可知。

一旦病变发展至视网膜脱离，则需巩膜扣带术或玻璃体视网膜手术治疗，但往往手术难度高，且预后差。

（易佐慧子 陈长征）

参 考 文 献

1. 王雨生. 图说小儿眼底病. 北京：人民卫生出版社，2018：79-112.

2. 刘文，文峰，易长贤. 临床眼底病·内科卷. 北京：人民卫生出版社，2015：348-368.

3. K. Bailey Freund, David S William F, et al. The Retinal Atlas. second edition. 2017: 234-239.

4. Mao J, Shao Y, Lao J, et al. Ultra-wide-field imaging and intravenous fundus fluorescein angiography in infants with retinopathy of prematurity. Retina, 2020. doi: 10.1097/IAE.0000000000002761. [Epub ahead of print]

5. Lepore D, Molle F, Pagliara M M, et al. Atlas of fluorescein angiographic findings in eyes undergoing laser for retinopathy of prematurity. Ophthalmology, 2011, 118(1): 168-175.

6. Toy B C, Schachar I H, Tan G S, et al. Chronic vascular arrest as a predictor of bevacizumab treatment failure in retinopathy of prematurity. Ophthalmology, 2016, 123(10): 2166-2175.

7. Klufas M A, Patel S N, Ryan M C, et al. Influence of fluorescein angiography on the diagnosis and management of retinopathy of prematurity. Ophthalmology, 2015, 22(8): 1601-1608.

8. Lepore D, Quinn G E, Molle F, et al. Intravitreal bevacizumab versus laser treatment in type 1 retinopathy of prematurity: report on fluorescein angiographic findings. Ophthalmology, 2014, 121(11): 2212-2219.

9. Lepore D, Quinn G E, Molle F, et al. Follow-up to age 4 years of treatment of type 1 retinopathy of prematurity intravitreal bevacizumab injection versus laser: fluorescein angiographic findings. Ophthalmology, 2018, 125 (2): 218-226.

第十节 家族性渗出性玻璃体视网膜病变

● 概述

家族性渗出性玻璃体视网膜病变（familial exudative vitreoretinopathy，FEVR）是一种双眼缓慢进展的视网膜血管发育异常性疾病，为常染色体显性遗传，1969 年由 Criswick 和 Schepens 首次报道。眼底表现类似 ROP，但缺乏早产史和吸氧史等相关病史。特征性体征为周边视网膜血管化不完全和（或）视网膜血管异常，继而出现各种并发症，如视网膜下渗出、视网膜新生血管、玻璃体视网膜牵拉、视网膜脱离和视网膜皱襞等。临床表现多样，不同类型对视力影响差异较大。

● 临床特征

大多为双眼发病，常以视力下降或视物变形就诊，就诊时多已发生并发症。有家族史，无早产及吸氧史。对不知家族史的患者应详细检查其家族成员。

患者眼底主要表现为周边视网膜血管发育异常，颞侧赤道部视网膜血管走行变直，分支增多，血管末端形成扇形边缘，可见末端小动、静脉交通支，血管扭曲、扩张及白鞘形成，其远端的周边视网膜为无灌注区，可有视网膜新生血管形成。常见眼底表现还有渗出、黄斑移位、视网膜镰状皱襞和视网膜脱离（图 2-2-10-1～图 2-2-10-3）等。2014 年 Kashani 等结合超广角荧光素眼底血管造影将 FEVR 分为五期（表 2-2-10-1，图 2-2-10-4）。

表 2-2-10-1 家族性渗出性玻璃体视网膜病变临床分期

分期	眼底表现	
1 期	周边无血管区或伴有视网膜内的异常新生血管	A. 不伴渗出 B. 伴渗出
2 期	周边无血管区伴视网膜外新生血管形成	A. 不伴渗出 B. 伴渗出
3 期	不累及黄斑的视网膜脱离	A. 不伴渗出 B. 伴渗出
4 期	累及黄斑的次全视网膜脱离	A. 不伴渗出 B. 伴渗出
5 期	全视网膜脱离	A. 开放性漏斗 B. 闭合性漏斗

荧光素眼底血管造影可见颞侧周边部视网膜血管分支增多，走行僵直，末端吻合呈扇形终止，周边可见形态不一的无灌注区，大量微小血管扩张染料渗漏，晚期染料积聚于视网膜下。当有视网膜新生血管形成时，可在早期呈现强荧光，晚期荧光增强，染料渗漏范围扩大。

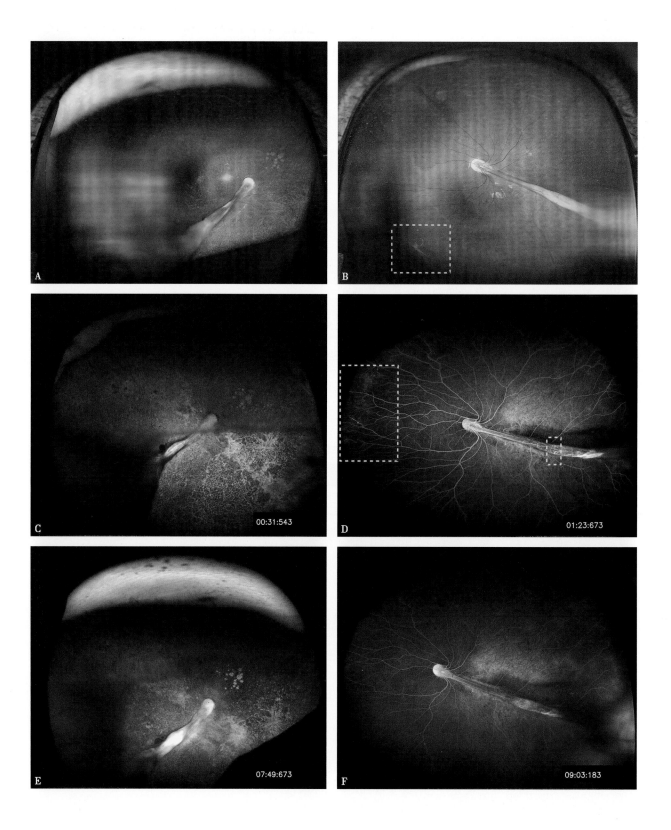

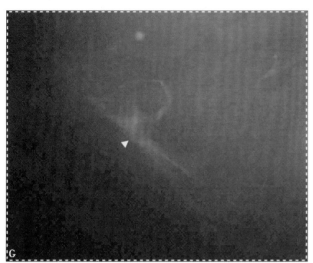
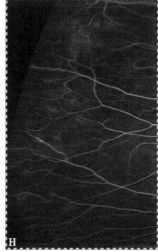
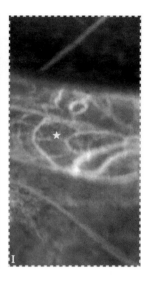

图 2-2-10-1　双眼家族性渗出性玻璃体视网膜病变

患者，男，5岁，足月顺产，否认吸氧史，自幼视力差，右眼视力光感，左眼视力0.02，检查时配合欠佳，A、B. 双眼超广角眼底彩照均见视盘发出视网膜皱襞连至颞侧晶状体后，右眼视网膜变性萎缩，可见大片无血管区，颞侧屈光间质混浊眼底成像不清；C、D. 双眼超广角荧光素眼底血管造影早期像。右眼见视盘发出镰状皱襞连至颞侧晶状体后，大片视网膜无血管，屈光间质混浊，可见颞侧及上方遮蔽荧光，余可见斑驳状荧光；左眼视盘发出镰状皱襞连至颞侧晶状体后，鼻侧及颞侧视网膜血管向周边牵拉变直，分支增多；E、F. 双眼超广角荧光素眼底血管造影晚期像：右眼视盘及皱襞荧光增强，左眼视盘荧光增强，颞侧周边荧光渗漏；G. 对应放大图B中黄色虚线框内视网膜，玻璃体腔可见絮状混浊（黄色三角所示）；H. 对应放大图D中左侧黄色虚线框内视网膜，血管分支增多呈毛刷样改变；I. 对应放大图D中右侧黄色虚线框内视网膜，皱襞上血管清晰可见（黄色五角星所示）

图点评：本患儿发病较早，表现双眼视网膜镰状皱襞，需仔细询问是否有早产和吸氧史，注意与ROP鉴别。FEVR具有家族史，应对其父母和其他直系家属行眼底和FFA检查。

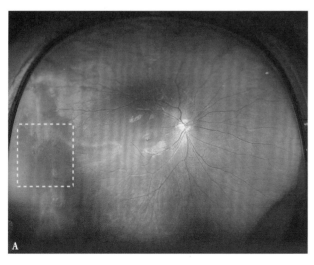
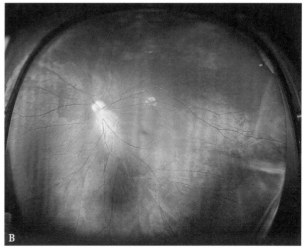

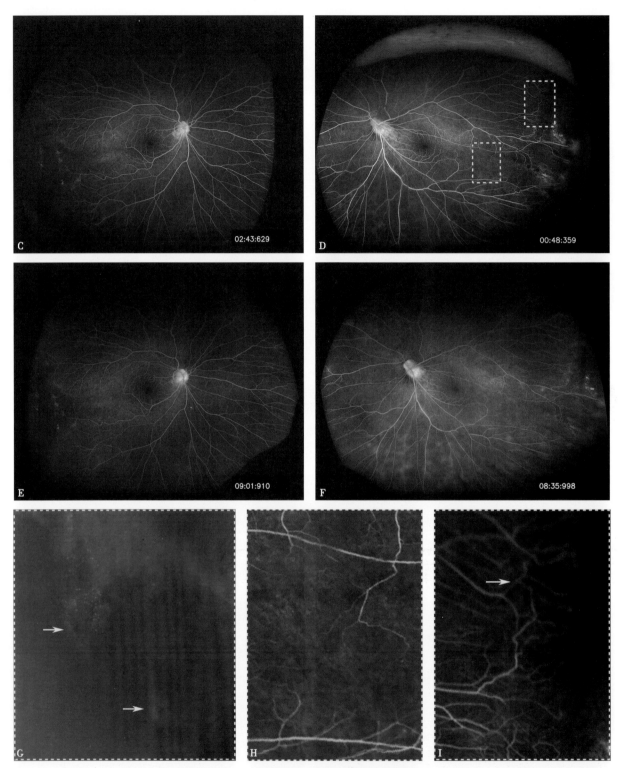

图 2-2-10-2　双眼家族性渗出性玻璃体视网膜病变

患者,女,11 岁,因"左眼视力下降 1 个月"就诊,既往足月顺产,否认吸氧史,A、B. 双眼超广角眼底彩照示颞侧周边视网膜血管走行变直,分支增多,右眼周边可见无血管区,左眼颞侧和下方可见视网膜下渗出;C、D. 双眼超广角荧光素眼底血管造影示黄斑颞侧和鼻侧视网膜血管向中周部牵拉变直呈柳条样,末梢分支增多,周边可见视网膜无灌注区;E、F. 晚期可见双眼周边血管轻微荧光渗漏,左眼可见视网膜下染料积聚;G. 对应放大图 A 中黄色虚线框内视网膜,周边可见视网膜色素增生(黄色箭头所示);H. 对应放大图 D 中左侧黄色虚线框内视网膜,黄斑颞侧水平缝上下血管末梢交叉分布异常;I. 对应放大图 D 中右侧黄色虚线框内视网膜,颞侧周边部毛细血管末端异常吻合(黄色箭头所示)。

图点评：视网膜血管向周边走行牵拉变直、分支增多及周边视网膜无血管区是 FEVR 的重要指征。但既往的造影检查成像范围小不易发现眼底周边视网膜病变，UWFA 检查能够在单次成像的基础上发现更多的周边视网膜病变，有助于全面评估疾病的严重程度及预测疾病进展。

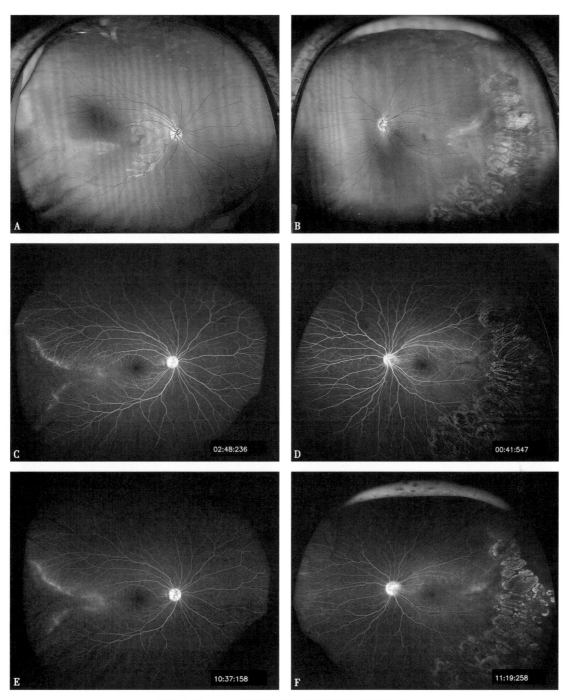

图 2-2-10-3 双眼家族性渗出性玻璃体视网膜病变

患者，女，6 岁，足月顺产，否认吸氧史，左眼激光后 2 年复查，A、B. 双眼超广角眼底彩照示黄斑颞侧视网膜血管向周边走行变直，分支增多，可见无血管区，左眼周边可见大片陈旧激光斑。C、D. 双眼超广角荧光素眼底血管造影早期像示黄斑颞侧视网膜血管向中周部牵拉变直，末梢分支增多，血管终止呈 V 型，周边可见视网膜无灌注区，左眼颞侧周边可见大片激光斑，透见脉络膜血管，激光斑颞侧可见无灌注区；E、F. UWFA 晚期像示颞侧与正常视网膜交界处微小血管扩张荧光渗漏，左眼激光斑染色。

　　图点评：FEVR 的激光光凝治疗以封闭荧光素渗漏的新生血管为目的，不针对无血管区。且周边视网膜无血管区视网膜较薄，若行激光光凝易造成医源性视网膜裂孔。当患儿有高度近视且伴有孔源性视网膜脱离时，应仔细检查双眼周边部变性区，判断是否为 FEVR，此时激光光凝方式与高度近视周边格子样变性有所不同。因此，利用 UWFA 检查，准确定位激光光凝部位于新生血管上、无血管区分界线后有重要意义。

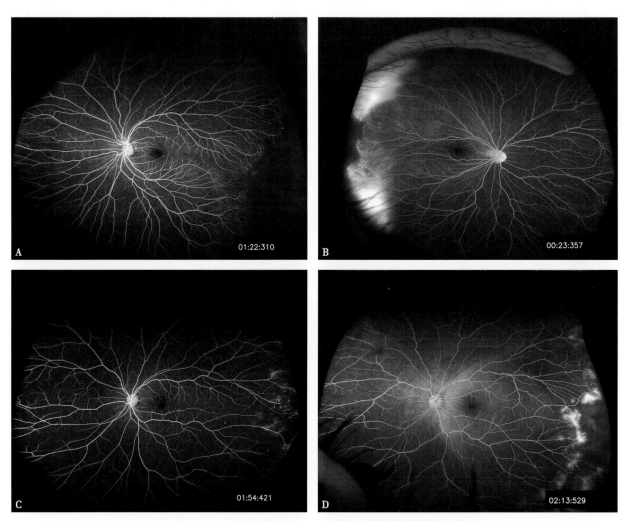

图 2-2-10-4　不同分期 FEVR 超广角荧光素眼底血管造影图像
A. 左眼 FEVR 1 期像；B. 右眼 FEVR 2 期像；C. 左眼 FEVR 3A 期像；D. 左眼 FEVR 4A 期像

　　图点评：疾病分期反映了疾病的病程和严重程度，同一患者双眼病程可不一致，严重程度可处于不同分期。

● **治疗建议**

本病临床进展情况不一。预后取决于玻璃体视网膜病变的严重程度以及病情是否进展。对于轻型病情稳定者,视功能多无严重损害,可随访观察;病情进展出现视网膜新生血管增殖时,可采用激光或冷冻治疗;当发生视网膜脱离时,可根据脱离范围及程度行玻璃体视网膜手术或巩膜外加压术。抗 VEGF 药物的应用对减少视网膜新生血管及渗出有一定临床意义,但其远期疗效及安全性有待进一步观察。

(许阿敏 郑红梅)

参 考 文 献

1. 文峰. 眼底病临床诊治精要. 北京:人民军医出版社,2011.

2. 王雨生. 图说小儿眼底病. 北京:人民卫生出版社,2018.

3. Criswick V G, Schepens C L. familial exudative vitreoretinopathy. Am J Ophthalmol,1969,68(4):578-594.

4. Kashani A H, Brown K T, Chang E, et al. Diversity of retinal vascular anomalies in patients with familial exudative vitreoretinopathy. Ophthalmology,2014,121(11):2220-2227.

5. Ferrone P J, Awner S. Proliferative Retinopathies in Children. Berlin:Springer,2011:351-360.

6. Yamane T, Yokoi T, Nakayama Y, et al. Surgical outcomes of progressive tractional retinal detachment associated with familial exudative vitreoretinopathy. Am J Ophthalmol,2014,158(5):1049-1055.

第十一节 家族性视网膜小动脉迂曲症

● **概述**

家族性视网膜小动脉迂曲症(familial retinal arteriolar tortuosity,fRAT)是一种罕见的常染色体显性遗传性疾病,1958 年由 Beyer 首次报道,确切病因未知。随年龄进行性加重的双眼对称性的视网膜小动脉螺旋状迂曲是其主要特征,以后极部二、三级小动脉为主。可并发视网膜前出血或视网膜内出血。

● **临床特征**

有明确的家族史,双眼发病,视力良好,当继发视网膜出血时可出现中心暗点、视力下降或眼前固定黑影遮挡,视网膜出血与血管迂曲程度不一定成正比。

眼底表现为血管迂曲,且仅累及视网膜小动脉,以后极部二、三级小动脉为主,静脉和大动脉均不受累,双眼对称,小动脉迂曲随年龄增长而加重(图 2-2-11-1、图 2-2-11-3)。

荧光素眼底血管造影检查可见小动脉迂曲,末端呈螺旋状改变,不伴扩张或荧光素渗漏(图 2-2-11-2)。此外,OCTA 可清晰显示小动脉迂曲,明确显示黄斑部二、三级小动脉迂曲程度,是对疑似家族性视网膜小动脉迂曲症患者家属的重要无创检查手段,对临床家族性视网膜小动脉迂曲症患者家属筛查及该病的辅助诊断具有一定意义(图 2-2-11-4)。

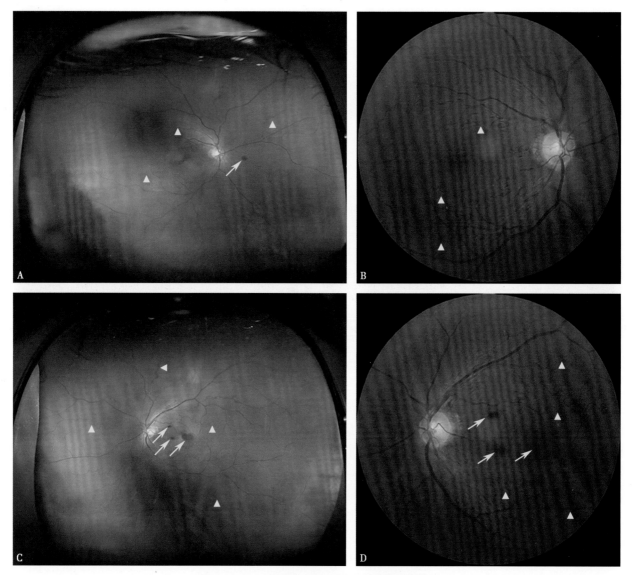

图 2-2-11-1 双眼家族性视网膜小动脉迂曲症

先证者，女性，46 岁，因"左眼视力下降 1 个月"就诊。右眼视力 1.0，左眼视力 0.06，A. 超广角眼底彩照显示右眼视盘鼻侧可见一小片状出血（黄箭头），视网膜二、三级小动脉迂曲，以后极部及视盘周围为甚，末端呈螺旋样改变（黄三角），视网膜大动脉及静脉无明显改变；B. 为右眼后极部图，可见后极部视网膜小动脉明显迂曲，不伴扩张或缩窄（黄箭头）；C. 超广角眼底彩照显示左眼视盘颞侧数处小片状出血，黄斑中心凹反光暗淡，可见小片状出血（黄箭头），视网膜二、三级小动脉迂曲，以后极部及视盘周围为甚，末端呈螺旋样改变（黄三角），视网膜大动脉及静脉无明显改变，类似右眼；D. 为左眼后极部图，视盘颞侧及黄斑中心凹可见小片状出血（黄箭头），视网膜小动脉显著迂曲

图点评：随年龄进行性加重的双眼对称性视网膜小动脉迂曲为 fRAT 的典型特征，以后极部和视盘周围二、三级小动脉为主，超广角眼底彩照可了解远周边部的小动脉迂曲情况。

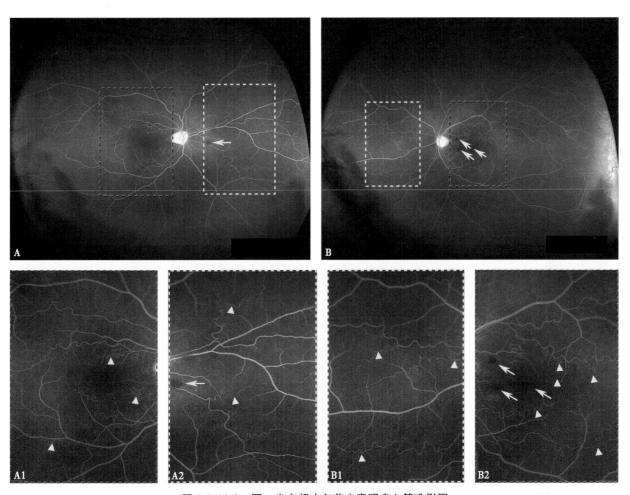

图 2-2-11-2　同一患者超广角荧光素眼底血管造影图

A. 右眼视盘鼻侧可见小片状视网膜浅层出血遮蔽荧光（黄箭头），更清晰显示视网膜二、三级小动脉明显迂曲，不伴扩张及荧光素渗漏，以后极部及视盘周围更为显著，见局部放大图 A1 和 A2（黄三角）；B. 左眼视盘颞侧数处片状视网膜出血遮蔽荧光（黄箭头），视网膜二、三级小动脉明显迂曲，不伴扩张及荧光素渗漏，以后极部及视盘周围更为显著，见局部放大图 B1 和 B2（黄三角）

图点评：超广角荧光素眼底血管造影可以更清晰更全面的显示双眼视网膜小动脉迂曲，呈螺旋状改变，不伴扩张和荧光素渗漏，以此可以与血管阻塞或炎症所致的血管迂曲扩张相鉴别。

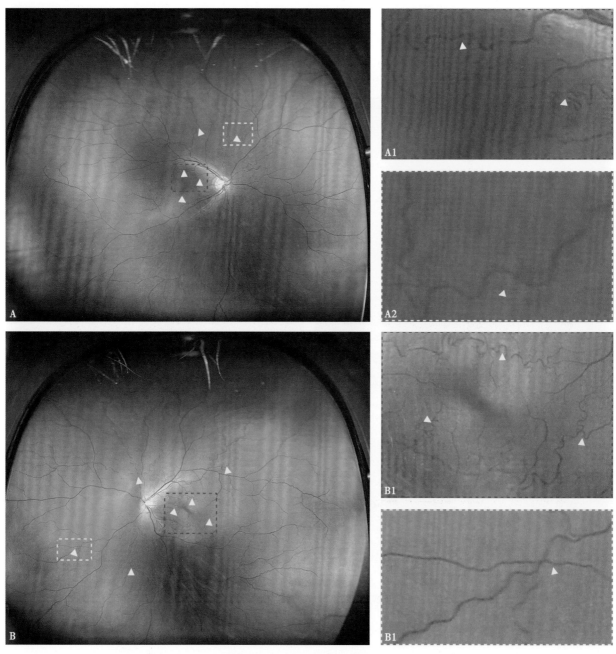

图 2-2-11-3 同一患者女儿眼底相

先证者女儿，24 岁，双眼视力 1.0，A、B. 超广角眼底彩照显示双眼视网膜二、三级小动脉迂曲（黄三角），以后极部显著（红色方框，A1 和 B1 为局部放大图），中周部亦可见小动脉迂曲（黄色方框，A2 和 B2 为局部放大图），视网膜大动脉及静脉无明显改变

　　图点评：对于先证者家属的筛查，优先选择无创检查，超广角眼底彩照可以帮助临床医生更加全面了解全视网膜小动脉迂曲情况，但是由于超广角眼底彩照范围广，且是红、绿激光混合形成的伪彩色，后极部部分迂曲的小动脉显示的不够清晰。

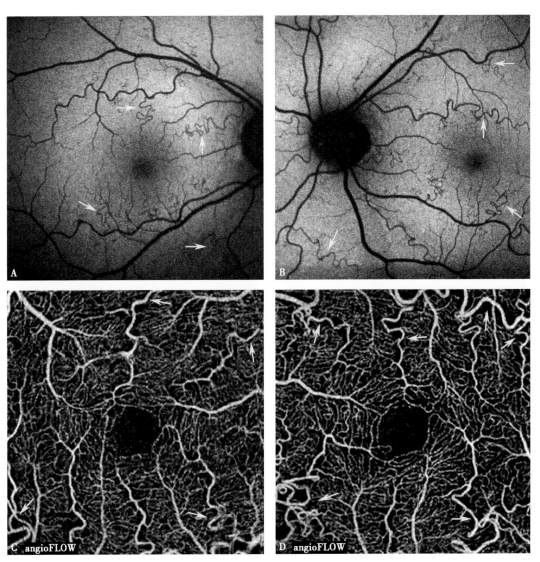

图 2-2-11-4　先证者女儿眼底自发荧光及 OCTA 像

A、B. 双眼眼底自发荧光可以更加清晰显示后极部视网膜二、三级小动脉迂曲程度，呈螺旋状改变；

C、D. 双眼 OCTA 进一步清晰显示黄斑区视网膜小动脉的迂曲，不伴扩张

　　图点评：自发荧光及 OCTA 均可以更加清晰显示后极部或者黄斑区视网膜小动脉迂曲的情况，是重要的无创检查工具。

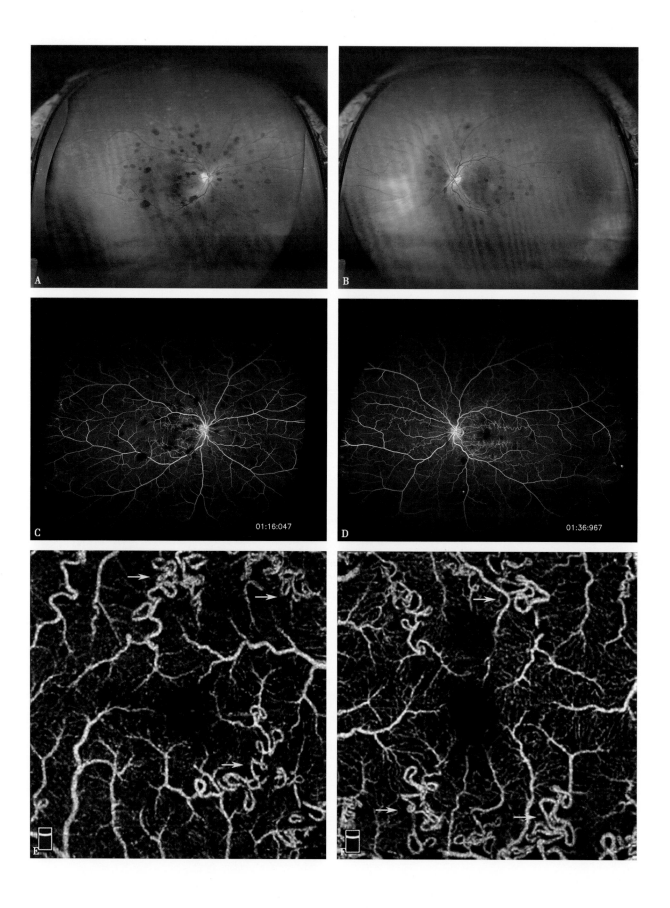

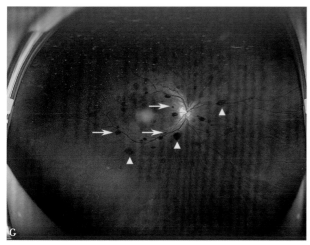 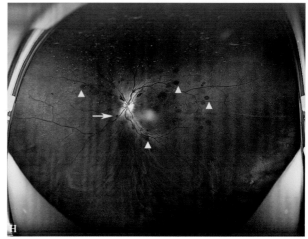

图 2-2-11-5 双眼家族性视网膜小动脉迁曲症

患者，男性，44 岁，因"双眼视物不清 10 余天"就诊。右眼视力 0.7，左眼视力 0.4，A、B. 超广角眼底彩照显示后极部及中周部视网膜散在大小不一片状出血，视网膜二、三级小动脉迁曲，以后极部及视盘周围为甚，末端呈螺旋样改变；C、D. 超广角荧光素眼底血管造影示双眼后极部及中周部可见大小不一片状视网膜前和视网膜下出血遮蔽荧光，视网膜二、三级小动脉明显迁曲，以后极部及视盘周围更为显著，不伴扩张及染料渗漏；E、F. 双眼 OCTA 进一步清晰显示黄斑区视网膜小动脉迁曲，不伴扩张（黄箭头）；G、H. 该患者 2 个月后复查超广角眼底彩照显示原有出血较前明显吸收（黄箭头），同时并发新鲜出血（黄三角）

图点评：以往认为视网膜小动脉迁曲主要集中于黄斑区或后极部，但 UWFA 可以清晰显示中周部及部分远周边部仍有小动脉的异常。当患者并发视网膜出血时，可以有效地与视网膜血管炎、静脉阻塞等相鉴别，是患者随访的有力工具。

● 治疗建议

家族性视网膜小动脉迁曲症患者绝大多数视力良好，当继发视网膜出血时，大多数无需特殊治疗，待出血自行吸收后视力预后良好。但应嘱其避免抬重物、屏气及其他等易引起静脉压升高的活动，以防再度发生视网膜出血。

（许阿敏）

参 考 文 献

1. 文峰. 眼底病临床诊治精要. 北京：人民军医出版社，2011：146-149.

2. Beyer E M. Familiare tortuosltas der kleinen netzhautarterien mit makulablutung. Klin Monatsbl Augenheilkd，1958，132：532-539.

3. Gekeler F，Shinoda K，Jnnger M，et al. Familial retinal artefial tortuosity associated with tortuosity in nail bed capillaries. Arch Ophthalmol，2006，124（10）：1492-1494.

4. Juan C Zenteno，Jaume Crespí，Beatriz Buentello-Volante，et al. Next generation sequencing uncovers a missense mutation in COL4A1 as the cause of familial retinal arteriolar tortuosity. Graefes Arch Clin Exp Ophthalmol，2014，252：1789-1794.

第三章

黄 斑 疾 病

第一节　年龄相关性黄斑变性

● **概述**

年龄相关性黄斑变性（age-related macular degeneration，AMD）是一种 50 岁以上人群，黄斑区视网膜色素上皮细胞、Bruch 膜、和脉络膜毛细血管的慢性进展性变性型疾病。2020 年国际 AMD 研究小组将 AMD 定义为：超过 50 岁患者出现的一种黄斑结构和功能恶化的疾病，其显著特征为细胞外沉积物的积累，最终表现为新生血管形成或萎缩。年龄相关性眼病研究（Age-Related Eye Disease Study，AREDS）将 AMD 分为无 AMD、早期、中期、晚期。临床上常根据眼底表现分为干性（也称为非渗出性 AMD 或非新生血管性 AMD，约 90%）和湿性（也称为渗出性 AMD 或新生血管性 AMD，约 10%）。其中湿性 AMD 是中老年患者致盲的重要原因。

● **临床特征**

早、中期干性 AMD 常见的眼底表现为透明或黄白色的大小不一的玻璃膜疣、RPE 脱色素、色素增殖、萎缩等改变（图 2-3-1-1），常见于黄斑区及周围，也可存在于周边部视网膜（图 2-3-1-2），对患者视力影响不大。当多个软性玻璃膜疣融合时可表现为玻璃膜疣性 PED（图 2-3-1-3，图 2-3-1-4）。当进展到地图样萎缩时，表现为边界清晰的直径至少大于 175μm 的圆形或椭圆形 RPE 缺失区域，可见其中暴露脉络膜大中血管，严重影响视力。根据眼底表现往往足以诊断干性 AMD。

湿性 AMD 眼底主要表现为黄斑区视网膜下青灰色隆起病灶，周围常伴片状视网膜下出血，或黄白色渗出、PED、纤维血管瘢痕等。也可伴有玻璃膜疣形成。患者有明显的视力减退，伴视物变形、眼前黑影等，严重者可致失明。

FFA 是诊断湿性 AMD 的重要辅助检查。根据 CNV 病灶内含典型成分的多少可表现为早期无明显荧光渗漏、轻微强荧光、团状强荧光等，随造影时间延长染料渗漏明显或轻微染色（图 2-3-1-5）。当形成纤维血管性瘢痕时，表现为随造影时间延长团片状病灶呈强荧光染色，不伴染料渗漏或仅有轻微渗漏。伴有 PED 时，可见浆液部分呈边界清晰的强荧光，血液部分呈遮蔽荧光。FFA 上玻璃膜疣主要表现为透见荧光或玻璃膜疣染色。RPE 色素改变则导致相应的 RPE 色素脱失所致斑片状透见荧光、色素增殖所致遮蔽荧光。近来研究发现，部分 AMD 患者远周边部也存在玻璃膜疣、RPE 色素等改变。

ICGA 有助于显示湿性 AMD 的 CNV 病灶，主要表现为强荧光渗漏灶，根据形态大小可分为焦点状、斑状、结合型和混合型 CNV。需要注意的是，ICG 血浆蛋白复合体的分子量较大，难以从细小的 CNV 渗漏出来。因此，如果 CNV 是由细小血管网组成的，则 FFA 要显示的比 ICGA 清楚。

OCT 和 OCTA 能够无创显示黄斑区异常血管的形成，对于快速判断是否有 CNV 形成有重要意义。但当患者视力受损严重时，难以固视，此时 OCTA 成像较差，FFA 或 ICGA 仍然为诊断的主要辅助检查，且其显示的血管渗漏情况有助于治疗随访。随着 OCT 上高反射点、外层视网膜管型等生物学标志物（biomarker）的发现，OCT 也逐渐成为湿性 AMD 治疗的随访指标。

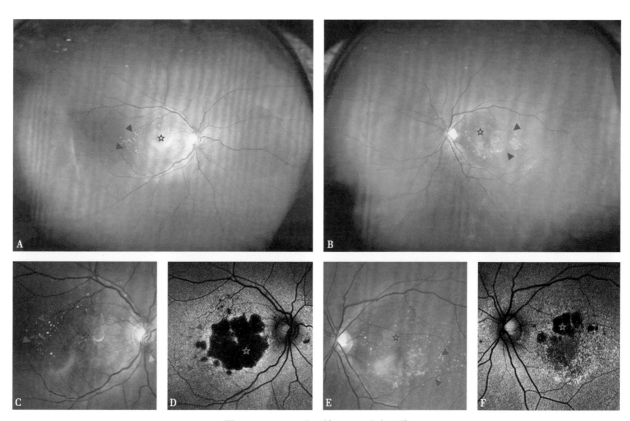

图 2-3-1-1　双眼干性 AMD 眼底影像

A、B. 双眼超广角眼底照相显示黄斑区不规则片状萎缩灶（红五星）及多个点簇样黄白色硬性玻璃膜疣（红三角），右眼视盘鼻下可见玻璃体混浊（蓝三角）；C、E. 双眼后极部放大图可见不规则萎缩灶（红五星）、玻璃膜疣（红三角）及玻璃体混浊（蓝三角）；D、F 为双眼自发荧光图，可见边界清晰的低荧光萎缩灶区域（红五星）以及点簇状高荧光玻璃膜疣（红三角），右眼视盘鼻下可见玻璃体混浊遮蔽荧光（蓝三角）

　　图点评：玻璃膜疣是 AMD 的早期体征，根据形态可分为视网膜下边界清晰的黄白色小圆点状硬性玻璃膜疣、边界模糊有融合趋势的淡黄色软性玻璃膜疣、孤立性微小圆点状的基底层玻璃膜疣、外观质硬的白色钙化玻璃膜疣等。大量玻璃膜疣形成是 AMD 进展的重要因素。该患者左眼黄斑区可见斑片状非地图状萎缩，逐渐可进展为类似右眼的地图状萎缩，是干性 AMD 的晚期表现。

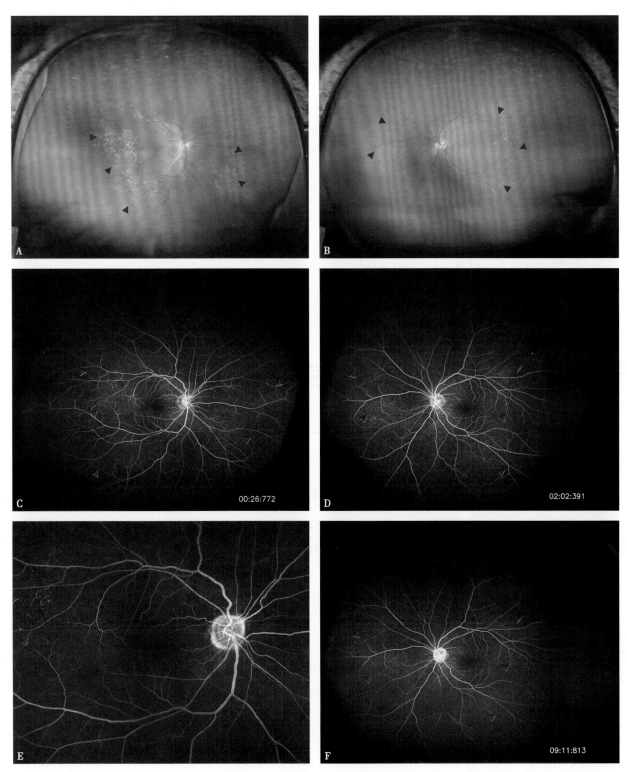

图 2-3-1-2 双眼干性 AMD 眼底影像

A、B. 双眼超广角眼底成像可见后极部及中周部大量黄白色点簇状玻璃膜疣（红三角）；C、D. 双眼 UWFA 早期可见后极部、中周部及鼻侧远周边部大量点簇状强荧光（红三角）；E、F. 双眼 UWFA 晚期可见点簇状强荧光部分随背景荧光减弱而减弱，部分仍强，不伴染料渗漏（红三角）

图点评：玻璃膜疣在 FFA 上主要表现为透见荧光或染色，以往多认为主要发生在黄斑区或后极部。随着超广角影像技术的发展，近年来研究发现，黄斑区有病变的患者57.4%可以在彩照上发现周边病理性的改变。而结合了自发荧光、UWFA、ICGA 等表现，82.7% 的 AMD 患者会出现周边部玻璃膜疣、鼻侧 RPE 萎缩、RPE 色素脱失等病理性改变。提示我们，AMD 不仅是黄斑部疾病，更是一种全视网膜疾病。

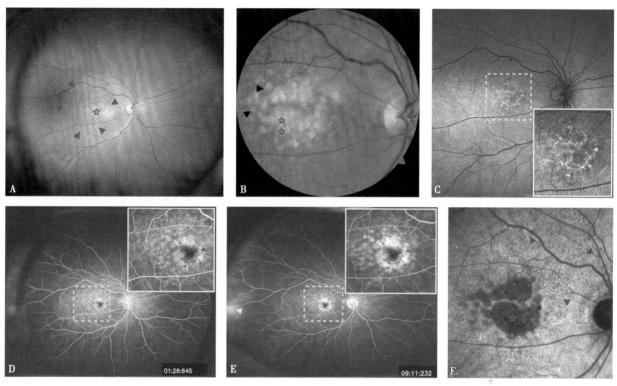

图 2-3-1-3 患者，男，64 岁，右眼干性 AMD 多模式影像

A. 右眼超广角眼底照相显示黄斑区及周围大量点状及斑块状边界欠清的黄白色玻璃膜疣（红三角，红空心五角星），玻璃体少许黄白色星状变性；B. 右眼黄斑区眼底照相，见黄斑区多个边界不清的黄色斑片状软性玻璃膜疣（黑三角），部分融合（红空心五角星），其中可见少许 RPE 色素增殖（蓝三角），黄斑区周围多个黄白色小圆点状玻璃膜疣（红三角）；C. 自发荧光可见黄斑区玻璃膜疣呈强弱夹杂的斑驳荧光（黄框内）；D. UWFA 早期可见后极部大量类圆形强荧光，黄斑中心凹见斑片状弱荧光及点簇状色素遮蔽荧光（黄框内），后极部见多个点簇状透见荧光；E. UWFA 晚期可见黄斑区玻璃膜疣部分染色呈强荧光，部分融合呈玻璃膜疣性 PED（黄框内），颞侧可见周边视网膜毛刷样血管渗漏及 RPE 染色；F. ICGA 晚期可见黄斑区斑片状玻璃膜疣遮蔽荧光，周围多个点簇状硬性玻璃膜疣弱荧光（红三角）

图点评：该例患者玻璃膜疣在 FFA 上呈现出玻璃膜疣性 RPE 色素脱失、玻璃膜疣染色、玻璃膜疣性弱荧光及玻璃膜疣性 PED 等多种表现。此类表现与玻璃膜疣的大小和脂质成分多少相关。自发荧光和 ICGA 晚期均较眼底照相更易发现玻璃膜疣的存在。

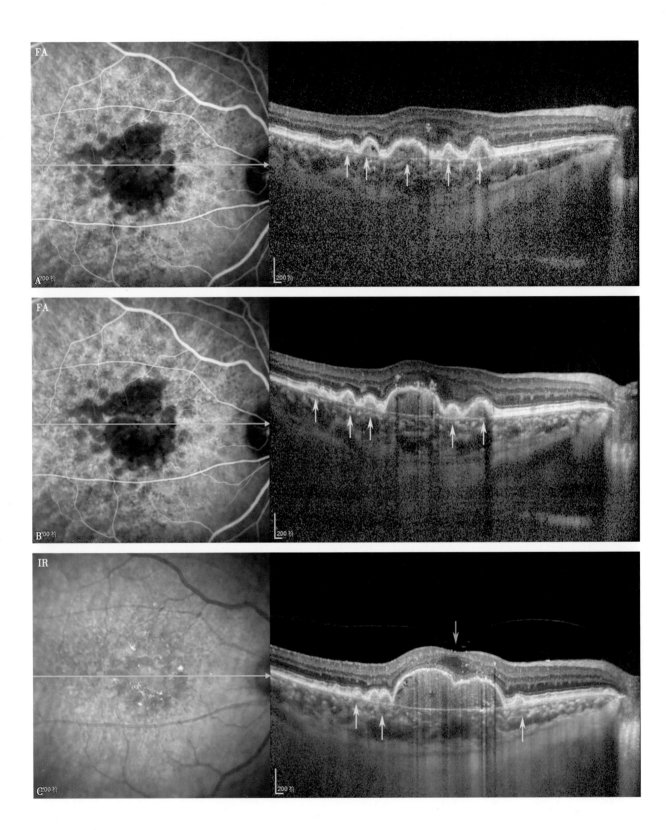

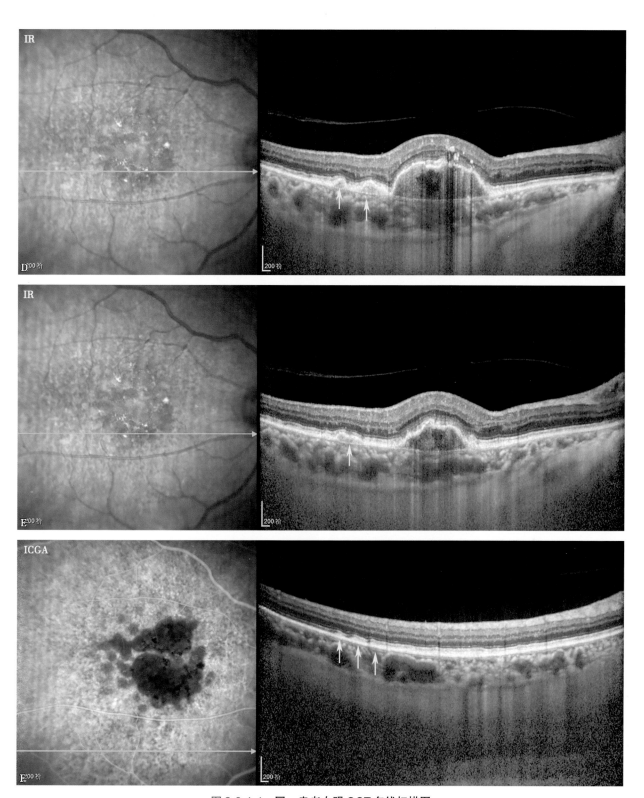

图 2-3-1-4 同一患者右眼 OCT 多线扫描图

A～F. 可见黄斑区 RPE 下多个大小不一的玻璃膜疣隆起灶（黄箭头），部分融合呈玻璃膜疣性 PED（红五星），可见玻璃体后脱离高反射条带，部分玻璃体后皮质仍附着于中心凹处（蓝箭头），F 可见 ICGA 图像上黄斑区周围多个点簇状弱荧光处（绿长箭）小玻璃膜疣样物质沉积于 RPE 下（黄箭头）

　　图点评：玻璃膜疣性 PED 指脱离腔内充满大片相互融合的软性玻璃膜疣。研究显示 25% 的玻璃膜疣性 PED 患者将会在 10 年内进展为湿性 AMD，55% 的玻璃膜疣性 PED 患者将在 5 年内进展为地图样萎缩，远远高于仅有软性玻璃膜疣患者。目前暂无明确治疗方法，有学者使用微脉冲激光治疗玻璃膜疣性 PED，短期内疗效不明显，仍需大样本、长期随访观察。

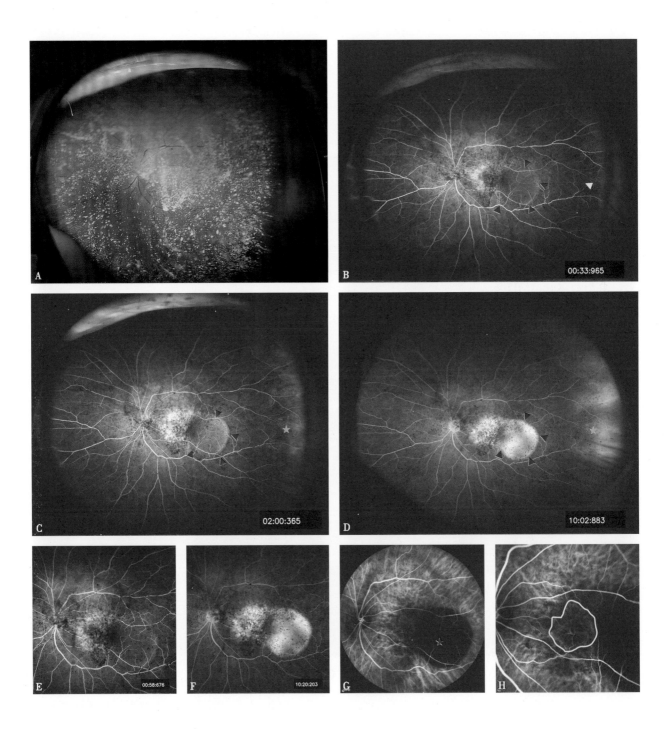

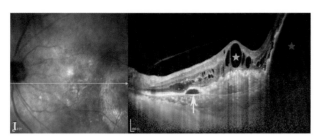
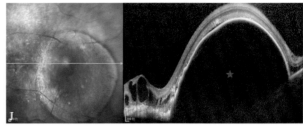

图 2-3-1-5　同一患者左眼多模式眼底影像图

A. 超广角眼底成像可见星状玻璃体变性,遮挡眼底图像;B. UWFA 动静脉期可见黄斑区片状强荧光渗漏(黄五星),黄斑颞侧可见椭圆形色素上皮脱离轮廓,颞侧远周边部见点状玻璃膜疣样强荧光,后极部弥漫性散在玻璃体变性遮蔽荧光;C. UWFA 早期见黄斑区染料渗漏迅速呈边界不清的片状强荧光(黄三角),色素上皮脱离区逐渐荧光增强(红三角),晚期呈边界清晰的强荧光(图 D 红三角),颞侧远周边部血管渗漏明显(蓝五星);E、F. 为图 C 和图 D 后极模式图;G. ICGA 早期可见黄斑区新生血管轮廓及色素上皮脱离遮蔽荧光(红五星);H. 为 ICGA 早期放大图,可见异常的脉络膜新生血管(黄线内);I、J. 为 OCT 扫描图,可见黄斑区小 PED 灶(黄箭头)及新生血管性高信号反射团块(蓝五星),其上可见视网膜内层液性囊腔(橙五星),颞侧可见巨大浆液性色素上皮脱离液性暗区(红五星)

　　图点评:2020 年国际 AMD 研究小组创建了 AMD 的标准化工作定义以及新生血管性 AMD 亚型的定义,认为在 AMD 中新生血管形成可能始于外部视网膜,因此用"黄斑新生血管(MNV)"代替"脉络膜新生血管(CNV)"一词。并将其分为 3 型:Ⅰ型黄斑新生血管:最初由脉络膜毛细血管向视网膜色素上皮内生长,导致各种类型的 PED。Ⅱ型:新生血管形成起源于穿过 Bruch 膜和 RPE 单层的脉络膜,然后在视网膜下间隙扩散。Ⅲ型:新生血管形成起源于视网膜循环,通常是深毛细血管丛,并向外层视网膜生长。典型的湿性 AMD 多为Ⅱ型黄斑新生血管。

● 治疗建议

　　AMD 患者的早期发现和诊断非常重要。干性 AMD 患者进展缓慢,视力预后较好,建议补充叶黄素、抗氧化剂等减缓病情进展及视力减退。控制血压、血脂以及戒烟有助于保护患者黄斑结构及功能受损。干性 AMD 需定期随访以确定是否转化为湿性 AMD。湿性 AMD 患者目前多采用多次抗 VEGF 治疗,但仍有部分患者对抗 VEGF 治疗反应较差甚至无应答。对于反复出血、抗 VEGF 治疗效果不佳患者,也可使用光动力治疗以促进瘢痕形成。

(苏　钰)

参 考 文 献

1. 文峰. 眼底病临床诊治精要. 北京:人民军医出版社,2011:1-7.

2. 刘文,文峰,易长贤. 临床眼底病·内科卷. 北京:人民卫生出版社,2015:438-457.

3. Lengyel I, Csutak A, Florea D, et al. A population-based ultra-widefield digitalimage grading study for age-related macular degeneration-like lesions at the peripheral retina. Ophthalmology, 2015, 122(7): 1340-1347.

4. Klufas M A, Yannuzzi N A, Pang C E, et al. Feasibility and clinical utility of ultra-widefield indocyanine green angiography. Retina, 2015, 35(3): 508-520.

5. Colin S Tan, Florian Heussen, Srinivas R Sadda. Peripheral autofluorescence and clinical findings in neovascular and non-neovascular age-related macular degeneration. Ophthalmology, 2013, 120(6): 1271-1277.

6. Lek J J, Brassington K H, Luu C D, et al. Subthreshold nanosecond laser intervention in intermediate age-related macular degeneration: study design and baseline characteristics of the laser in early stages of age-related macular degeneration study（report number1）. Ophthalmology Retina，2017，1（3）：227-239.

7. Forshaw T R J, Minör Å S, Subhi Y, et al. Peripheral retinal lesions in eyes with age-related macular degeneration using ultra-widefield imaging: a systematic review with meta-analyses. Ophthalmol Retina，2019，3（9）：734-743.

8. Spaide R F, Jaffe G J, Sarraf D, et al. Consensus nomenclature for reporting neovascular age-related macular degeneration data: consensus on neovascular age-related macular degeneration nomenclature study group. Ophthalmology，2020，127（5）：616-636.

第二节　息肉样脉络膜血管病变

● **概述**

息肉样脉络膜血管病变（polypoidal choroidal vasculopathy，PCV）是以内层脉络膜血管网末梢息肉灶扩张、伴或不伴异常分支状脉络膜血管网为特征的一种渗出性黄斑病变。近年来研究认为其是一种厚脉络膜谱系疾病。PCV 具有出血、视网膜色素上皮脱离、神经上皮脱离等与新生血管性 AMD（nAMD）相似的眼底表现。目前认为其本质是一种 I 型 CNV，是否是 nAMD 的一种亚型仍存争议，近年来多学者认为 PCV 是一种独立于 nAMD 的疾病。有色人种较白色人种发病率高。

● **临床特征**

PCV 发生于中老年患者，平均年龄较 nAMD 患者年轻（50～65 岁最为常见），多双眼发病。典型的 PCV 眼底表现为黄斑区或后极部的橘红色病灶，可伴有血性或浆液性 PED。部分患者病灶也可位于视盘旁或中周部。突发的视网膜下大片出血往往高度提示 PCV 可能（图 2-3-2-1）。部分患者可致玻璃体积血。少数患者病程晚期可见黄白色纤维血管瘢痕或陈旧性视网膜下出血灶。

FFA 表现为早期无明显荧光渗漏或轻微强荧光，随造影时间延长轻度染料渗漏或染色的隐匿性 CNV（图 2-3-2-2）。当伴有 PED 时，可见浆液部分呈边界清晰的强荧光，血液部分呈遮蔽荧光（图 2-3-2-3）。当患者伴有玻璃膜疣形成时，FFA 还可见玻璃膜疣样透见荧光（图 2-3-2-4）。

ICGA 是 PCV 诊断金标准，其特征性表现为早期可见来自脉络膜循环的特征性息肉样强荧光，伴或不伴脉络膜分支血管网。晚期部分息肉灶有呈冲刷现象（图 2-3-2-5）。

OCT 上的双线征、指样突起、PED 是传统认为的 PCV 特征性改变（图 2-3-2-2～图 2-3-2-4）。最新亚太眼科影像学会提出基于 OCT 及眼底彩照的 PCV 新诊断标准，包括三个主要标准（RPE 下环形病损、En-face OCT RPE 隆起、尖锐 PED 峰）及四个次要标准（橘红色结节、脉络膜增厚伴 Haller 层血管扩张、复杂/多叶状 PED 及双层征）作为 OCT 诊断 PCV 的依据。

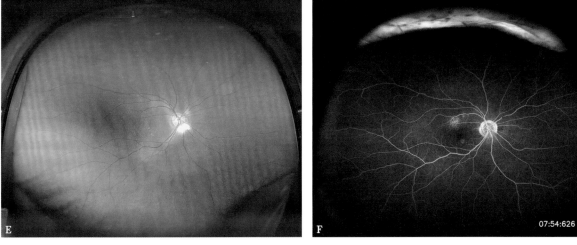

图 2-3-2-1 PCV

患者男，56 岁，因"左眼突发视力下降伴眼前黑影遮挡 1 个月"就诊，右眼视力 0.8，左眼视力 HM/ 眼前，A. 左眼超广角眼底照相显示后极部及下方周边部大片浓厚视网膜下出血，伴水肿及视网膜皱褶；B. 超广角自发荧光显示出清晰的视网膜下出血遮蔽荧光范围，其间夹杂部分陈旧性积血自发荧光；C. UWFA 早期可见后极部及下方视网膜大片视网膜下出血遮蔽荧光，黄斑区斑片状强荧光，下方血管弓模糊点片状强荧光；D. UWFA 晚期后极部染料渗漏明显呈团片状强荧光，血管弓下方因巨大血性 PED 导致视网膜浅脱离呈弥漫视网膜血管扩张渗漏强荧光；E. 右眼超广角眼底照相显示视盘鼻下片状有髓神经纤维，黄斑区少许黄白色病灶；F. UWFA 左眼晚期提示黄斑区上方点片状透见荧光，拱环下方小 PED 性强荧光

　　图点评：大片的视网膜下出血是 PCV 的典型眼底表现之一。PCV 多双眼发病，息肉灶可以存在于黄斑区、血管弓、视盘旁及中周部多个部位，超广角眼底成像更有助于发现病灶。因此对患者进行双眼及周边部的造影检查是非常必要的。

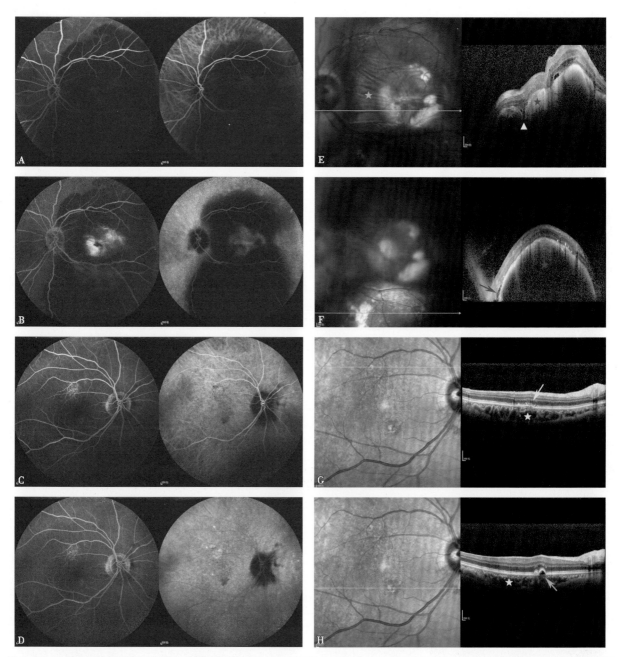

图 2-3-2-2　同一患者双眼 55° 镜头拍摄后极部 FFA（图 ABCD 左）及 ICGA（图 ABCD 右）影像，IR（图 EFGH 左）及 OCT（图 EFGH 右）扫描影像

A、B. 左眼早期 FFA 可见后极部大片视网膜下出血遮蔽荧光，其间黄斑区片状强荧光伴晚期荧光积存，对应 ICGA 见黄斑区弥漫性强荧光渗漏，未见明显息肉灶样强荧光；C、D. 右眼上方血管弓处 RPE 脱色素及染色呈较强荧光，晚期部分荧光减弱呈透见荧光，对应 ICGA 见片状稍强荧光，黄斑拱环鼻下可见类圆形 PED 强荧光，对应 ICGA 见小片遮蔽荧光；E. IR 可清晰显示视网膜表面水肿皱褶（蓝五星），绿长箭对应 OCT 可见视网膜水肿，其下大量血性 PED（红五星）呈分叶状（黄三角）；F. 聚焦于血管弓下方（绿长箭）见巨大血性 PED（红五星），边缘处可见视网膜下积液（红长箭）；G. 上方血管弓处（绿长箭）见小段 RPE 不规则隆起伴椭圆体带局灶性中断（黄箭头），脉络膜增厚，管腔局部扩张（黄五星）；H. 黄斑拱环鼻侧见小灶性 PED（蓝长箭）及中高反射信号的 RPE 隆起，脉络膜管腔局部扩张（黄五星）

　　图点评：PCV诊断的金标准为ICGA上见到典型息肉灶扩张、伴或不伴异常分支状脉络膜血管网。但由于PCV常伴有浓厚的出血，可遮挡息肉灶强荧光，更多时根据OCT上PCV的典型形态辅助诊断。此患者OCT上显示复杂多叶状PED，是PCV的特征之一。对侧眼虽无隐匿性CNV及息肉灶征象，但OCT上可观察到RPE的局灶性改变伴椭圆体带局灶性中断，小PED形成，脉络膜管腔扩张及脉络膜增厚，符合厚脉络膜色素上皮病变（pachychoroid pigment epitheliopathy，PPE）定义。PPE有发展为1型CNV，演变成PCV的可能，需要密切关注随访。

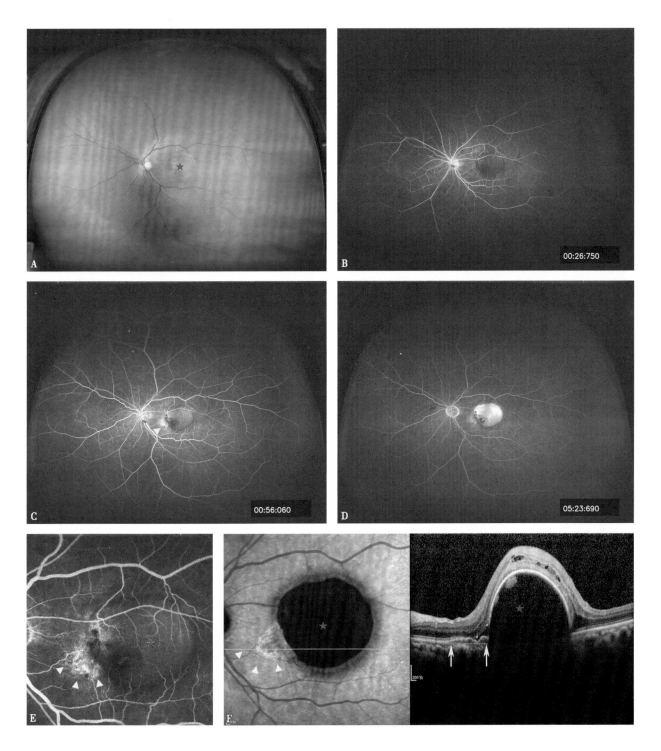

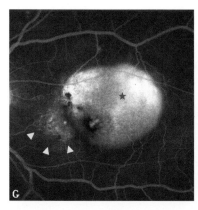
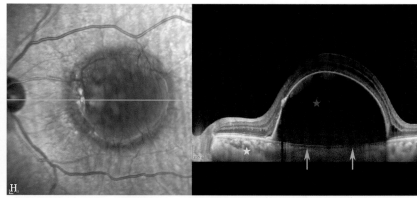

图 2-3-2-3　左眼 PCV

患者，男，51 岁，因"左眼视物变形伴眼前黑影遮挡 1 周"就诊，左眼视力 0.1，A. 患者左眼超广角眼底照相显示黄斑区椭圆形浆液性 PED（红五星），周围数个黄色玻璃膜疣；B. 左眼 UWFA 造影早期见后极部类圆形 PED 遮蔽荧光，视盘前玻璃体混浊遮蔽荧光；C. 随造影时间延长黄斑鼻侧片状隐匿性 CNV 性强荧光（黄三角），PED 呈边界清晰的强荧光，期间夹杂遮蔽荧光；D. 中晚期见 PED 荧光积存呈边界清晰的椭圆形，其鼻下片状模糊强荧光；E、G. 为图 C 和 D 黄斑区放大图，可见隐匿性 CNV 呈片状强荧光渗漏（黄三角），PED 荧光积存（红五星）；F. ICGA 晚期显示斑片状 CNV 性强荧光及浆液性 PED 遮蔽荧光（红五星），对应 OCT 上见双线征（黄长箭）及浆液性 PED（红五星）；H. IR 及 OCT 显示浆液性 PED（红五星）其下 Bruch 膜完整（蓝长箭），脉络膜管腔扩张伴增厚（黄五星）

图点评：1 型 CNV 在 OCT 上表现为双线征，往往出现在 PED 旁，尤其是切迹处。浆液性 PED 也是 PCV 的特征之一，往往与长期慢性脉络膜血管渗透性增高、反复出血、渗出对 RPE 的压力作用有关。

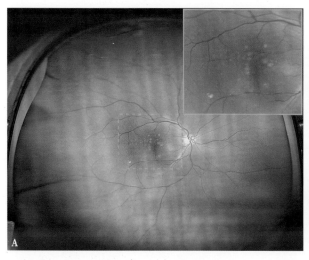
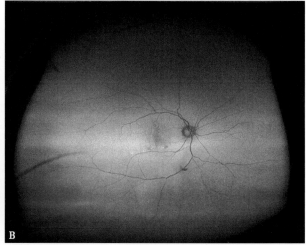

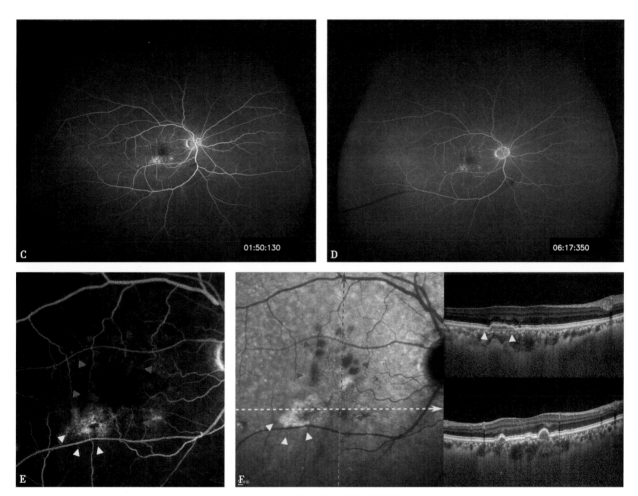

图 2-3-2-4 同一患者右眼眼底检查

患者右眼无明显症状，视力 1.0，A. 超广角眼底照相可见黄斑区多个玻璃膜疣样黄白色类圆形病灶（蓝框为放大图）；B. 自发荧光后极部因玻璃膜疣及 RPE 改变呈斑驳荧光；C. UWFA 早期即可见黄斑颞下方小片点簇状强荧光；D. UWFA 晚期轻度染料渗漏及染色，以及黄斑区多个类圆形玻璃膜疣样透见荧光；E. 图 C 放大图，见黄斑颞下方小片点簇状强荧光（黄三角），以及黄斑区多个类圆形玻璃膜疣样透见荧光（红三角）；F. ICGA 显示拱环颞下片状新生血管性强荧光（黄三角），OCT 上可见双线征（黄三角），黄斑区多个类圆形弱荧光（红三角），在 OCT 上表现为小灶性 RPE 隆起（红三角），其下中等反射物质，脉络膜管腔扩张增厚

图点评：该患者右眼虽然无明显症状，但造影及 OCT 提示有 1 型 CNV 病灶，伴脉络膜血管显著扩张，符合厚脉络膜性新生血管病变（pachychoroid neovasculopathy，PNV）定义。但 PNV 较少伴有玻璃膜疣形成。此类患者较少见内层视网膜的囊样水肿，部分患者将演变为 PCV。PNV 通常对玻璃体腔内注射抗新生血管药物治疗应答不佳，但是往往视网膜下积液耐受良好，并且能通过延长随访保持良好的视力。

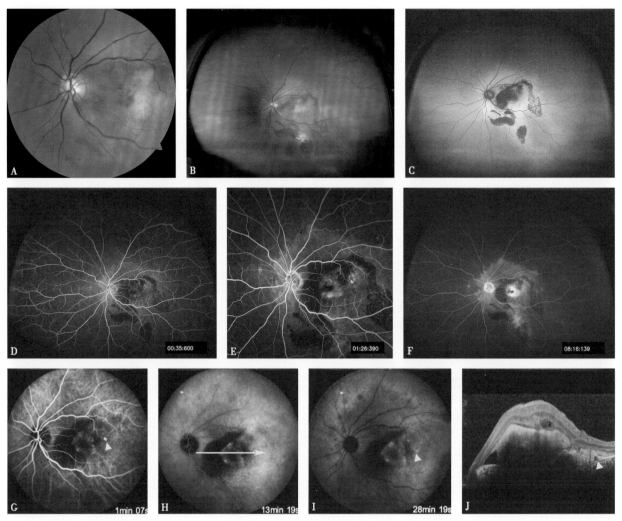

图 2-3-2-5 PCV

患者，男，58岁，左眼视力下降一个月余，左眼视力 FC/ 眼前，A. 传统眼底照相见黄斑区大片视网膜下及浅层视网膜出血伴黄白色水肿，颞下大片出血；B. 超广角眼底照相显示颞下片状出血及黄白色渗出；C. 超广角自发荧光可清晰显示出血遮蔽荧光及 RPE 改变所致弥漫后极部及下方片状高荧光；D. UWFA 早期见后极部不规则视网膜下出血遮蔽荧光，颞侧见点片状强荧光；E. 随造影时间延长黄斑区可见水肿弥漫强荧光及颞侧点簇状强荧光，后极部弥漫 RPE 改变所致稍强荧光；F. UWFA 晚期黄斑区荧光积存，后极部及上下血管弓周围弥漫强荧光；G~I. 为左眼 ICGA 图像，见黄斑区片状新生血管性强荧光，颞侧可见息肉样点状强荧光，晚期冲刷现象，部分染色部分消退（黄三角）；J. OCT 上（H 黄线处）可见拇指样突起（黄三角）

图点评：PCV 的出血往往以血管弓及视盘为中心，可有脂质渗出或水肿。"冲刷现象"是确诊 PCV 的重要指征，代表血管内有囊腔或窦状结构。

● 治疗建议

相对 AMD 患者，PCV 患者预后较好，尤其在早期可维持较好视力，因此早期发现和诊断非常重要。以往多推荐抗 VEGF 联合光动力治疗，近年研究认为多次抗 VEGF 治疗也可以达到较好的治疗效果。当无法进行光动力治疗或抗 VEGF 治疗时，对于黄斑区外的 PCV 也可以用光凝治疗。对于并发玻璃体积血的患者，可行玻璃体手术清除积血。目前认为慢性中心性浆液性视网膜脉络膜病变有可能逐渐演变成为 PCV，同属厚脉络膜谱系疾病为此提供了可能的理论基础，因此对于慢性 CSC 患者也需定期随访观察。

（苏 钰）

参 考 文 献

1. 文峰. 眼底病临床诊治精要. 北京：人民军医出版社，2011：19-25.

2. 刘文，文峰，易长贤. 临床眼底病·内科卷. 北京：人民卫生出版社，2015：658-644.

3. 徐奕爽，苏钰，陈长征，等. 脉络膜增厚谱系疾病的研究现状与进展. 中华眼视光学与视觉科学杂志，2018，20（4）：253-256.

4. Gemmy Cheung C M，Lai T Y Y，Teo K，et al. Polypoidal choroidal vasculopathy：consensus nomenclature and non-icga diagnostic criteria from the Asia-Pacific Ocular Imaging Society（APOIS）PCV Workgroup. Ophthalmology，2020，128（3）：443-452.

5. Warrow D J，Hoang Q V，Freund K B. Pachychoroid pigment epitheliopathy. Retina，2013，33（8）：1659-1672.

第三节 黄斑毛细血管扩张症

● **概述**

黄斑毛细血管扩张症（macular telangiectasia，Mac Tel）是一组视网膜血管异常性疾病，表现为黄斑部视网膜毛细血管局限性扩张或膨大及视网膜上皮层萎缩。随着对该病的不断认知，Yannuzzi 提出将该病分为两型：1 型（动脉瘤型毛细血管扩张）目前被认为是 Coats 病的一种特殊类型；2 型（中心凹旁毛细血管扩张）病因尚不清楚，可能与 Müller 细胞的功能异常有关。

● **临床特征**

主要症状为视物变形、渐进性视力下降及颞侧视野盲区。

1 型 Mac Tel 多见于中青年男性，常单眼发病。眼底可见视网膜毛细血管瘤样扩张，主要局限于颞侧，部分患者可见缺血的毛细血管、黄白色脂质渗出物。FFA 早期可见扩张的毛细血管及瘤样强荧光点，晚期瘤样强荧光点渗漏，黄斑区弥漫性荧光积存。OCT 表现为视网膜内多发的黄斑囊样水肿，可伴有神经上皮脱离。

2 型 Mac Tel 多见于中老年患者，无明显性别差异，双眼发病，可不对称。根据是否伴有视网膜下新生血管分为增殖期与非增殖期，新生血管的形成可能与视网膜萎缩有关。眼底可见黄斑旁中心凹扩张的毛细血管、呈直角的静脉引流扩张的血管床，其附近可有色素沉着。荧光素眼底血管造影早期表现有黄斑拱环正常形态破坏，中心凹旁毛细血管扩张。晚期扩张的毛细血管渗漏，形成弥漫的强荧光，无囊样荧光积存。OCT 常见表现有中心凹下内层视网膜低反射空腔及神经纤维层变薄，也可表现为假性黄斑板层裂孔或全层裂孔。

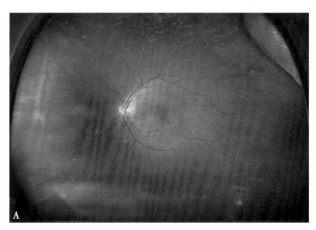
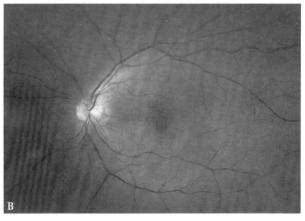

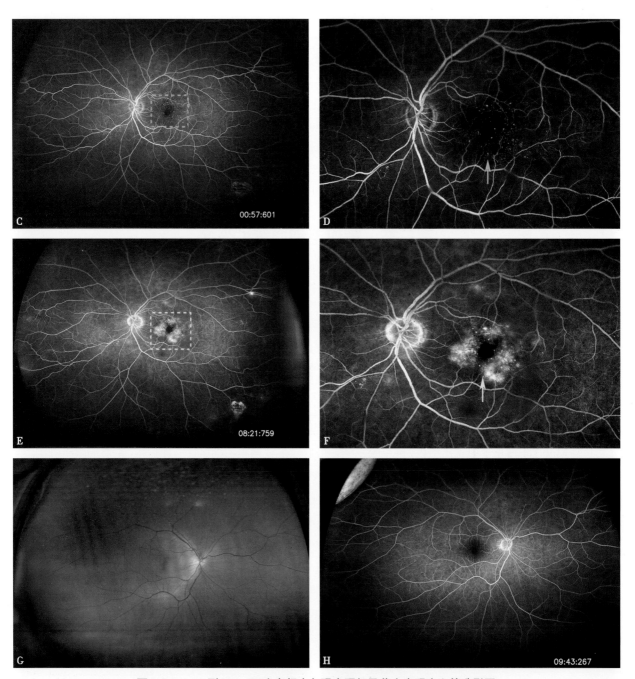

图 2-3-3-1　1型 Mac Tel 患者超广角眼底照相及荧光素眼底血管造影图

A. 左眼超广角眼底彩照黄斑区点状出血，颞上侧周边部小片状出血；B. 左眼后极部模式眼底彩照，示黄斑区视网膜毛细血管瘤样扩张；C. 左眼 UWFA 57 秒示黄斑区瘤样强荧光点（橘框），颞下侧周边部可见小片状视网膜萎缩灶，透见其下脉络膜血管荧光；D. 左眼 UWFA 1 分钟 7 秒，后极部模式，示黄斑区毛细血管扩张，点状瘤样强荧光点（橘箭）；E. 左眼 UWFA 8 分钟 21 秒示黄斑区强荧光点荧光渗漏（黄框），颞上侧周边部见一点状强荧光，轻微渗漏，周边伴片状出血遮蔽荧光，颞下侧周边部见萎缩灶染色呈强荧光；F. 左眼 UWFA 8 分钟 21 秒后极部放大图，可见强荧光点渗漏，边缘着染（黄箭）；G、H. 右眼超广角眼底彩照及晚期荧光素眼底血管造影图，未见明显异常征象

　　图点评： 黄斑区疾病用 30°或 55°镜头眼底照相及荧光素眼底血管造影观察最佳，超广角眼底彩照或荧光素眼底血管造影中可用"后极部模式"观察黄斑区细节。

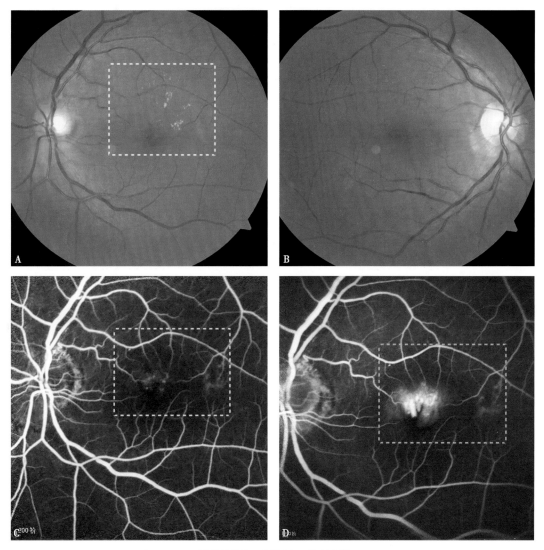

图 2-3-3-2　1 型 Mac Tel 患者

A. 左眼 55° 镜头眼底照相图,可见黄斑中心凹颞上侧毛细血管瘤样扩张,散在点状黄白色脂质沉着(白框);B. 右眼 55° 镜头眼底照相图未见明显异常征象;C. 左眼 30° 镜头共聚焦荧光素眼底血管造影 1 分钟 35 秒图,见黄斑中心凹颞上侧毛细血管扩张,点状强荧光,荧光轻微渗漏,中心凹均匀弱荧光(黄框);D. 左眼 30° 镜头共聚焦荧光素眼底血管造影 12 分钟 20 秒图,见黄斑中心凹颞上侧弥漫性荧光染色,可见点状强荧光,中心凹均匀弱荧光(橘框)

　　图点评:糖尿病黄斑水肿早期可见毛细血管扩张,但同时伴有微血管瘤等糖尿病视网膜病变改变,应注意糖尿病史的采集进行鉴别诊断。视网膜黄斑小分支静脉阻塞时也可有扩张的血管,但扩张仅局限于阻塞血管,而黄斑毛细血管扩张累及黄斑中心凹旁所有毛细血管网,应对两者仔细鉴别。

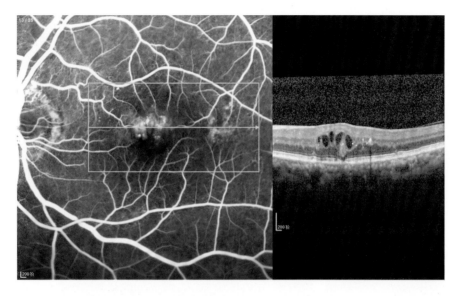

图 2-3-3-3　同一患者左眼黄斑相干光断层扫描图

内层视网膜下多个低反射空腔,视网膜内散在点块状高反射,椭圆体带部分中断,视网膜增厚

图点评:相干光断层扫描检查为黄斑毛细血管扩张症的认知与分型提供了极大的帮助,黄斑囊样水肿为 1 型 Mac Tel 的 OCT 特征性表现。

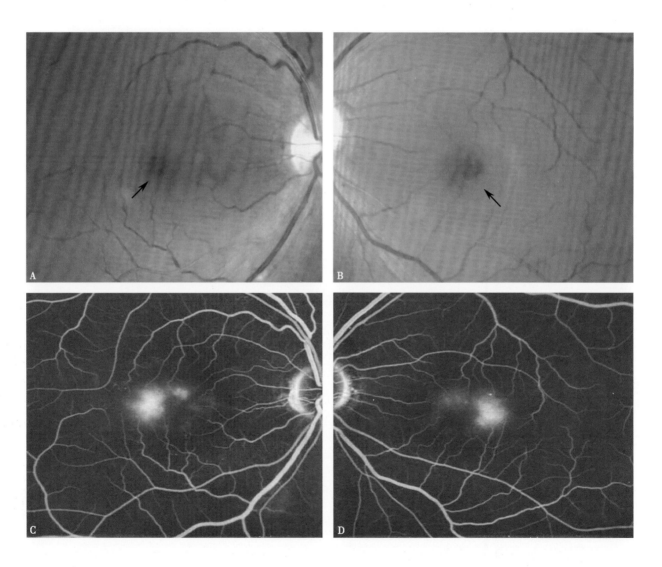

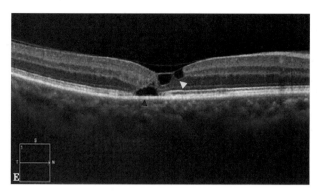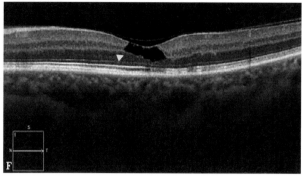

图 2-3-3-4 2 型 Mac Tel 患者 55° 镜头眼底照相、FFA 图及 OCT 图

A、B. 双眼眼底照相示对称的黄斑中心凹圆形红色病灶（黑箭头），颞侧视网膜发白；C、D. FFA 早期示黄斑中心凹旁毛细血管扩张，晚期见黄斑中心凹毛细血管渗漏形成弥漫性强荧光；E、F. OCT 提示黄斑区中心凹下内层视网膜低反射空腔及神经纤维层变薄（黄三角），右眼视网膜外层局灶性缺损（红三角）

图点评：2 型 Mac Tel 的 OCT 特征性表现为视网膜内层空腔形成、神经上皮萎缩。视网膜内层空腔是由神经上皮萎缩形成，故不对应 FFA 晚期荧光渗漏积存区域，且对抗 VEGF 治疗效果不佳。

● 治疗建议

目前尚无达成共识的有效治疗方法，当前相关研究较有限，仍需多中心大样本的临床研究。

1. **激光治疗** 激光治疗的必要性与有效性目前尚存争议，有研究提出激光治疗后患者视力无明显提升，且可能加重视网膜下新生血管的形成，多数学者不推荐使用。

2. **糖皮质激素治疗** 有学者报道玻璃体腔内注射曲安奈德可提升患者视力，但目前无更多相关研究证实其疗效，临床上已较少应用。

3. **手术治疗** 经睫状体平坦部玻璃体切除术（pars plana vitrectomy，PPV）治疗对患者视力提升无明显作用，临床一般不予以手术治疗。

4. **光动力疗法（PDT）** PDT 可减轻黄斑血管渗漏，有学者认为对减轻黄斑水肿及视网膜下新生血管有一定效果，另有观点认为其可能对视网膜造成一定的破坏并影响视力，是否应用 PDT 尚无定论。

5. **抗 VEGF 治疗** 抗 VEGF 药物治疗能在短期内减少血管渗漏，帮助伴黄斑水肿或视网膜下新生血管患者提升视力，但容易复发，其治疗时机与长期预后效果还需进一步的研究。

（蒋婧文 陈长征）

参 考 文 献

1. 刘文，文峰，易长贤. 临床眼底病·内科卷. 北京：人民卫生出版社，2015；935-943.

2. Nitin SS. 眼底荧光血管造影图谱. 杨庆松，译. 北京：人民卫生出版社，2006：177-183.

3. 周芸芸，陈长征. 特发性黄斑毛细血管扩张. 国际眼科纵览，2007，31（3）：214-216.

4. 刘秉熙，丁小燕. 2 型黄斑毛细血管扩张症研究进展. 中华实验眼科杂志，2018，36（8）：653-656.

5. 才艺，石璇，赵明威，等. 特发性黄斑视网膜血管扩张症 2 型的临床特点及诊断治疗研究进展. 中华眼科杂志，2019，55（1）：68-73.

6. Charbel I P，Gillies M C，Chew E Y，et al. Macular telangiectasia. type 2. Progress in Retinal & Eye Research，2013，34（9）：49-77.

7. Christakis PG，Fine HF，Wiley HE. The Diagnosis and Management of Macular Telangiectasia. Ophthalmic Surg Lasers Imaging Retina，2019，50（3）：139-144.

8. Khodabande A，Roohipoor R，Zamani J，et al. Management of Idiopathic Macular Telangiectasia Type 2.Ophthalmol Ther，2019，8（2）：155-175.

第四节　中心性浆液性脉络膜视网膜病变

● **概述**

中心性浆液性脉络膜视网膜病变（central serous chorioretinopathy，CSC）是一种以视网膜色素上皮（retinal pigment epithelium，RPE）屏障功能受损所致的 RPE 渗漏和视网膜神经上皮脱离为主要特征的脉络膜视网膜疾病。好发于 20～40 岁中青年男性。本病为自限性疾病，但易复发。发病机制尚不明确，目前普遍认为与脉络膜血管功能障碍相关，属于厚脉络膜谱系疾病。危险因素包括类固醇激素、A 型性格、压力过大、睡眠障碍、妊娠、幽门螺旋杆菌感染、高血压、自身免疫疾病、精神类药物使用等。

● **临床特征**

患者常诉单眼或双眼视力下降或视物模糊，视物变形、变小，并伴有色觉改变，中心或旁中心相对或绝对暗点。发病前可由感冒、劳累或情绪激动等诱发。根据病程分为急性 CSC 和慢性 CSC。急性 CSC 是指急性起病的视网膜神经上皮层浆液性脱离，在 3～6 个月自发完全消退，视力预后较好。慢性 CSC 的特征是持续浆液性视网膜脱离 4～6 个月以上，可伴视网膜下沉积物、PED、外层视网膜萎缩等 RPE 失代偿改变。

眼底可见圆形或类圆形的盘状浆液性神经上皮脱离区（图 2-3-4-1），边缘可见弧形光晕，其内视网膜下可有黄白色细小沉积物，在病变后期或恢复期更明显，可伴有 PED 和（或）色素紊乱（图 2-3-4-2），中心凹反光消失或弥散。在复发或病程较长的患者，眼底病变可十分广泛，主要表现 RPE 广泛色素紊乱或大小不等的 RPE 萎缩区。有少数病例尤其是伴 RPE 萎缩带者可伴下方周边渗出性视网膜脱离。少数病例可并发后极部囊样视网膜变性、继发 CNV、大疱性视网膜脱离、RPE 撕裂等严重影响视力的并发症。

荧光素眼底血管造影可见 RPE 渗漏、神经上皮脱离、浆液性 PED 和 RPE 萎缩带。典型 RPE 渗漏表现为造影静脉期出现的随造影时间延长呈墨渍样、炊烟状或蘑菇样渗漏，晚期可见类圆形视网膜神经上皮脱离区呈边界清晰的稍强荧光（图 2-3-4-1）。当出现小灶性或多灶性 RPE 缓慢或不明显渗漏，晚期荧光增强，范围不变或轻微扩大时为不典型 RPE 渗漏（图 2-3-4-2）。浆液性 PED 造影早期即呈界限清晰的类圆形强荧光，随造影时间延长逐渐增强，晚期形态大小不变。RPE 萎缩带范围可以很广，超广角荧光素眼底血管造影可见部分病例 RPE 萎缩带延伸至远周边部，表现为后极部向下方延伸的斑驳状强荧光，晚期部分荧光增强、部分减弱，末端可伴浆液性视网膜脱离（图 2-3-4-3）。有极少数存在黄斑区盘状神经上皮脱离区，但造影上没有明显的 RPE 渗漏改变，推测可能是 RPE 屏障功能尚未明显损害或已恢复，渗漏点已封闭，视网膜下液尚未完全吸收。

ICGA 早期可见与 FFA 渗漏灶相对应的脉络膜充盈迟缓，随后充盈迟缓区周围脉络膜毛细血管扩张；中期 FFA 渗漏灶对应处呈点状强荧光，扩张的脉络膜血管通透性增强呈斑片状强荧光（图 2-3-4-4）；后期斑片状强荧光减弱而荧光弥散，部分患者可见 ICG 排空的脉络膜大血管负影。OCT 可见视网膜神经上皮浆液性脱离伴 PED,部分可见视网膜下高反射点、囊样视网膜变性。OCTA 可见脉络膜毛细血管局灶性低灌注和高灌注区域。自发荧光可见视网膜下液对应区呈斑驳状或片状高自发荧光,部分病例可见与原发病灶相连的、延伸到远周边部的竖条状或斜条状异常荧光条带(图 2-3-4-5)。

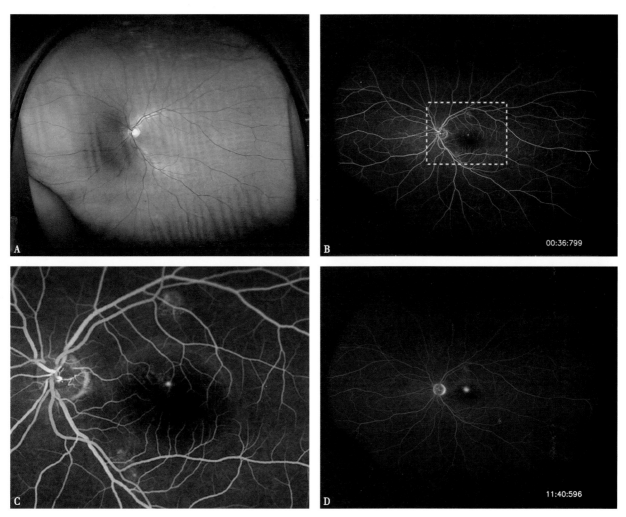

图 2-3-4-1 左眼 CSC

患者男,45 岁,因"左眼视物模糊 1 周"就诊,左眼视力:0.8,A. 左眼超广角眼底照相图,提示左眼黄斑区盘状神经上皮脱离;B. 左眼 UWFA 36 秒,可见黄斑中心凹上方点状强荧光渗漏;C. 为图 B 局部放大图,可见 RPE 渗漏点和 4.5PD 大小神经上皮脱离区轮廓,上、下方血管弓处可见点簇状强荧光,晚期随背景荧光减弱呈透见荧光;D. UWFA 11 分钟 40 秒示渗漏点呈墨渍样扩大

图点评:患眼为急性 CSC 的墨渍样渗漏,是最常见的渗漏方式,有时渗漏点位于黄斑区之外,也可出现多个渗漏点。急性 CSC 往往可以自愈,有时行 FFA 检查时 RPE 渗漏点已闭,仅见神经上皮脱离区轮廓。

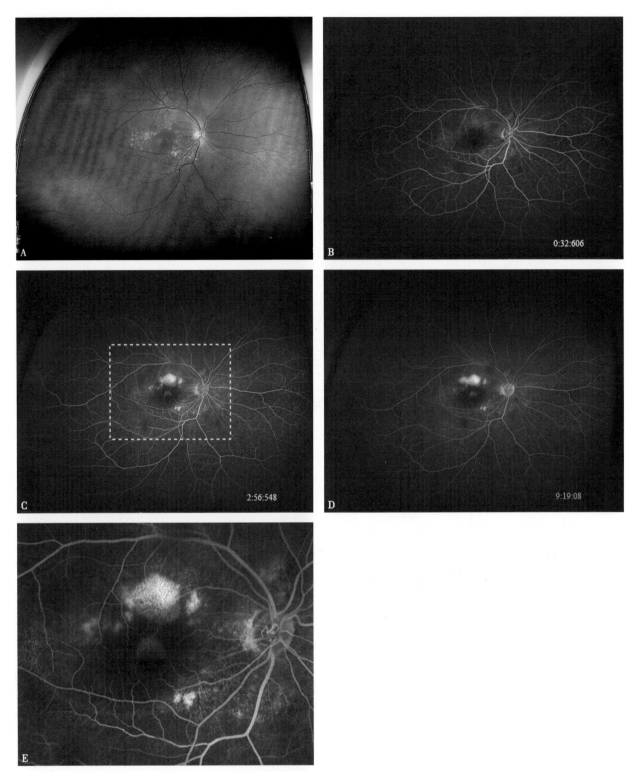

图 2-3-4-2 右眼 CSC

患者男，70 岁，因"右眼视力下降 1 年余"就诊，右眼视力：0.3，A. 右眼超广角眼底照相图，提示右眼后极部可见神经上皮脱离，其下可见斑点状黄色视网膜下沉积物；B~D. 右眼 UWFA 早期可见散在斑点状强荧光，随造影时间延长，部分染料渗漏，多发 PED 呈边界清晰的类圆形强荧光，后极部视网膜下沉积物荧光染色；晚期部分荧光增强，范围扩大，部分荧光减弱呈透见荧光改变，PED 荧光进一步增强，但形态大小不变；E. 为图 C 局部放大图，可见多发不典型染料渗漏，多发 PED 呈边界清晰的类圆形强荧光，后极部视网膜下沉积物荧光染色

图点评：患眼为慢性 CSC，呈多发不典型 RPE 渗漏、视网膜下沉积物染色、PED、RPE 染色和色素脱失等改变。

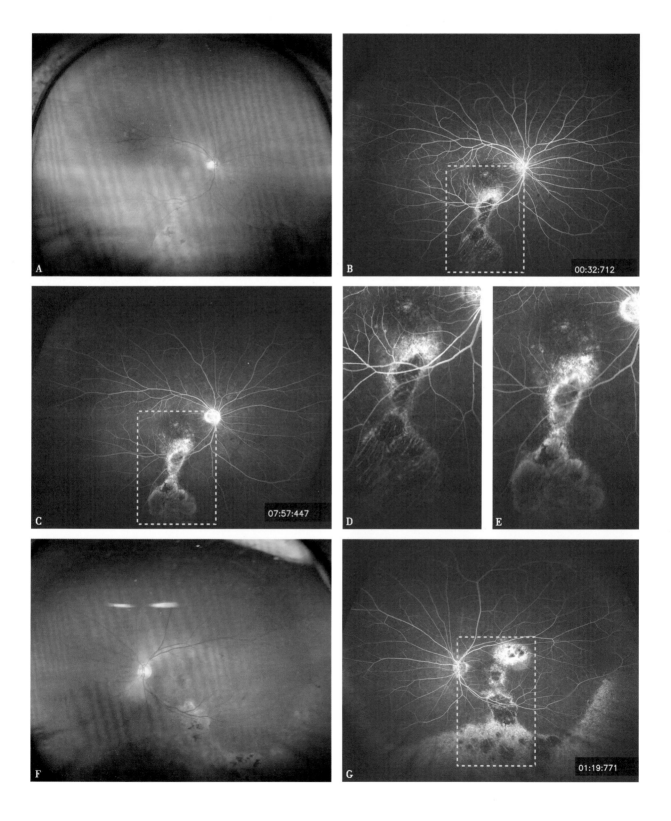

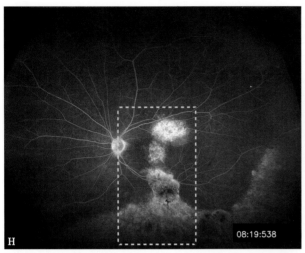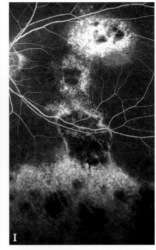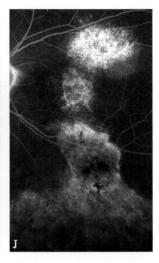

图 2-3-4-3 双眼 CSC

患者男,50 岁,因"双眼眼视力下降 7 年余"就诊,右眼视力:0.15,左眼视力:0.08,A. 右眼超广角眼底照相图,提示右眼黄斑区色素紊乱,从后极部延伸到下方周边部的黄色萎缩带,其上色素沉着;B. 和局部放大图 D. 右眼 UWFA 32 秒,黄斑区可见不规则稍强荧光,萎缩带呈弱荧光,透见下方脉络膜血管,萎缩带周围环绕强荧光;C 和局部放大图 E. 右眼 UWFA 7 分钟 57 秒可见萎缩带晚期部分荧光增强、部分减弱;F. 左眼超广角眼底照相图,提示左眼后极部广泛视网膜色素病变,从后极部血管弓延伸到下方周边部广泛的黄色萎缩带,其上色素沉着;G 和局部放大图 I. 左眼 UWFA 1 分钟 19 秒,后极部可见广泛不规则斑驳样强荧光,萎缩带周围强荧光环绕,萎缩带延伸至下方周边部呈广泛的强荧光,其上色素遮蔽荧光;H 和局部放大图 J. 右眼 UWFA 8 分钟 19 秒可见后极部及萎缩带荧光稍增强

图点评:反复发作的患者视网膜下积液长期存在,RPE 受损严重,视网膜弥漫性萎缩,视力预后一般较差,建议尽早进行 PDT 治疗。如无条件进行 PDT 治疗,对于黄斑区以外的渗漏点也可行光凝治疗。UWFA 可以观察到周边部 RPE 渗漏点及 RPE 损害病灶,有利于患者的诊断治疗。

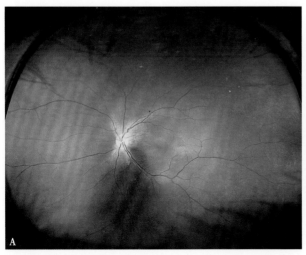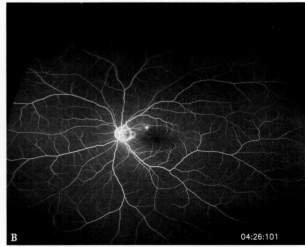

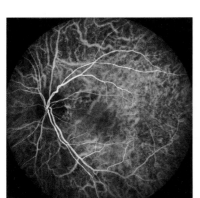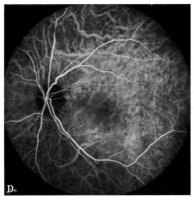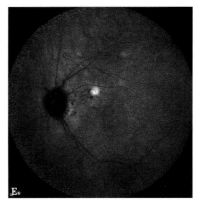

图 2-3-4-4　左眼 CSC

患者男,38 岁,因"左眼视物变暗 4 个月"就诊,左眼视力:0.6,A. 左眼超广角眼底照相图,提示黄斑区盘状神经上皮脱离;
B. 左眼 UWFA 4 分钟 26 秒可见上方血管弓附近点状强荧光渗漏;C. 左眼 ICGA 24 秒可见渗漏灶对应处脉络膜充盈迟缓,
充盈迟缓区周围脉络膜毛细血管扩张;D. ICGA 1 分钟 37 秒示扩张的脉络膜血管通透性增强呈斑片状强荧光;E. ICGA 24 分
钟 19 秒示斑片状强荧光减弱,UWFA 渗漏灶对应处呈点状强荧光

　　图点评:进行 PDT 治疗的时候应进行 ICGA 检查,能充分显示脉络膜血管通透性增强的范围,利于
充分覆盖。

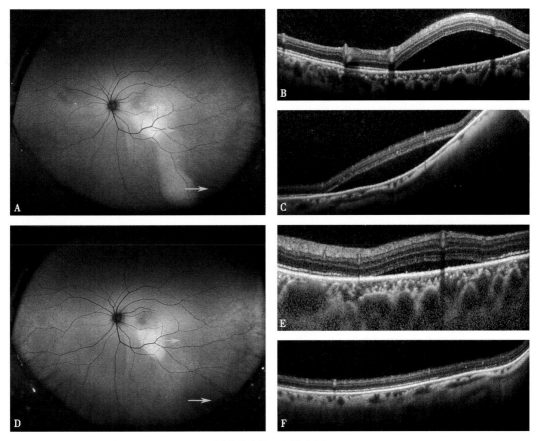

图 2-3-4-5　左眼 CSC

患者男,38 岁,因"左眼视力下降 3 个月"就诊,左眼视力:0.4,A. 左眼超广角眼底自发荧光图,可见从黄斑部向下延伸至
远周边部的长条片状高荧光条带;B、C. 为图 A 箭头对应部位 OCT 图,FAF 上高荧光对应处为浆液性视网膜神经上皮脱
离,伴下方周边渗出性视网膜脱离;D. 微脉冲治疗后 3 个月,下方血管弓处仍呈高荧光,但范围较前缩小,下方周边高荧
光消退;E、F. 为 D 图箭头对应部位 OCT 图,后极部视网膜下积液较前明显减少,下方周边部积液已经完全吸收

图点评：CSC 出现流水带者可伴下方周边渗出性视网膜脱离。由于视网膜神经上皮脱离，视网膜光感受器外节和 RPE 分离，阻碍了色素上皮细胞的吞噬作用，视网膜下积液内存在大量发光物质，所以呈现高荧光。当患者因为经济等原因不能进行半剂量光动力治疗时，也可尝试微脉冲激光治疗。超广角自发荧光更容易观察到周边部的病变，有利于随访观察。

● 治疗建议

（1）综合治疗：急性 CSC 在 3 个月内可进行观察，期间要去除危险因素，如停用激素、充分休息、戒酒等。对于随访过程中视力持续下降者，以及需要快速恢复视力者，应该选择早期积极干预。

（2）光动力治疗：对于慢性 CSC 首选在 ICGA 和 FFA 指导下的半剂量光动力治疗，降低脉络膜血管通透性。

（3）微脉冲激光治疗：微脉冲激光可选择性作用于 RPE，保留光感受器而不引起可见的组织损伤。研究显示微脉冲激光治疗 CSC 视网膜下积液消退率为 14%～71%，低于半剂量光动力。

（4）激光治疗：为二线治疗，仅用于距离黄斑中心凹至少 375μm 以外的渗漏点。

（5）目前尚无有效证据表明玻璃体腔注射抗 VEGF 对 CSC 的有效性。但对于合并有 CNV 的 CSC，玻璃体腔注射抗 VEGF 能发挥抗新生血管的作用。

（何　璐　郑红梅）

参 考 文 献

1. 张承芬. 眼底病学. 北京：人民卫生出版社，2010：416-426.

2. 文峰. 眼底病临床诊治精要. 北京：人民军医出版社，2011：35-43.

3. 戚沆，陈长征，许阿敏，等. 光相干断层扫描血管成像联合眼底自身荧光观察妊娠期中心性浆液性脉络膜视网膜病变一例. 中华眼底病杂志，2018，34（1）：71-72.

4. 刘小钰，彭晓燕. 中心性浆液性脉络膜视网膜病变的多模式治疗. 国际眼科纵览，2019，43（1）：29.

5. Daruich A，Matet A，Dirani A，et al. Central serous chorioretinopathy: Recent findings and new physiopathology hypothesis. Progress in Retinal & Eye Research，2015，48：82-118.

6. Rijssen T，Dijk E，Yzer S，et al. Central serous chorioretinopathy: Towards an evidence-based treatment guideline. Prog Retin Eye Res，2019，73：100770.

7. Haimovici R，Koh S，Gagnon D R，et al. Central Serous Chorioretinopathy Case-Control Study Group. Risk factors for central serous chorioretinopathy: a case-control study. Ophthalmology，2004，111：244-249.

第五节　特发性脉络膜新生血管

● 概述

特发性脉络膜新生血管（idiopathic choroidal neovascularization，ICNV）是指年龄小于 50 岁，且不伴有明显的眼内炎症反应或其他促使新生血管发生因素的 CNV 患者。ICNV 为年轻患者 CNV 病变第二常见的病因，仅次于高度近视并发 CNV。多单眼发病，多见位于后极部的孤立性灰红色病灶，伴渗出、出血和色素增生等。

● 临床表现

患者表现为单眼的视力下降或视物变形，视力下降程度和病灶位置密切相关。病灶位于黄斑中心则患者早期即出现中心视力明显下降，伴视物变形、视野固定暗点；位于黄斑中心以外者，视力可仅为轻度下降。检眼镜下可见视网膜下孤立性灰红色或灰青色病灶，周围可伴视网膜水肿、出血、渗出和 RPE 色素增生，可有浆液性 PED 和神经上皮脱离（图 2-3-5-1）。

UWFA 早期可见树枝样、花瓣样或车轮状的脉络膜新生血管强荧光，与直接检眼镜下的灰红色病灶相对应。随造影时间延长，新生血管渗漏荧光进一步增强，范围扩大（图 2-3-5-1）。周围渗出性病灶呈弱荧光，出血和色素增生呈遮蔽荧光。

OCT 多表现为 2 型 CNV，即脉络膜新生血管呈高反射信号，突破 RPE，进入神经上皮下，向神经上皮延伸（图 2-3-5-2）。当存在神经上皮浆液性脱离时，神经上皮与 RPE 局限性分离，呈现神经上皮下低反射暗区。OCTA 外层视网膜和脉络膜毛细血管层可见清晰新生血管信号（图 2-3-5-2 和图 2-3-5-3）。

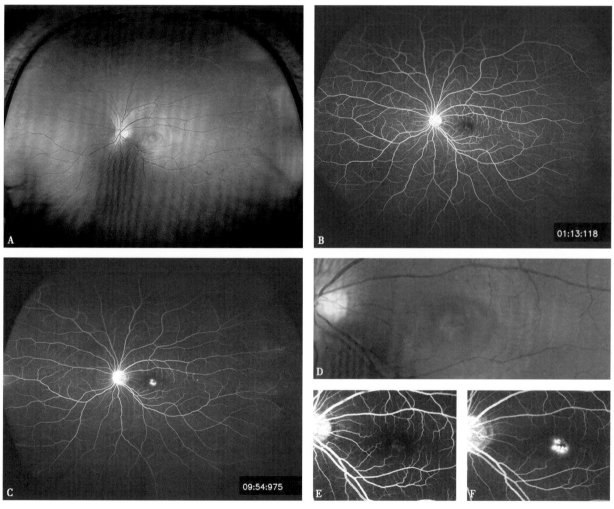

图 2-3-5-1　左眼 ICNV

患者女，27 岁，因"左眼视物变形伴视力下降 1 周"就诊，视力：0.25，A 和局部放大图 D. 左眼超广角眼底照相图，可见黄斑区灰红色病灶伴周围视网膜下液；B 和局部放大图 E. 左眼 1 分钟 13 秒 FFA，黄斑中心凹可见一 1/3PD 大小的车轮状 CNV 性强荧光；C 和局部放大图 F. 左眼 9 分钟 54 秒 FFA，晚期 CNV 荧光增强，范围扩大

图点评：ICNV 在 FFA 早期即可见清晰的 CNV 性强荧光，随时间延长染料渗漏明显。由于 ICG 荧光能穿透黄斑叶黄素，ICGA 上黄斑定位不如 FFA 明确，且 ICNV 病灶较小，在 ICGA 反而显示不如 FFA 清晰。年轻人的 CNV 需积极寻找病因，一旦找到明确的致病因素（如高度近视、点状内层脉络膜病变、多

灶性脉络膜炎等），就不能诊断为 ICNV。以往很多点状内层脉络膜病变并发 CNV 都被误诊为 ICNV，应注意鉴别。

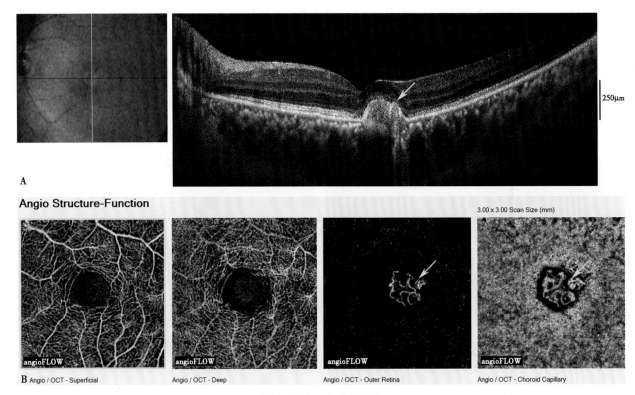

图 2-3-5-2　左眼 ICNV

患者女，38 岁，左眼视力下降伴视物变形半个月，左眼视力 0.5，A. 左眼黄斑 OCT 图，可见中心凹下异常团状高反射信号，突破 Bruch 膜和 RPE 层，进入神经上皮下（黄箭头）；B. 左眼 OCTA 图（3mm×3mm），视网膜外层和脉络膜毛细血管层可见团状异常新生血管信号（黄箭头）

　　图点评：结合 OCT 能更好地判断异常新生血管病灶所在层次以及是否伴有水肿和渗漏等改变；OCTA 能更清晰地显示 CNV 所在的层次和新生血管形态，不受 FFA 荧光渗漏的影响。

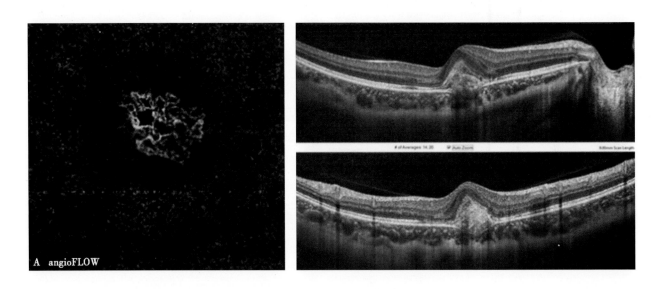

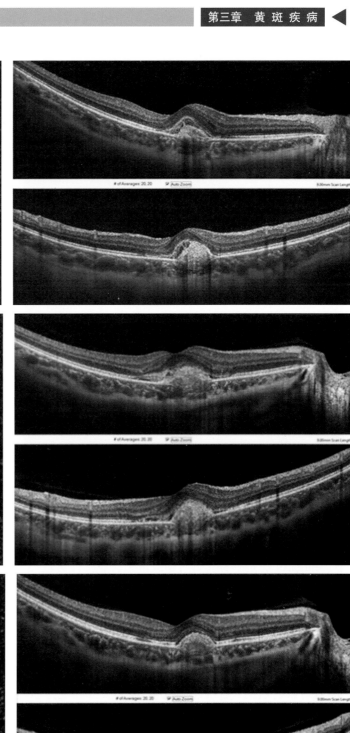

图 2-3-5-3 左眼 ICNV

患者男，32 岁，因"左眼视力下降 1 周"就诊，左眼视力：0.5，A. 治疗前 OCTA 和 OCT（横向扫描和纵向扫描）图像；B. 该患者接受玻璃体腔注射抗 VEGF 药物治疗后 1 个月复查，OCTA 显示视网膜外层团状异常新生血管较前减小，OCT 示视网膜下高反射物质较前减小；C. 3 个月时复查，OCTA 上视网膜外层团状异常新生血管再次扩大，OCT 可见视网膜下少量积液，再次给予玻璃体腔注射抗 VEGF 药物；D. 再次治疗后 1 个月复查，OCTA 上视网膜外层团状异常新生血管较前减小，OCT 可见视网膜下高反射物质较前减小图点评：OCTA 和 OCT 是无创检查手段，可敏锐观察 CNV 病灶的变化，有利于指导治疗和治疗后随访。

● 治疗

（1）玻璃体腔注射抗 VEGF 是目前主要的治疗方法。

（2）研究报道光动力疗法疗效不如抗 VEGF 药物。

（3）对于中心凹外的 ICNV 可谨慎予以激光光凝。

（4）全身治疗，包括改善血管通透性，改善循环和营养视网膜等药物治疗。

（何　璐）

<h2 style="text-align:center">参 考 文 献</h2>

1. 张承芬. 眼底病学. 北京：人民卫生出版社，2010：429-432.

2. 文峰. 眼底病临床诊治精要. 北京：人民军医出版社，2011：43-46.

3. Spaide R F. Choroidal neovasodarimtion in younger patients. Curr Opin Ophthalmol，1999，10（3）：177-181.

4. Cohen S Y，Laroche A，Leguen Y，et al. Etiology of choroidal neovascularization in young patients. Ophthalmology，1996，103（8）：1241-1244.

5. 余岚，陈长征，苏钰，等. 玻璃体腔注射康柏西普治疗特发性脉络膜新生血管的疗效观察. 中华眼底病杂志，2016，32（1）：12-16.

6. 田蓉，陈有信. 特发性脉络膜新生血管的治疗. 眼科新进展，2012，32（8）：794-797.

第六节　Stargardt 病

● 概述

Srargardt 病是一种儿童时期最常见的遗传性黄斑萎缩性变性疾病。多为常染色体隐性遗传，突变基因 *ABCA4*，可导致 RPE 细胞内 A2E 的过度聚集，产生细胞毒性，感光细胞继发变性。少数为常染色体显性遗传。临床上常见散发病例。该病常双眼对称发病，多于儿童期或青少年期发病，眼底可表现为黄斑椭圆形萎缩及周围弥散的黄色斑点。

● 临床特征

患者常有双眼对称性缓慢视力下降，大部分视力下降至 0.1，部分下降至指数。可伴有畏光、色觉异常等。

早期眼底表现正常，易误诊为弱视、球后视神经炎或非器质性视力下降。进展期中心凹反光消失，黄斑区出现颗粒状色素及黄色斑点，并逐渐形成双眼对称、边界清晰的横椭圆形萎缩区，眼底检查时可见金箔样反光。晚期后极部萎缩，裸露脉络膜大中血管及巩膜。

FFA 早期可表现为斑点状透见荧光，进展期则可见脉络膜背景荧光减弱或消失（脉络膜湮灭），双眼黄斑区对称椭圆形斑驳透见荧光（牛眼征）。晚期可见萎缩灶内透见脉络膜大中血管。

自发荧光表现为背景荧光增强，黄斑区边界清晰的萎缩灶弱荧光，以及周边弥散的斑点状强荧光和弱荧光。在超广角自发荧光图像中还可以看到高荧光与低荧光区域的分界线。OCT 则可早期发现 RPE 内的脂褐质沉积和光感受器缺损，晚期可见视网膜外层完全萎缩，视网膜脉络膜变薄。ERG 表现为明视 ERG 的 b 波下降，但峰时正常，是 Stargardt 病诊断的重要依据。

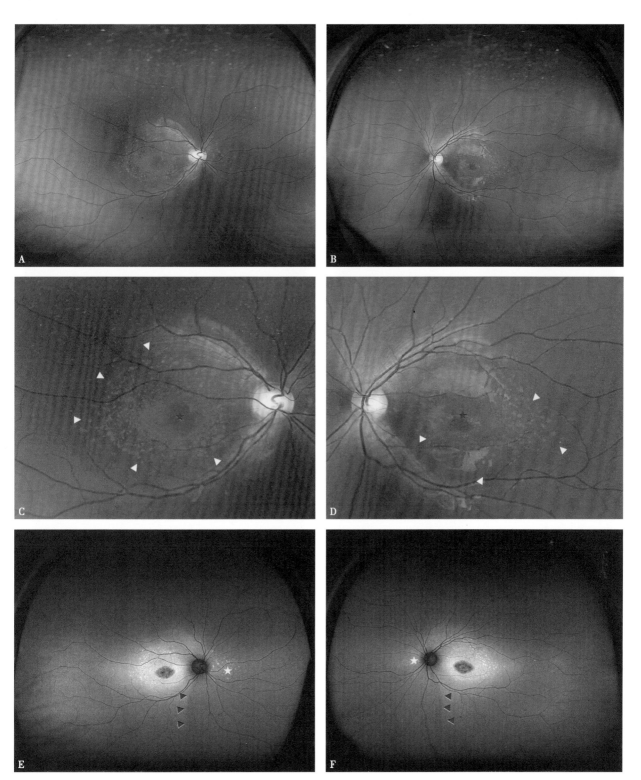

图 2-3-6-1 双眼 Stargardt 病

患儿女，10 岁，因"发现双眼视力差一年"就诊，双眼视力 0.12，A、B. 超广角眼底照相显示双眼后极部对称横椭圆性青灰色病灶，黄斑区周围可见点状黄白色病灶图；C、D. 为后极部放大图，显示青灰色病灶（红五星）及黄色斑点（黄三角）；E、F. 为自发荧光图像，可见双眼黄斑区边界较清晰的对称横椭圆形低荧光，周围可见背景荧光增强伴弥散的斑点状高荧光，视盘鼻侧也可见斑点状高荧光（黄五星），血管弓鼻下还可见高荧光与低荧光的分界线（红三角）

　　图点评：Stargardt 病进展期眼底表现为两眼对称、边界清晰的横椭圆形萎缩灶，呈青铜样色泽。当疾病进展到晚期时，萎缩灶内可见出现类圆形或不规则的 RPE 合并脉络膜毛细血管萎缩，暴露其下脉络膜大中血管（图 2-3-6-2）。根据患儿发病年龄、视力、双眼对称的眼底表现以及自发荧光表现往往能够诊断典型的 stargardt 病。超广角自发荧光较传统 30°或 50°镜头自发荧光更能全面地显示病变范围，有利于发现早期病变 RPE，可用于快速观察随访。

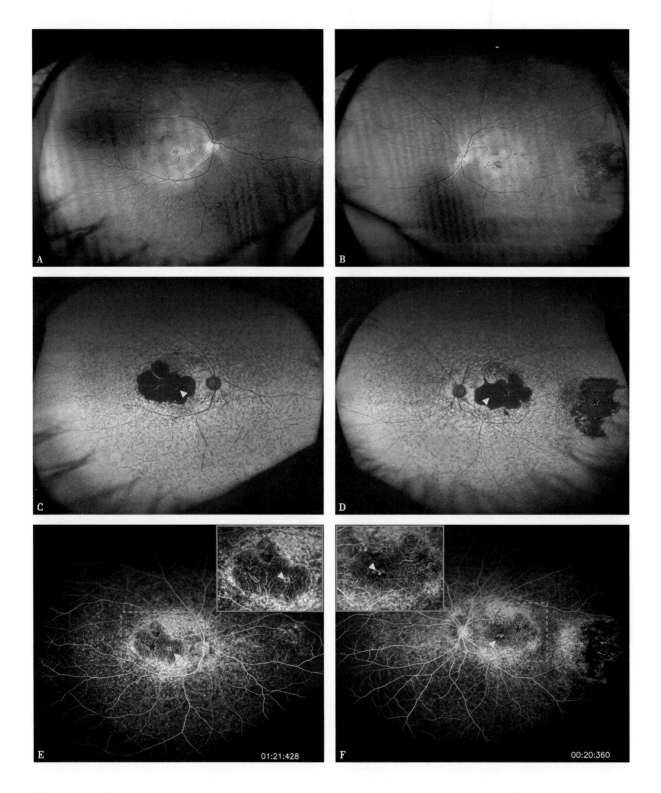

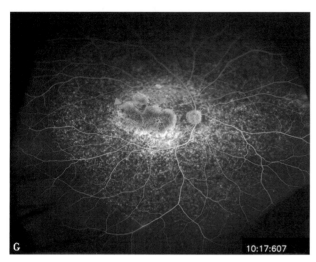

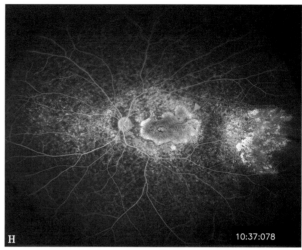

图 2-3-6-2　双眼 Stargardt 病

患者，女，37岁，自幼双眼视力差，现双眼视力 0.1，A、B. 可见双眼对称的黄斑区大片横椭圆形不规则萎缩灶，透见脉络膜大中血管，周边可见大量散在黄白色斑点，颞侧远周边部见片状萎缩灶伴色素增殖；C、D. 自发荧光显示双眼对称的后极部大片边界清晰的不规则低荧光（红五星），中央残存小片状中等荧光（黄三角），周边大片散在斑点状低荧光；E～H. 为 UWFA 图像，蓝框内为局部放大图，可见脉络膜背景荧光减弱，早期黄斑区中心小片状强荧光伴色素增殖遮蔽荧光（黄三角），周围区域可透见脉络膜大中血管（红五星），晚期巩膜染色呈强荧光（蓝三角）。后极部及中周部大量散在点片状斑驳荧光

图点评：脉络膜湮灭是由于 RPE 细胞内脂褐质沉积，使得脉络膜荧光遮蔽，导致背景荧光普遍减弱或消失，视网膜毛细血管更为清晰的眼底荧光血管造影表现。脉络膜湮灭、牛眼征及合并黄色斑点是 Stargardt 病的特征性改变。

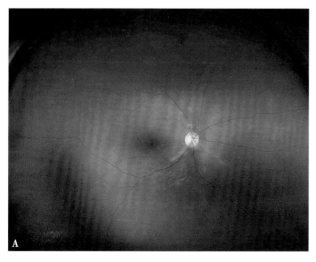

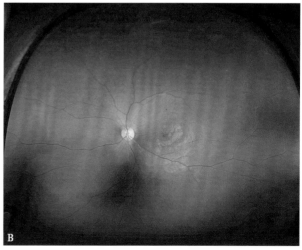

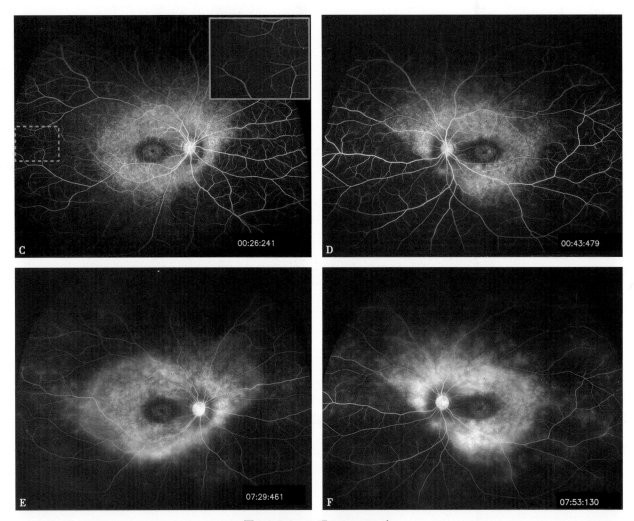

图 2-3-6-3　双眼 Stargardt 病

患者，女，7 岁，*ABCA4* 基因突变，A、B. 双眼超广角眼底成像可见对称的青灰色横椭圆形萎缩灶，后极部弥散黄色斑点；C～F. 双眼 UWFA 可见黄斑区对称的横椭圆形萎缩灶斑驳荧光、周围斑点状斑驳荧光、以及因脉络膜湮灭更为清晰的视网膜毛细血管网（蓝框）。晚期部分毛细血管扩张渗漏呈模糊强荧光，视盘染色

　　图点评：Stargardt 病可以伴有视网膜毛细血管扩张渗漏。此时需注意与锥杆细胞营养不良、氯喹中毒性视网膜病变等相鉴别。必要时进行基因检测。

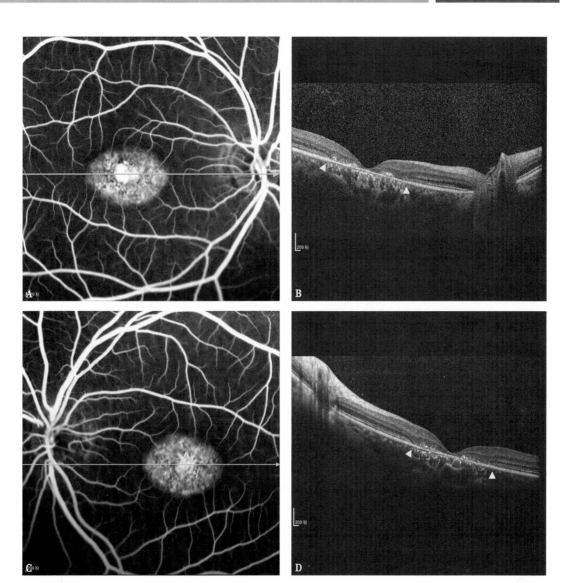

图 2-3-6-4　Stargardt 病进展期 FFA 及 OCT 表现

A、C. 可见双眼黄斑区对称的横椭圆形斑驳状透见荧光；B、D. 对应 OCT 处 RPE 内脂褐质沉积,光感受器
受损,视网膜外层萎缩(黄三角所示)

图点评:典型的"牛眼征"萎缩灶横径多为 2PD,纵径为 1.5PD,如青铜片样外观。FFA 上可见中心色素斑遮蔽弱荧光,外绕以斑点状色素脱失透见荧光,最外围可见 RPE 色素增殖遮蔽荧光带。OCT 可以更敏感的显示 RPE 细胞受损,及早发现病情进展。

● 治疗建议

暂无有效治疗方法,可给予叶黄素、玉米黄质、维生素 B 等营养药物。绝大多数患者视力能保存在 0.1 左右,具有自主生活能力。患者需避免长时间户外日光直射,注意避免强光对黄斑的损伤。

（苏　钰）

参 考 文 献

1. 文峰. 眼底病临床诊治精要. 北京:人民军医出版社,2011:53-56.

2. 刘文,文峰,易长贤. 临床眼底病·内科卷. 北京:人民卫生出版社,2015:414-418.

3. Kumar. Insights into autofluorescence patterns in Stargardt macular dystrophy using ultra-wide-field imaging. Graefes Arch Clin Exp Ophthalmol. 2017，255（10）：1917-1922.

4. Tsang S H，Sharma T. Stargardt Disease. Atlas of Inherited Retinal Diseases. Springer，2018：139-151.

第七节 黄 斑 前 膜

● 概述

　　黄斑前膜（macular epiretinal membrane，MERM）是发生在黄斑区视网膜前表面的一层无血管结构的纤维性增殖膜。主要成分是胶原纤维、视网膜色素上皮细胞、胶质细胞和成纤维细胞等。根据病因可分为特发性和继发性两类。后者指继发于眼内炎症、眼部外伤、视网膜裂孔、视网膜脱离、眼内肿瘤及内眼手术后的黄斑前膜。

● 临床特征

　　临床症状的轻重取决于黄斑前膜的位置、厚度和有无收缩等。特发性黄斑前膜早期多无自觉症状，随病情进展黄斑前膜收缩，可出现不同程度的视力下降或视物变形。因前膜牵拉引起视网膜水肿，黄斑区出血，黄斑劈裂，黄斑裂孔或视网膜脱离时可导致严重的视力下降及视物变形，甚至出现单眼复视。继发性黄斑前膜由于原发病对视力的损害，有时对由黄斑前膜所引起的视力下降及视物变形反而不敏感。

　　特发性黄斑前膜患者眼前节多无明显异常，部分伴不同程度的晶状体混浊（图 2-3-7-1）。根据 Gass 分期，特发性黄斑前膜可分为 3 期（表 2-3-7-1）。

表 2-3-7-1　特发性黄斑前膜眼底表现分期

分期	眼底表现
0 期 玻璃纸样黄斑病变期	仅在黄斑区视网膜前出现玻璃纸样反光，不引起视网膜变形及视网膜内各层结构的改变，对视力一般无影响
1 期 皱褶性玻璃纸样黄斑病变期	黄斑区视网膜表面的玻璃纸样反光薄膜出现轻微皱褶收缩，致其下视网膜出现不规则细小皱纹，呈放射状向外延伸，黄斑区拱环稍迂曲变形，视力一般不低于 0.5
2 期 黄斑前膜病变期	黄斑区视网膜前灰白色纤维膜形成，遮盖其下方部分视网膜血管，黄斑区拱环明显扭曲变形，大血管牵拉向中央移位，视网膜因前膜收缩形成明显皱褶，可伴视网膜水肿、片状出血灶、局限性浆液性视网膜脱离等，视力严重受损

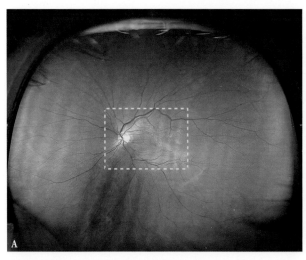 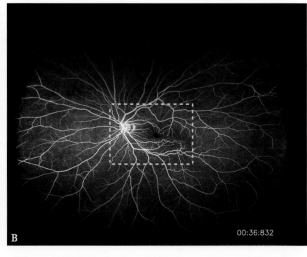

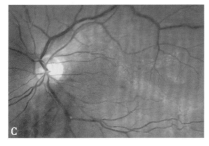
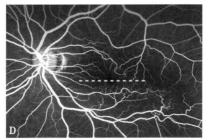
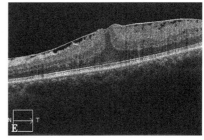

图 2-3-7-1 左眼特发性黄斑前膜

患者女性，左眼特发性黄斑前膜 2 期，左眼视力 0.15，A. 超广角眼底照相显示后极部血管迂曲；B. 超广角荧光素眼底血管造影显示后极部血管迂曲变形；C. 为图 A 的局部放大图，可见黄斑周围小血管牵拉变直，黄斑片状玻璃纸样反光；D. 为图 B 的局部放大，看见黄斑周围血管迂曲，黄斑拱环变形、变小；E. 黄斑 OCT 扫描提示黄斑前膜，黄斑中心凹消失，局部视网膜水肿增厚

图点评：FFA 在黄斑前膜疾病中的诊断特异性不及 OCT，但 FFA 可评价黄斑前膜 2 期病变时是否伴随局部视网膜屏障功能受损导致黄斑水肿形成。

继发性黄斑前膜可因原发病同时伴有眼部其他异常体征，如结膜充血、角膜 KP、前房闪辉、晶状体混浊、玻璃体炎性混浊或积血、视网膜裂孔或脱离、视网膜血管白鞘、视网膜出血、水肿、渗出等改变。继发性黄斑前膜多为灰白色，较厚，可严重牵拉周围血管，并导致视网膜全层皱褶，视力严重受损（图 2-3-7-2）。

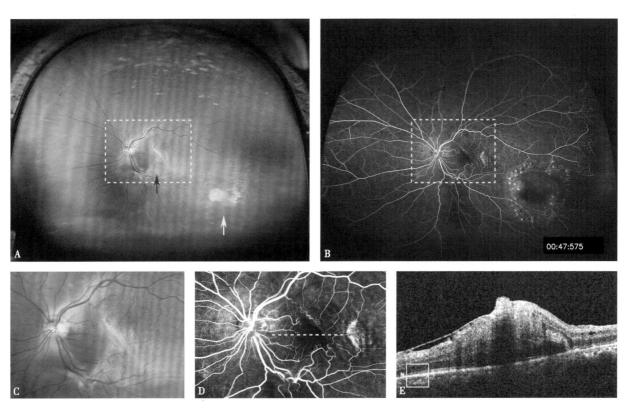

图 2-3-7-2 左眼继发性黄斑前膜

患者男性，63 岁，左眼视力 0.1，患者 1 年前因左眼视网膜裂孔行激光光凝治疗，现主诉左眼视力下降伴视物变形 4 个月，诊断为左眼继发性黄斑前膜，A. 左眼超广角眼底照相显示颞下方可见视网膜裂孔及其周围激光斑（黄箭头），后极部黄斑区视网膜前灰白色纤维膜形成，牵拉血管迂曲变形（红箭头）；B. 超广角荧光素眼底血管造影显示后极部黄斑区拱环变形，大血管牵拉向黄斑区移位，颞下可见类圆形弱荧光，视网膜血管聚焦不良，病灶周围可见激光斑荧光；C. 为图 A 的局部放大；D. 为图 B 的局部放大；E. 黄斑 OCT 显示黄斑前膜，黄斑中心凹消失，前膜牵拉视网膜变形增厚，结构层次不清

图点评：继发性黄斑前膜可与炎症、肿瘤、视网膜脱离等各种眼底疾病相关。UWFA 有利于发现周边部更多的原发病因。

OCT 显示黄斑前膜为与内层视网膜相连的高反射信号带。OCT 可直观显示黄斑前膜的厚度及是否牵拉引起视网膜水肿，并有效鉴别假性黄斑裂孔和黄斑板层裂孔。

FFA 显示 0 期患者可无明显异常改变，1～2 期患者可视病情发展出现不同程度的血管迂曲变形，黄斑区拱环变形、移位，严重时可伴血管荧光素的渗漏，黄斑水肿，出血遮蔽荧光等改变。FFA 在继发性黄斑前膜的诊断中更有助于原发病的诊断和鉴别。超广角影像学检查可发现周边部视网膜裂孔或撕裂以及周边部血管的异常，以进一步明确继发性黄斑前膜的原发病因。

● 治疗建议

特发性黄斑前膜患者如病情稳定，视力无明显或仅轻度下降，不伴明显视物变形时，可定期随访观察。继发性黄斑前膜患者应积极治疗原发疾病。当黄斑前膜引起明显的视力下降，视物变形，OCT 显示视网膜水肿明显，或 FFA 显示伴明显的荧光素渗漏时都应考虑手术治疗。继发性黄斑前膜的视力预后多与原发病密切相关。

（李　璐）

参 考 文 献

1. 文峰. 眼底病临床诊治精要. 北京：人民军医出版社，2012：30-35.

2. 刘文，张少冲，吕林. 临床眼底病·外科卷. 北京：人民卫生出版社，2014：557-567.

3. Stevenson W，Prospero Ponce C M，Agarwal D R，et al. Epiretinal membrane：optical coherence tomography-based diagnosis and classification. Clin Ophthalmol，2016，10：527-534.

4. Miguel A I，Legris A. Prognostic factors of epiretinal membranes：A systematic review. J Fr Ophthalmol，2017，40（1）：61-79.

第八节　黄 斑 裂 孔

● 概述

黄斑裂孔（macular hole，MH）是指黄斑区视网膜神经上皮层的部分（板层裂孔）或全部（全层裂孔）组织缺损。根据病因可分为特发性和继发性两类。前者多见于老人，多由玻璃体后脱离异常导致。后者可继发于外伤、高度近视、黄斑囊样水肿破裂等。

● 临床特征

临床主要表现为中心视力明显下降，中心暗点及视物变形。眼底表现为玻璃体不全或全后脱离，黄斑区圆形或卵圆形的边界清楚的视网膜裂孔，裂孔底部呈暗红色，可伴有裂孔周围网膜的水肿或浅脱离，部分患者可见游离盖。

临床根据 Gass 分期，特发性黄斑裂孔可分为 4 期（表 2-3-8-1）。

FFA 早期可无明显异常，当裂孔完全形成时可在裂孔处见透见荧光，伴视网膜水肿及浅脱离时可见相应弱荧光的改变。高度近视黄斑裂孔患者可伴有周边网膜的异常改变，如格子样变性区及视网膜裂孔等，这时超广角影像学检查更具有诊断优势（图 2-3-8-1）。

表 2-3-8-1 特发性黄斑裂孔眼底表现分期

分期	眼底表现
1 期 中心凹脱离期	中心凹受玻璃体牵拉变浅或消失 1a：黄斑中心凹变浅，反光消失，黄斑区可见黄色斑点 1b：黄斑中心凹进一步变浅或消失，黄斑区可见黄色斑块或黄色环，可伴玻璃体牵拉或视网膜前膜
2 期 早期裂孔形成期	全层裂孔形成，裂孔孔径小于 400μm，可为圆形或半圆形。边缘无晕环
3 期 玻璃体黄斑中心凹分离期	圆形全层黄斑裂孔，伴不完全玻璃体后脱离，有时可见游离盖，裂孔边缘网膜呈囊样水肿。3 期以上患者在用裂隙灯检查时可见裂隙光在黄斑裂孔处有断裂（Watzke-Allen 征阳性）
4 期 玻璃体后脱离期	在 3 期基础上裂孔进一步增大，伴完全玻璃体后脱离

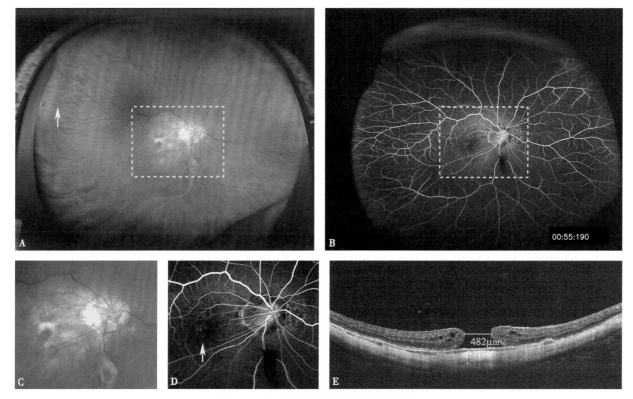

图 2-3-8-1 右眼高度近视并发黄斑裂孔

患者女性，49 岁，右眼高度近视并发黄斑裂孔，视力 0.05，A. 超广角眼底照相显示右眼底呈高度近视眼底改变，周边部可见格子样变性区（箭头）；B. 超广角荧光素眼底血管造影显示后极部黄斑区弱荧光；C. 为图 A 的局部放大，眼底彩照对于黄斑裂孔显示不明显；D. 为图 B 的局部放大，黄斑裂孔区域可见弱荧光（箭头）；E. 黄斑 OCT 显示全层黄斑裂孔形成

图点评：OCT 可对黄斑裂孔的大小、形态，是否伴周围视网膜脱离等提供确诊依据。对比 FFA 更具有诊断优势。超广角影像学检查有利于发现周边部视网膜病变。

● 治疗建议

特发性 1 期黄斑裂孔约一半患者可自愈或不再进展，可定期观察随访。2～4 期黄斑裂孔形成时可行手术治疗。外伤性黄斑裂孔有一定自愈率，但较大裂孔自愈率也相应减小，临床可先观察 3～4 个月，如无自愈倾向,可考虑手术治疗。高度近视等的继发性黄斑裂孔患者,易并发视网膜脱离,应尽早手术治疗。

(李　璐)

参 考 文 献

1. 文峰. 眼底病临床诊治精要. 北京:人民军医出版社,2012:46-52.

2. 刘文,张少冲,吕林. 临床眼底病·外科卷. 北京:人民卫生出版社,2014:579-598.

3. Shaikh N,Kumar V,Salunkhe N,et al. Pediatric idiopathic macular hole - A case report and review of literature. Indian J Ophthalmol,2020,68(1):241-244.

4. Chen Q,Liu Z X. Idiopathic macular hole:a comprehensive review of its pathogenesis and of advanced studies on metamorphopsia. J Ophthalmol,2019,2019:7294952.

5. Bikbova G,Oshitari T,Baba T,et al. Pathogenesis and management of macular hole:review of current advances. J Ophthalmol,2019,2019:3467381.

第四章

炎症及感染性疾病

第一节　多发性一过性白点综合征

● 概述

多发性一过性白点综合征（multiple evanescent white dot syndrome，MEWDS）是一种急性多灶性脉络膜视网膜病变，主要累及外层感光细胞及视网膜色素上皮层。其确切发病机制尚不明确，目前普遍认为MEWDS 是与病毒感染有关的自身免疫性疾病，好发于近视的年轻女性，单眼发病多见，属于自限性疾病，预后良好，少部分人群可能反复发作。

● 临床特征

患者常急性起病，部分发病前曾有感冒或发热病史。典型症状为单眼视物模糊或眼前黑影遮挡，部分伴随闪光感。患眼视力常轻度或中度降低，前节无特殊表现，偶尔可见玻璃体细胞。视盘可轻度充血，后极部至赤道部可见多灶性、大小不一、边界欠清的白色斑点状病灶，后极部斑点状病灶分布往往更密集，可相互融合成片（图 2-4-1-1A，图 2-4-1-2A），黄斑区可能呈现颗粒状改变。

疾病初期患眼 FFA 上可见散在或密集分布的多个圆形或"花环状"稍强荧光灶，晚期视盘染色，病灶周围轻微荧光渗漏，部分强荧光灶融合（图 2-4-1-1B 及图 2-4-1-2C～E）。随眼底病变消退，FFA 上强荧光灶消失，部分遗留轻微透见荧光（图 2-4-1-4C、D）。

ICGA 较 FFA 更具特异性，疾病早期患眼 ICGA 晚期图像可呈现多个圆形或类圆形弱荧光点，后极部可融合成片，数量显著多于眼底所见（图 2-4-1-3A～D）。

OCT 上可见椭圆体带及嵌合体带反射信号丢失或断续，对应眼底部分白色病灶处可见外核层的高反射物质沉积（图 2-4-1-3E）。

视野多表现为生理盲点扩大或颞侧视野缺损，也可出现其他类型视野缺损。

眼底自发荧光呈现与视网膜上白色斑点分布一致的斑点状高自发荧光，后极部可融合成片（图 2-4-1-4B）。

患眼全视野 ERG 五项反应较对侧眼均降低，随病情好转而逐渐恢复。

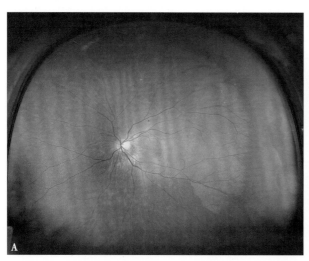
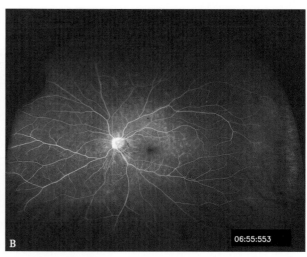

图2-4-1-1 左眼多发性一过性白点综合征

患者女,29岁,左眼视物模糊2天,A. 左眼超广角眼底照相,可见后极部及鼻侧、上方、下方中周部多个、大小不一的白色斑点状病灶,部分病灶融合成片;B. 左眼 UWFA 中晚期,可见后极部密集分布及上方、鼻侧、下方中周部散在分布的圆形稍强荧光灶,与眼底白色斑点状病灶相对应,同时伴随视盘轻度不均匀染色

图点评:如图 2-4-1-1B 所示,符合典型 MEWDS 发病初期的 FFA 特征。MEWDS 需要与急性区域性隐匿性外层视网膜病变(AZOOR)相鉴别,二者临床表现及 OCT 征象相似,但是 AZOOR 患者多数眼底无异常改变,FAF 具有典型三带区表现,即正常视网膜与病灶的低自发荧光区域之间存在相对清晰的高自发荧光的分界线,此外,AZOOR 患者的 FFA 往往也无特征性改变。

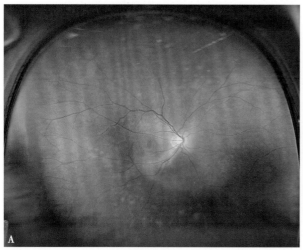
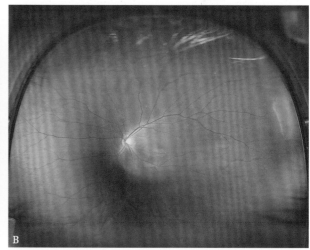

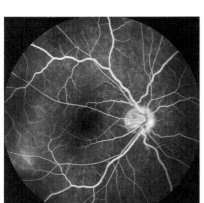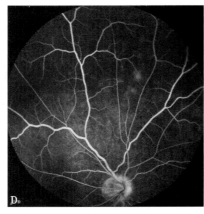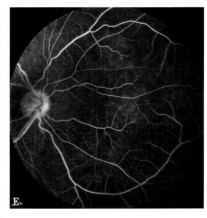

图 2-4-1-2　右眼多发性一过性白点综合征

患者女，20 岁，右眼前黑影遮挡伴闪光感 1 周，右眼矫正视力 0.5，左眼矫正视力 1.0，A. 右眼超广角眼底照相，可见后极部及中周部大小不一的白色斑点状病灶；B. 左眼超广角眼底照相，未见白色斑点改变；C～E. 右眼各象限晚期 FFA 图像，可见视盘轻度染色，后极部斑片状荧光增强，散在类圆形强荧光灶

图点评：根据眼底后极部及中周部视网膜上典型的白色斑点状改变，可初步考虑 MEWDS 可能性极大。MEWDS 患眼的中晚期 FFA 图像仔细分辨可见部分白色斑点状病灶呈现边界欠清的强荧光灶，部分融合成片状强荧光，视盘染色，部分患眼可同时出现后极部视网膜静脉主干染色，缺乏经验者，可能据此 FFA 征象误诊为葡萄膜炎或视网膜血管炎。

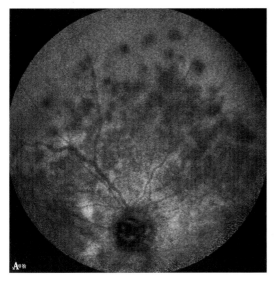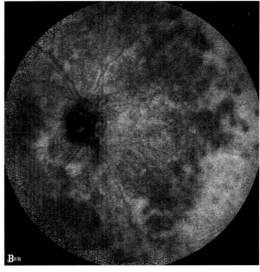

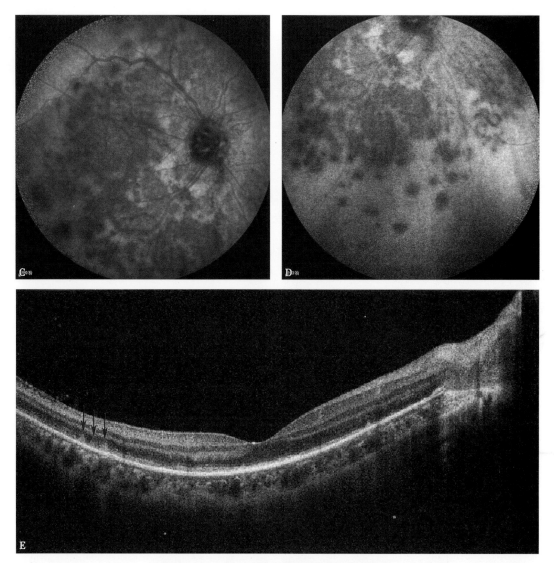

图2-4-1-3 同一患者右眼ICGA及OCT图像

A~D. 右眼各象限ICGA晚期图像,可见后极部大片弱荧光灶,大部分融合成片,边缘散在圆形及类圆形弱荧光病灶;E. 右眼黄斑OCT,可见嵌合体带信号丢失,椭圆体带信号断续,中心凹颞侧RPE上方见高反射物质堆积(红色箭所示)

图点评:发病初期ICGA上往往可以看到比眼底照相及FFA更多的病灶,呈现点状及融合成片的弱荧光改变,弱荧光的可能原因是炎症损害脉络膜毛细血管灌注或者炎性物质的荧光遮蔽作用。OCT显示感光细胞内外节的丢失,伴有高反射物质的堆积,是诊断MEWDS的重要指标。

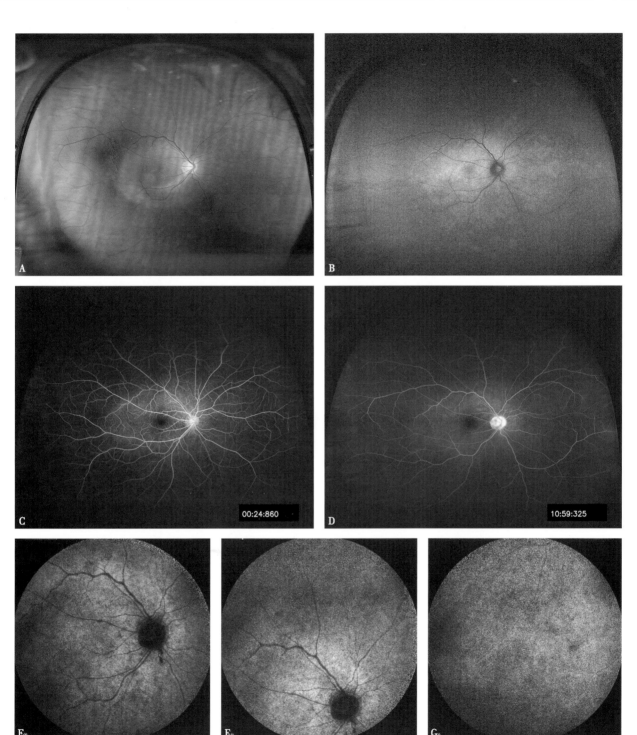

图 2-4-1-4 同一患者经过口服激素治疗一周后复查的眼底影像

A. 右眼超广角眼底照相,白色斑点病灶较一周前淡化,仅隐约可见;B. 右眼超广角自发荧光图像,可见后极部及中周部多个斑点状高自发荧光灶,后极部密集融合成片;C. 右眼 UWFA 早期,后极部斑点状融合的稍强荧光,边界不清;D. 右眼 UWFA 晚期,视盘染色,对应早期后极部片状融合的强荧光区域荧光强度减弱,边界欠清;E~G. 右眼 ICGA 晚期各象限图像,对比一周前弱荧光灶明显消退

图点评:患者经激素治疗一周后,眼底斑白色点状病灶明显淡化,ICGA 上弱荧光灶亦很快消退,但自发荧光成像仍清晰可见病灶呈特征性斑点状高自发荧光表现,因此自发荧光成像是 MEWDS 重要的诊断工具,敏感性及特异性均较高,即使在眼底白色病灶基本消退后,高自发荧光改变仍可存在一段时间,

有重要提示作用。发病一段时间后患眼FFA往往缺乏显著特征性改变,部分与轻度葡萄膜炎或视盘静脉炎类似,此时若单凭FFA检查,往往容易误诊或漏诊。

● 治疗建议

本病具有自限性,对于病情较轻的患者,可随访观察。

明显视力下降和(或)视野缺损者,一般推荐口服糖皮质激素治疗,中等剂量逐渐减量,维持1~2个月左右。

对于反复发作病例,可考虑酌情使用免疫抑制剂。

(易佐慧子)

参 考 文 献

1. 刘文,文峰,易长贤. 临床眼底病·内科卷. 北京:人民卫生出版社,2015:471-478.

2. 卢彦,郑鹏翔,叶祖科,等. 多发性一过性白点综合征患眼的眼底多模式影像特征观察. 中华眼底病杂志,2019,35(4):333-337.

3. 陈如,俞素勤,邹文军,等. 多发性一过性白点综合征患眼超广角短波长眼底自身荧光特征. 中华眼底病杂志,2016,32(3):252-256.

4. 刘洪涛,张军军,曾志冰,等. 多发性一过性白点综合征多种眼底影像特征分析. 中华眼底病杂志,2016,32(3):257-260.

5. 周才喜,刘立民,毛爱玲,等. 多发性一过性白点综合征的眼底自发荧光观察. 中华眼科杂志,2013,49(12):1089-1093.

6. Freund K B,Sarraf D,William F,et al. The Retinal Atlas. second edition. Elsevier,2017:280-289.

7. Mrejen S,Khan S,Gallego-Pinazo R,et al. Acute zonal occult outer retinopathy:a classification based on multimodal imaging. JAMA Ophthalmol,2014,132(9):1089-1098.

第二节 Vogt-小柳原田病

● 概述

Vogt-小柳原田病(Vogt-Koyanagi-Harada syndrome,VKH病)为自身免疫性疾病,以双侧肉芽肿性全葡萄膜炎为特征。常见的眼内并发症有并发性白内障、继发性青光眼或渗出性视网膜脱离,也可伴有脑膜刺激征、听力障碍、白癜风、毛发变白或脱落等眼外表现。较多见于亚洲人、印第安人、黑人等有色人种,好发于青壮年,是我国常见的葡萄膜炎类型之一。

● 临床特征

患者双眼不同程度视力下降,少数患者有眼痛、眼红、畏光等症状,多有颈项强直、头痛、耳鸣、听力下降等前驱症状。因双眼可先后发病,故目前认为单眼发病不能排除VKH。

临床上常分为疾病前驱期、急性葡萄膜炎期、恢复期及复发期。急性葡萄膜炎期眼前节可表现非肉芽肿性前葡萄膜炎,眼底表现为双侧弥漫性脉络膜炎,视盘充血、水肿,以及浆液性视网膜脱离等;恢复期常有视网膜色素上皮及脉络膜广泛脱色素改变,表现为典型的晚霞状眼底,视网膜内肉芽肿性炎症可表现为黄白色的Dalen-Fuchs结节。同时,疾病晚期可出现脱发、毛发变白、白癜风等眼外表现。

FFA检查早期可见多个病灶区针尖样强荧光,随时间延长染料渗漏,晚期呈多湖状强荧光。当伴有

PED 时可在造影早期见边界清晰类圆形强荧光，晚期荧光增强，大小形状不变。FFA 中晚期视盘染色呈强荧光，为与 CSC 鉴别的重要特点。部分患者可见因脉络膜皱褶所致视盘周围的放射状弱荧光条纹。当 VKH 反复发作时，FFA 早期还可见 RPE 脱色素及增殖所致弥漫斑驳状荧光，晚期可见 Dalen-Fuchs 结节所致的强荧光染色或透见荧光。

OCT 检查可见黄斑区及后极部多灶性视网膜神经上皮层脱离，视网膜下液及桥样连接，脉络膜光带可呈波浪状，脉络膜厚度增加，视盘水肿。

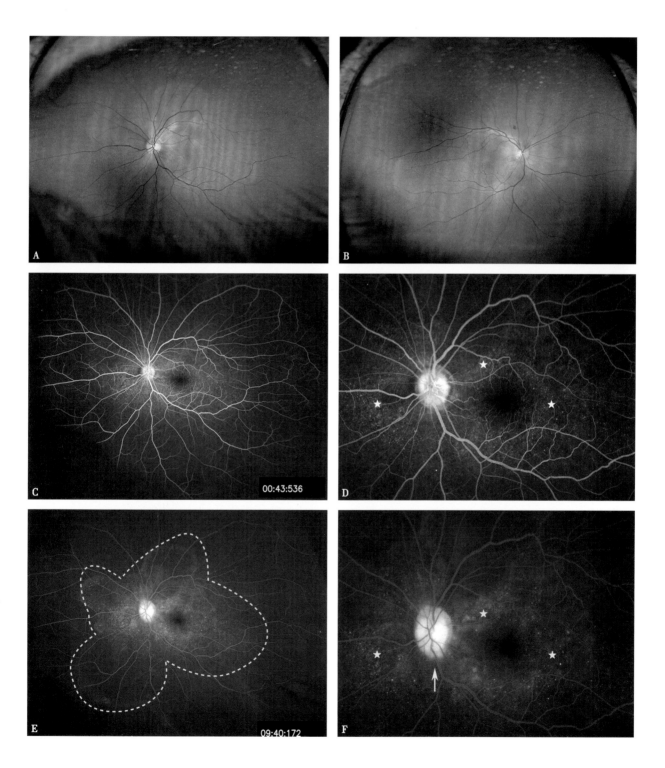

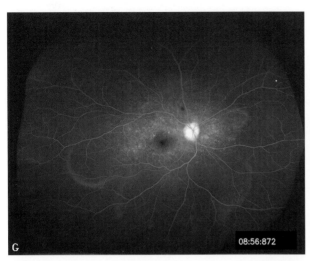
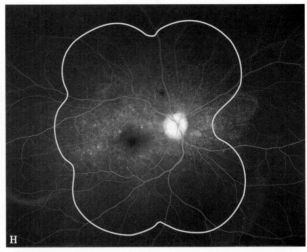

图 2-4-2-1 双眼 VKH

患者男性，50 岁，双眼视力下降一个月余，A、B. 双眼超广角眼底照相图，双眼视盘边界尚清，后极部至中周部可见多个类圆形神经上皮脱离轮廓，周边未见明显 Dalen-Fuchs 结节；C、D. 左眼 UWFA 早期及后极部模式图，可见视盘周围及后极部多个散在针尖样强荧光（白星）；E、F. 左眼 UWFA 晚期图及后极部模式图，可见针尖样渗漏点及多湖状视网膜下荧光积存（黄星），勾勒出不规则神经上皮脱离轮廓（黄虚线），视盘染色呈强荧光（黄箭）；G. 右眼 UWFA 晚期图，荧光征象改变与左眼类似；H. 右眼模拟 55°7 视野范围荧光素眼底血管造影图

图点评：造影早期多灶性针尖样病灶，随造影时间延长快速渗漏，晚期多湖状荧光积存、视盘染色为 VKH 典型的 FFA 征象，可辅助与其他疾病的鉴别。超广角荧光素眼底血管造影一次成像即可看到多湖状荧光积存完整形态。

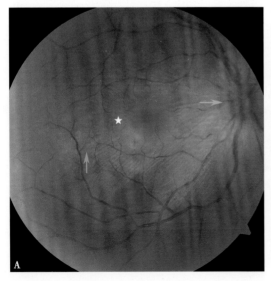
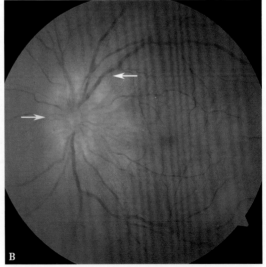

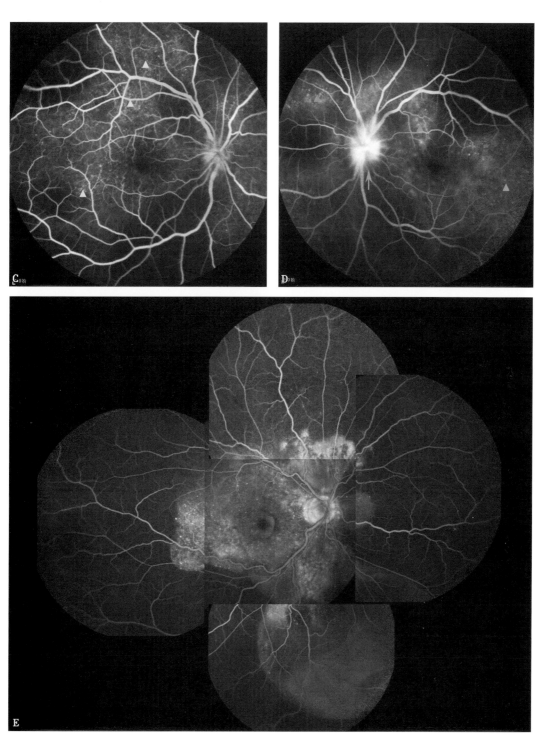

图 2-4-2-2 双眼 VKH 急性期

患者男性，35 岁，双眼 VKH 急性期，A、B. 双眼眼底照相图，可见视盘充血、水肿，边界不清（蓝箭），视盘毛细血管迂曲扩张（白箭），视盘周围视网膜肿胀（黄箭），黄斑区可见放射状褶皱（白星），边界可见蛋白性渗出（绿箭）；C、D. 为 55° 镜头荧光素眼底血管造影图；图 C 为右眼 FFA 早期图，可见后极部多个针尖样强荧光点（黄三角）；图 D 为左眼 FFA 晚期图，可见视盘强荧光，边界不清（橘箭），多个点状病灶渗漏积存形成湖状荧光（橘三角）；E. 右眼 FFA 晚期拼图不能完整显示下方神经上皮脱离区域

图点评：眼底照相中观察到的视网膜褶皱及蛋白性渗出为VKH的特征性表现之一。55°镜头下FFA可细致观察渗漏灶，VKH渗漏灶的分布多为视盘及黄斑区周围有序分布，慢性CSC渗漏灶多为无序分散分布，且VKH由于筛板及筛板后血管充血渗漏，FFA晚期有视盘强荧光，而慢性CSC视盘荧光正常，有助于两种疾病的鉴别。

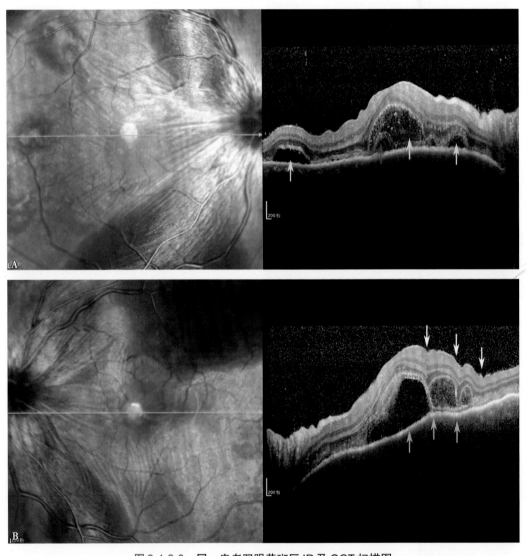

图2-4-2-3　同一患者双眼黄斑区IR及OCT扫描图

A. 后极部视网膜神经上皮层多发性脱离（黄箭），其下可见散在高反射点（红星），神经上皮下桥样连接结构（红箭）；B. 内界膜锯齿状波浪样改变（白箭），RPE层呈波浪状皱褶（蓝箭）

图点评：急性期的VKH的黄斑OCT可见多发性神经上皮脱离，以及表现为RPE和脉络膜皱褶，提示了弥漫性脉络膜水肿。有学者认为脉络膜皱褶与VKH病情严重程度及预后有关。本图由于神经上皮层脱离及视网膜下液的存在使脉络膜无法清晰成像，使用EDI模式可更清晰观察脉络膜形态，测量脉络膜厚度。与CSC患者相比，VKH患者更常见脉络膜皱褶及神经上皮下桥样连接，且视网膜下液反射信号不似CSC清亮，以上OCT特征可辅助两种疾病的鉴别。

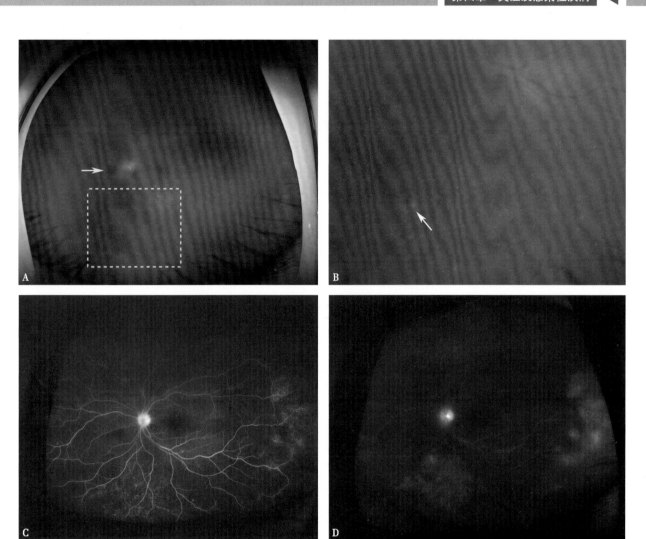

图 2-4-2-4 双眼晚期 VKH

患者男性,17 岁,双眼晚期 VKH,A、B. 左眼超广角眼底彩照及其局部放大图,患者屈光间质混浊,眼底模糊可见橙红色的晚霞状眼底,不规则色素沉着(黄箭),颞侧及下方周边部可见黄白色的 Dalen-Fuchs 结节(白箭);C、D. 左眼 UWFA 早期、晚期图,可见视网膜血管走行迂曲,视盘鼻侧小片状遮蔽荧光,下方及颞侧中周至远周边部见多个点簇状强荧光,晚期部分染色,部分轻渗呈弥漫强荧光。视盘早期呈稍强荧光,边界清晰,晚期染色呈强荧光。颞侧及下方周边部多个 Dalen-Fuchs 结节晚期染色伴轻微渗漏

图点评:晚霞状眼底及 Dalen-Fuchs 结节为晚期 VKH 的特征,超广角荧光素眼底血管造影对于周边部的 Dalen-Fuchs 结节观察更为方便与全面。

● 治疗建议

对于初发患者,应给予及时规范足量长期的糖皮质激素治疗,一般选用醋酸泼尼松,开始时大剂量冲击治疗,2 周左右后药物逐渐减量,需维持治疗 3~6 个月。对于复发患者,一般给予免疫抑制剂,如苯丁酸氮芥、环磷酰胺等,通常联合小剂量糖皮质激素治疗。对于继发性青光眼和并发性白内障,应给予相应的药物或手术治疗。通过及时规范治疗,大部分患者视力预后良好。

(蒋婧文 郑红梅)

参 考 文 献

1. 刘文，文峰，易长贤. 临床眼底病·内科卷. 北京：人民卫生出版社，2015：575-581.

2. 张承芬. 眼底病学. 北京：人民卫生出版社，2010：569-570.

3. 杨培增. 葡萄膜炎诊断与治疗. 北京：人民卫生出版社，2009：668-761.

4. 吴德正，马红婕，张静琳. 200°超广角眼底像图谱. 北京：人民卫生出版社，2017：321-327.

5. Nitin S，Tarun S. 眼底荧光血管造影图谱. 杨庆松，译. 北京：人民卫生出版社，2006：227-232.

6. Hosoda Y，Uji A，Hangai M. Relationship between retinal lesions and inward choroidal bulging in Vogt-Koyanagi-Harada disease. Am J Ophthalmol，2014，157（5）：1056-1063.

7. Du L，Kijlstra A，Yang P. Vogt-Koyanagi-Harada disease: Novel insights into pathophysiology，diagnosis and treatment. Prog Retin Eye Res，2016，52：84-111.

第三节　Behcet 病

● 概述

　　Behcet 病（BD）是以闭塞性血管炎为病理基础的慢性进行性、复发性多系统损害的自身免疫性疾病。Behcet 病性葡萄膜炎是 BD 最常见的眼部表现，也是我国最常见的后（全）葡萄膜炎之一，以弥漫性视网膜炎或视网膜血管炎为主要病变，双眼同时或先后发病，以中青年多见，常反复发作，致盲率高。

● 临床特征

　　32.2%～56.8% 的 BD 患者伴有眼部受累，Behcet 病性葡萄膜炎是 BD 最常见的眼部表现，发生率约为 41%～100%，以葡萄膜炎首发的 BD 患者占 10%～20%。Behcet 病性葡萄膜炎根据受累部位分为虹膜睫状体炎型和视网膜葡萄膜炎型。可表现为眼红、眼痛、畏光流泪、视力下降。双眼同时或先后发病，反复发作，中青年好发。

　　虹膜睫状体炎常伴前房积脓，慢性复发者出现虹膜粘连、瞳孔变形及虹膜萎缩。后（全）葡萄膜炎更常见，主要表现为弥漫性视网膜炎或视网膜血管炎。早期以视网膜毛细血管炎为主，可见弥漫性视网膜水肿、渗出、出血，黄斑囊样水肿，以及视盘周血管闭塞、扩张，常伴有玻璃体、视神经的炎症改变。随病程进展视网膜动静脉均可累及，可见视网膜血管鞘、幻影血管，及视网膜色素上皮改变（图 2-4-3-2）。

　　FFA 早期视网膜微血管扩张、荧光素渗漏，与视网膜动脉旁无毛细血管区形成羊齿状外观；随造影时间延长，视网膜血管管壁染色、黄斑水肿荧光积存、视盘强荧光（图 2-4-3-1）。可伴有视网膜静脉阻塞荧光表现。对于反复发作者，可出现视网膜血管闭塞无灌注区、侧支循环形成，视网膜色素上皮改变所致的透见荧光（图 2-4-3-2）。脉络膜受累时造影早期可见脉络膜充盈缺损。

　　ICGA 虽然可反映后葡萄膜炎引起的脉络膜灌注不良，中后期不规则的弥漫性强荧光，但这些表现并不具有特异性。OCT 上急性期可见视网膜浸润、水肿增厚、反射增加伴视网膜层间模糊，恢复期可见内层视网膜萎缩。B 超可反应早期玻璃体混浊程度及视网膜脱离等继发改变。

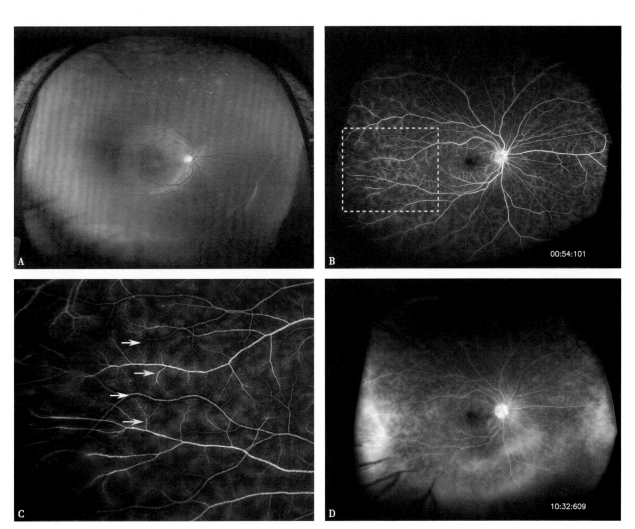

图 2-4-3-1 双眼 Behcet 病

患者男，34 岁，因"双眼前黑影飘动 5 天"就诊，左眼视力 0.7，右眼视力 0.8。A. 超广角眼底照相显示右眼视盘边界清，广泛的视网膜水肿，玻璃体混浊；B. 右眼 UWFA 早期见弥漫性的视网膜和视盘毛细血管扩张、荧光素渗漏，视网膜动脉旁双轨样弱荧光带；C. 为图 B 局部放大图，显示异常扩张的毛细血管荧光素渗漏（黄箭）与动脉旁弱荧光带（白箭）构成的羊齿状荧光表现；D. 造影晚期视网膜静脉管壁染色，弥漫的荧光素渗漏，视盘强荧光。左眼眼底改变同右眼

图点评：BD 是以细小血管炎症为病理基础的慢性进行性、复发性多系统损害性疾病，以黏膜、皮肤和眼好发，2014 年白塞氏病的国际标准（ICBD）诊断标准中，根据眼部葡萄膜炎、口腔溃疡（1 年内至少复发 3 次）、生殖器溃疡、多形性皮肤病损、神经系统表现等，综合评分≥4 可诊断 Behcet 病。FFA 羊齿状荧光为 Behcet 病性葡萄膜炎特征性表现，此病中血管炎所引起的视网膜水肿十分常见，超广角荧光素眼底血管造影对评价本病视网膜炎视网膜血管炎的范围、活动性变化有重要意义。

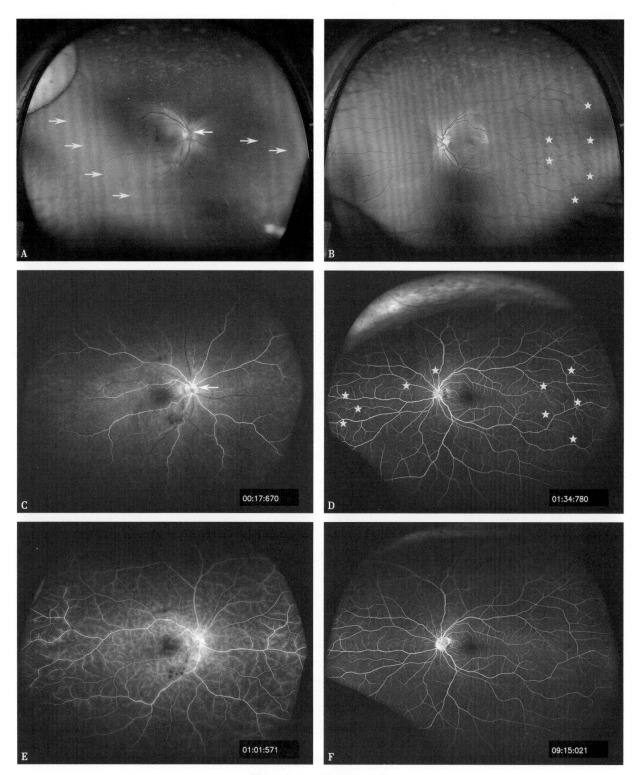

图 2-4-3-2 双眼 Behcet 病

患者女,35 岁,因"右眼视力下降伴眼前黑影飘动 1 周"就诊,左眼视力 0.6,右眼视力 0.3。有一年内多次发生口腔溃疡病史,A. 右眼超广角眼底照相显示玻璃体混,视盘毛细血管闭塞、扩张,可见视盘新生血管(白箭),视盘水肿、边界欠清,静脉充盈、轻度扭曲,视网膜血管白鞘形成(黄箭);B. 左眼超广角眼底照相显示视盘色稍淡,视网膜弥散的色素沉着、紊乱(黄星);C. 右眼 UWFA 早期视盘表面毛细血管闭塞、扩张,可见新生血管强荧光(白箭),静脉回流明显延迟;D. 左眼 UWFA 早期视盘荧光稍淡,弥散的视网膜色素上皮透见荧光、遮蔽荧光(黄箭);E. 随造影时间延长,静脉侧的毛细血管荧光素渗漏,视盘荧光增强,静脉管壁染色;F. 造影晚期视盘稍染色,视网膜无荧光素渗漏

　　图点评：该病例双眼不对称反复发作。Behcet 病性葡萄膜炎患者对激素、免疫抑制剂治疗有效，但停药易复发。急性期时静脉和毛细血管扩张、充血，视网膜血管白鞘形成，弥漫的视网膜水肿，数月后复查 FFA 也可见局部视网膜或视盘表面新生血管形成，侧支循环形成，以及视网膜色素上皮改变所致的透见性荧光。反复发作视网膜水肿、萎缩，视盘缺血致视神经萎缩，视力预后差。

● 治疗建议

　　Behcet 病性葡萄膜炎早期及时治疗很重要，病程顽固，常反复发作，可导致继发性青光眼、并发性白内障、视网膜萎缩及视神经萎缩等并发症，致盲率高，视力 0.1 以下发生率为 12.6%～49%。对于急性期或严重的后葡萄膜炎患者，可短期大剂量激素口服，待病情好转需迅速减量。对于慢性复发性葡萄膜炎，可小剂量糖皮质激素联合其他免疫抑制剂治疗。对于有视网膜新生血管、继发性青光眼、增殖性玻璃体视网膜病变等并发症的患者，在使用激素控制炎症的同时，视情况选择激光及手术治疗，减少视力损失。

（刘珏君）

参 考 文 献

1. 文峰. 眼底病临床诊治精要. 北京：人民军医出版社，2011：122-126.

2. 杨培增. 葡萄膜炎诊断与治疗. 北京：人民卫生出版社，2009：15-27.

3. International Team for the Revision of the International Criteria for Behcet's Disease. The International Criteria for Behcet's Disease（ICBD）：a collaborative study of 27 countries on the sensitivity and specificity of the new criteria. J Eur Acad Dermatol Venereol，2014，28（3）：338-347.

第四节　点状内层脉络膜病变

● 概述

　　点状内层脉络膜病变（punctate inner choroidopathy，PIC）是一种累及深层视网膜及脉络膜的局灶炎症性病灶，多发于高度近视眼，约 70% 为女性患者，50% 的患者双侧发作，视力预后一般较好。PIC 继发脉络膜新生血管比例较高（40%～60%），这也是损害视力的主要原因，早期诊断、早期治疗非常重要。

● 临床特征

　　PIC 患者主要表现为眼前黑影、闪光感、视物模糊、视力下降等，多为轻度视力下降，部分患者可出现严重的视力损害。通常有数个点状病灶位于后极部，但一般不超过 10 个，病灶大小在 150μm 左右。病灶多同时出现，但进展速度可不一致，因时期不同可呈现不同颜色，多在 6 个月后转变为萎缩灶，随后病灶静止或缓慢扩大伴色素增殖。半数双眼发病，双眼发病时间可有先后，但一般不复发。

　　活动性病灶 FFA 上早期即可见强荧光，晚期荧光染色伴轻微渗漏。病灶在 ICGA 上为全程弱荧光。

　　根据 OCT 形态可将病灶分为 1～5 期，分别为脉络膜浸润、脉络膜结节、脉络膜视网膜结节、结节退行和视网膜疝。

表 2-4-4-1　PIC 的分期及眼底检查

病灶	标志	累及层面	眼底表现	造影表现	SD-OCT
Ⅰ期	脉络膜浸润	脉络膜	正常	FFA：正常 ICGA：稍弱荧光斑片	脉络膜增厚
Ⅱ期	脉络膜结节	内层脉络膜	正常或点状脱色素病灶	FFA：正常或轻微窗样缺损 ICGA：弱荧光斑局限，边界廓清	RPE 局灶隆起伴对应的 IS/OS 层破坏
Ⅲ期	视网膜脉络膜结节	外层视网膜、内层脉络膜	视网膜下边缘欠清的黄白色奶油样病灶	FFA：早期强弱不等，晚期染色伴轻渗漏 ICGA：暗点伴强荧光晕	突破 RPE，在外丛状层下形成"驼峰"样中等反射结节，结节所在处 Bruch 膜逐渐消融 脉络膜厚度达峰值
Ⅳ期	结节退行	外层视网膜、脉络膜	凿除状萎缩灶	FFA：窗样缺损伴染色 ICGA：暗点	结节逆向退行，病灶所在的光感受器层和内层脉络膜组织丢失；外丛状层和内层视网膜逐渐通过 Bruch 膜破口疝入脉络膜；脉络膜厚度回落
Ⅴ期	视网膜疝	视网膜、脉络膜	萎缩扩大伴色素增殖	FFA：窗样缺损 ICGA：暗点	病灶周缘光感受器陆续丢失伴多层次的 RPE 增殖

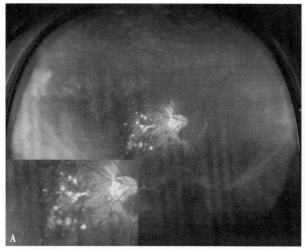
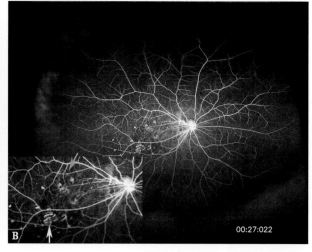

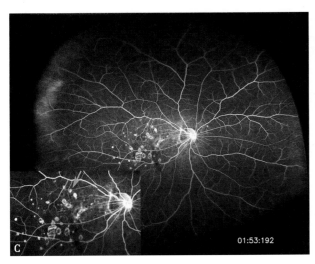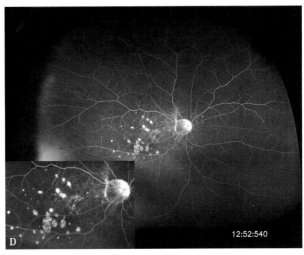

图 2-4-4-1　**点状内层脉络膜病变**

患者女, 32 岁, 右眼视物变形 2 个月, 双眼球镜度数 −7.0D, A. 右眼超广角眼底照相, 豹纹状眼底、视盘颞侧萎缩弧, 后极部多个大小不一黄白色病灶, 部分伴色素增殖; B. 右眼 UWFA 27 秒像, 后极部部分萎缩病灶呈稍强荧光, 透见脉络膜大血管(黄箭), 少量弱荧光小病灶可见(蓝箭), 黄斑椭圆形稍强荧光病灶环绕弱荧光(红箭), 视盘颞侧萎缩弧弱荧光; C. 右眼 UWFA 1 分钟 53 秒像, 随造影时间延长, 较 27 秒可观察到更多病灶(蓝箭), 后极部病灶逐渐出现荧光染色, 黄斑区病灶荧光渗漏(红箭); D. 右眼 UWFA 12 分钟 52 秒像, 后极部各个病灶进一步荧光染色(红箭), 视盘荧光偏高, 视盘颞侧萎缩弧稍染色

图点评: PIC 多见于年轻女性近视眼中, 常为多个病灶, 仅累及后极部, 不同分期病灶 FFA 荧光特征存在差异, 1 期 2 期可正常, 2~4 期以晚期荧光染色为主, 4 期和 5 期可表现为窗样缺损。

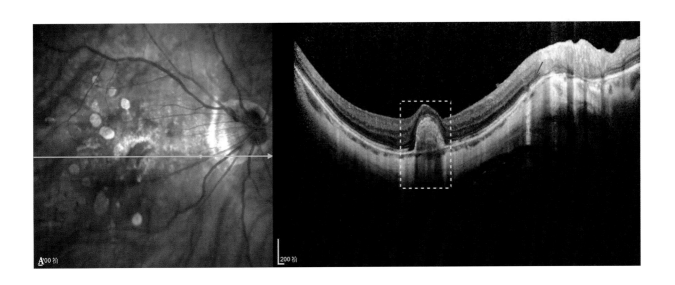

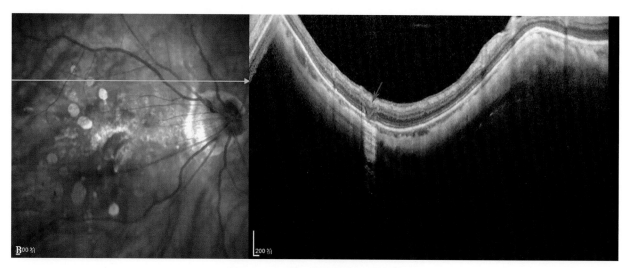

图 2-4-4-2　同一患者右眼 OCT 图

A. 右眼黄斑 OCT 图像，中心凹下可见高反射病灶隆起、RPE 中断（黄框），近视盘处可见局部外丛状层及外核层下陷、外层视网膜中断（红箭）；B. 右眼后极部病灶 OCT 图像，病灶处病灶所在的光感受器层和内层脉络膜组织丢失，外丛状层和内层视网膜向下疝入

图点评：CNV 是 PIC 最常见的并发症，见于半数患眼，可继发于炎性病灶，也可继发于萎缩病灶。同一眼可同时存在不同分期的病灶，图 A 视盘旁为 3 期病灶，图 B 黄斑上方为 4 期病灶。

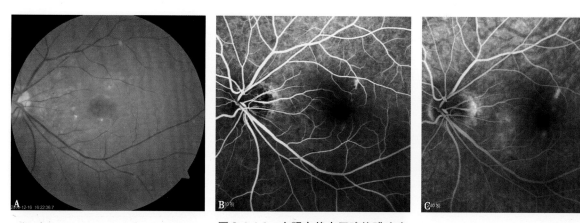

图 2-4-4-3　左眼点状内层脉络膜病变

患者女，26 岁，左眼闪光感 1 天，A. 左眼眼底彩照，黄斑附近数个点状黄白色病灶；B. 左眼 FFA 早期像，黄斑附近小片状强荧光病灶；C. 左眼 FFA 晚期图像，黄斑附近病灶荧光染色

图点评：该例患者病灶较少，且炎症轻、病灶荧光渗漏染色不明显，彩照及造影可能漏诊，联合 OCT 有助于诊断。

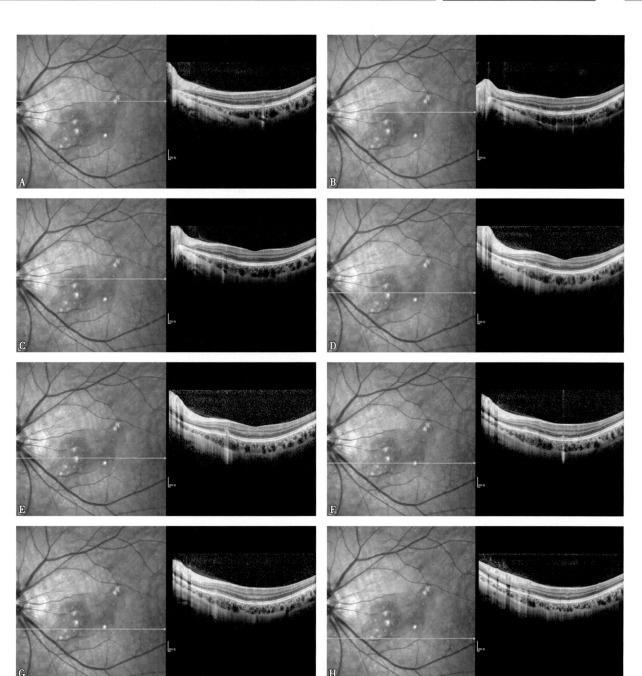

图 2-4-4-4 同一患者左眼 IR 和 OCT 图像

IR 图像上病灶较彩照上更明显，A、E. 为 PIC Ⅲ期病灶，累及外层视网膜及内层脉络膜，中等反射信号病灶处局部外层视网膜结构中断；B～D、F～H. 为 PICⅡ期病灶，累及局部内层脉络膜，RPE 条带完整、可轻微隆起，病灶上方 IS/OS 中断

图点评：PIC 同一患眼可同时观察到不同分期的病灶，该例患者发病时间短，病灶多处于活动期。

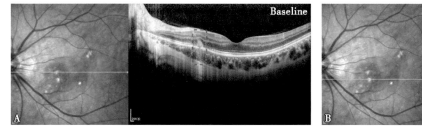

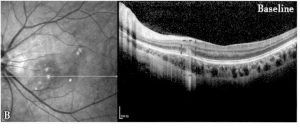

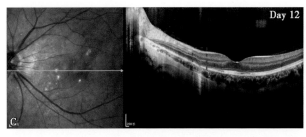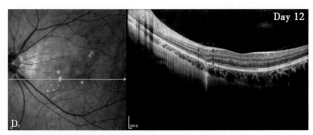

图 2-4-4-5 同一患者左眼 IR 和 OCT 随访

A、B. 为患者基线时 OCT，两处病灶均为 PIC Ⅲ 期病灶（红框）；C、D. 为图 A、图 B 病灶对应位置 12 天后，两处病灶均由 Ⅲ 期出现结节退行为 Ⅳ 期病灶，内层视网膜下陷，IS/OS 缺失，RPE 中断局部脉络膜反射增强（红框）

图点评：PIC 病灶最早为脉络膜浸润，随时间呈先向上再向下的趋势发生变化，病变累及浅层脉络膜和外层视网膜，晚期形成视网膜疝时内层视网膜可发生明显下陷。

● 治疗建议

PIC 治疗目前没有共识，疾病具有一定的自限性，部分学者在排除全身禁忌证后，给予口服中等剂量激素治疗，但目前尚存在争议。对于并发 CNV 的患者建议早期行抗 VEGF 治疗。早期治疗可降低后期纤维化的程度，因 PIC 并发 CNV 比例较高，建议患者定期随访。

（王晓玲）

参 考 文 献

1. 彭宇婷，文峰. 点状内层脉络膜病变的诊断与治疗. 眼科，2018，27（4）：241-245.

2. 文峰. 眼底病临床诊治精要. 北京：人民军医出版社，2011：175-179.

3. Ahnood D，Madhusudhan S，Tsaloumas M D，et al. Punctate inner choroidopathy：A review. Surv Ophthalmol，2017，62（2）：113-126.

4. Wu W，Li S，Xu H，et al. Treatment of punctate inner choroidopathy with choroidal neovascularization using corticosteroid and intravitreal ranibizumab. Biomed Res Int. 2018，2018：1585803.

5. Campos J，Campos A，Mendes S，et al. Punctate inner choroidopathy：a systematic review. Med Hypothesis Discov Innov Ophthalmol，2014，3（3）：76-82.

6. Zhang X，Wen F，Zuo C，et al. Clinical features of punctate inner choroidopathy in Chinese patients. Retina，2011，31（8）：1680-1691.

7. Zhang X，Zuo C，Li M，et al. Spectral-domain optical coherence Tomographic findings at each stage of Punctate inner Choroidopathy. Ophthalmol，2013，120（12）：2678-2683.

第五节 急性视网膜坏死综合征

● 概述

急性视网膜坏死综合征（acute retinal necrosis syndrome，ARN）是一类由病毒引起的眼部综合征，主要特征有急性葡萄膜炎、外周坏死性视网膜炎、视网膜动脉炎为主的血管炎及视神经病变，后期可伴视网膜脱离。该病无明显种族差异及性别差异，发病年龄呈现双高峰，青年组患者多由单纯疱疹病毒Ⅰ型（HSV1）引起，高龄组患者多由水痘-带状疱疹病毒（VZV）引起。

● 临床特征

ARN患者急性单眼发病占多数，也可双眼前后发病。该病多隐匿发病，初期可出现眼红、眼痛、视物模糊、眼前黑影，之后进展迅速，可出现急剧的视力下降，几日即可致盲。

眼前节表现为肉芽肿性葡萄膜炎，部分患者可见角膜后羊脂状沉着物（keratic precipitate，KP）。眼底表现：早期可见白色云雾状或团块状玻璃体混浊，周边视网膜白色或黄白色的多发性斑块状视网膜坏死病灶，视网膜动脉因血管通透性增加、纤维蛋白渗出至血管表面而呈白鞘状，周围可伴少量出血。如病毒感染累及视神经或血管闭塞继发视神经缺血则表现为视盘充血水肿。随疾病迅速恶化，玻璃体混浊加重并形成纤维化，视网膜坏死病灶融合并向后极部进展，坏死区形成多发性视网膜裂孔呈破布样，严重时视网膜脱离漂浮呈蜘蛛网样。

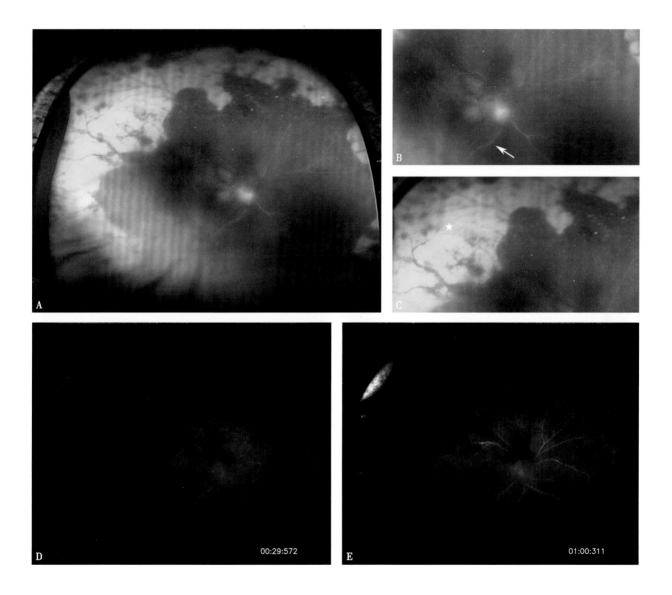

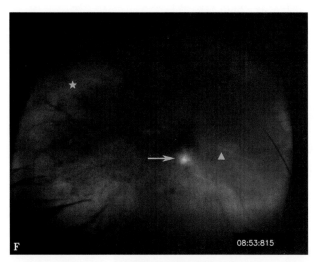

图 2-4-5-1　右眼急性视网膜坏死综合征

患者女,46 岁,右眼突发视力下降伴眼前黑影飘动 3 天,右眼视力:HM/ 眼前,左眼视力 1.0,A～C. 右眼超广角眼底彩照,显示屈光间质混浊,视盘上颞侧可见灰绿色片状玻璃体混浊(红箭),视网膜动脉管径变窄、呈白线状(白箭),周边大片融合的环状黄白色坏死病灶(白星),坏死病灶边界清晰,病灶内视网膜血管呈红色,血管周围可见点片状出血;D～F. 右眼超广角荧光素眼底血管造影图:图 D 为 29 秒,见屈光间质混浊,视盘颞上侧片状遮蔽荧光,视网膜动脉充盈迟缓,管径变细,视网膜静脉迂曲扩张;图 E 为 1 分钟,可见周边视网膜动静脉闭塞,周边片状无灌注区及斑片状弱荧光 F. 8 分 53 秒,见视盘强荧光,边界不清(橘箭)视网膜动、静脉血管壁染色(橘三角),周边部坏死灶荧光渗漏融合(橘星)

　　图点评:ARN 的玻璃体混浊、视网膜闭塞性动脉炎及周边视网膜黄白色坏死病灶为其特征性表现,坏死病灶一般从 360°累及视网膜,利用超广角成像设备可更全面、高效地观察病灶。此外,55°常规 FFA 往往在拍摄多视野成像时因玻璃体的严重混浊成像模糊,超广角眼底成像系统使用的激光扫描对混浊的玻璃体穿透力更强,可减少玻璃体混浊对成像的影响。ARN 患者可双眼先后发病,因此需对另一眼周边进行详细检查,提前干预治疗。此患者左眼 UWFA 未见明显异常。

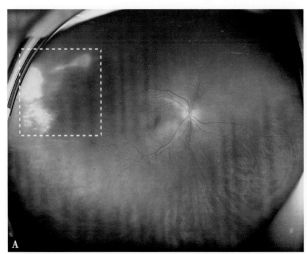

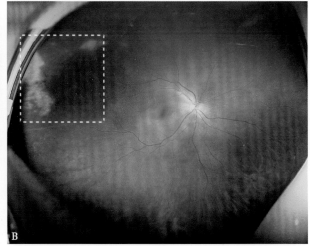

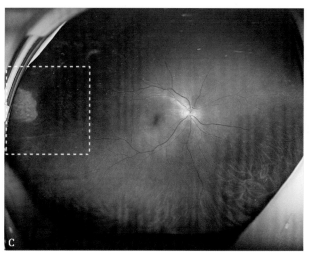
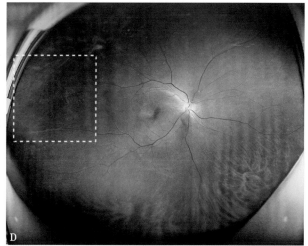

图 2-4-5-2 右眼急性视网膜坏死综合征

患者男,44 岁,右眼视物模糊 3 周入院,尿毒症晚期病史,肾移植手术史,免疫抑制剂药物使用史,肺部病毒感染史,入院时 Vod 0.8,KP(+),房水闪辉(+),房水细胞因子检测示巨细胞病毒感染,A～D.右眼玻璃体腔内注射更昔洛韦前后超广角眼底照相对比,示治疗后玻璃体混浊减轻,颞上方周边部点片状出血灶部分消退,黄白色病灶完全消退(白框)

图点评:ARN 眼经抗病毒治疗后黄白色坏死灶可部分或完全消退,但部分患者的视网膜白线征仍可存在。眼底照相上视网膜血管白线征不一定代表血管闭塞,需行荧光素眼底血管造影进行判断。

● 治疗建议

ARN 是眼科急症之一,进展迅速且视力损伤严重,如未行治疗 2～3 个月后可造成视网膜广泛萎缩及视网膜脱离。患者最终视力预后常不佳,早期的诊断与治疗对提升视力预后有重要意义,当眼底检查发现异常混浊或小动脉闭塞时应重视周边视网膜的检查。

治疗手段包括药物治疗、激光治疗与手术治疗。其中抗病毒药物治疗可加速坏死病灶的消退,为主要治疗方案,常用阿昔洛韦、更昔洛韦等抗病毒药物全身或玻璃体腔内注射治疗。通过眼内液体检测可知道玻璃体腔内注射抗病毒药物的频率及停药时机。在坏死病灶边界处行预防性视网膜激光光凝可能减少孔源性视网膜脱离的发生。目前尚未发现早期预防性玻璃体切除术对提升视力预后或预防视网膜脱离的明确有效性,如视网膜脱离时可行玻璃体切除术,常联合硅油填充术及激光光凝术。

(蒋婧文 陈长征)

参 考 文 献

1. 刘文,文峰,易长贤.临床眼底病·内科卷.北京:人民卫生出版社,2015:935-943.

2. 杨培增,著.葡萄膜炎诊断与治疗.北京:人民卫生出版社,2009:1013-1031.

3. 吴德正,马红婕,张静琳.200°超广角眼底影像图谱.北京:人民卫生出版社,2017:328-331.

4. K. Bailey Freund. The Retinal Altas. Elsevier,2017:406-410.

5. Ohtake A,Keino H,Koto T,et al. Spectral domain and swept source optical coherence tomography findings in acute retinal necrosis. Graefes Arch Clin Exp Ophthalmol,2015,11;253(11):2049-2051.

6. Roy R,Pal B P,Mathur G,et al. Acute retinal necrosis: clinical features,management and outcomes-a 10 year consecutive case series. Ocul Immunol Inflamm,2014,22(3):170-174.

7. Li A L，Fine H F，Shantha J G，et al. Update on the Management of Acute Retinal Necrosis. Ophthalmic Surg Lasers Imaging Retina，2019，50（12）：748-751.

8. Schoenberger S D，Kim S J，Thorne J E，et al. Diagnosis and treatment of acute retinal necrosis：a report by the american academy of ophthalmology. Ophthalmology，2017，124（3）：382-392.

第六节　梅毒性脉络膜视网膜炎

● 概述

　　梅毒性脉络膜视网膜炎（syphilitic chorioretinitis）是由梅毒螺旋体（苍白密螺旋体）感染所引起的一种脉络膜视网膜炎性病变。梅毒感染分先天性梅毒和获得性梅毒两种。梅毒性脉络膜视网膜炎常见于先天性梅毒和获得性梅毒二期和三期患者。

● 临床特征

　　先天性梅毒感染所致脉络膜视网膜炎常发生于出生前，患者眼底可见弥漫性散在的脱色素细小斑点，呈典型的"椒盐样"病变，并伴视网膜色素上皮增生或萎缩。

　　获得性梅毒感染所致脉络膜视网膜炎可分为弥漫型梅毒性脉络膜视网膜炎、播散型梅毒性脉络膜视网膜炎和急性梅毒性后极部鳞状脉络膜视网膜炎。

　　弥漫型梅毒性脉络膜视网膜炎多发生于感染早期，视网膜呈弥漫型广泛水肿，视盘边界不清，规范治疗后可恢复正常或仅伴轻度脉络膜点状萎缩。

　　播散型梅毒性脉络膜视网膜炎为获得性梅毒感染最常见的脉络膜视网膜炎类型，多发生于二期或三期梅毒，可双眼先后发病。患者表现为玻璃体絮状混浊，视网膜水肿伴灰黄色形态各异的炎性病灶，部分患者可有视盘水肿，后极部常见黄白色炎性渗出颗粒，有时渗出灶可向外扩展至赤道部，血管受累者可见血管鞘，并有不同程度的视网膜浅层出血，病变晚期眼底呈视网膜色素变性样改变（图2-4-6-1）。

　　急性梅毒性后极部鳞状脉络膜视网膜炎多发生于二期梅毒，病变位于后极部，呈一个或多个较大的鳞状黄白色视网膜下病变，伴视网膜色素上皮的点状增生或萎缩，合并玻璃体炎。少数严重病例可伴有浆液性视网膜脱离、周边部的视网膜脉络膜炎或视网膜血管周围炎等，导致视力严重下降。

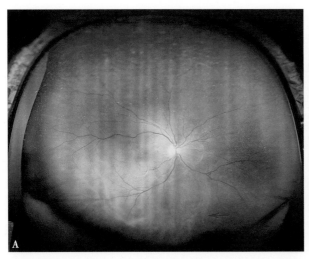
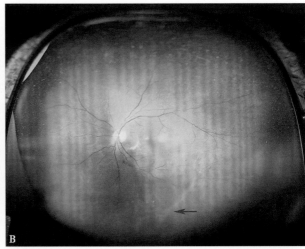

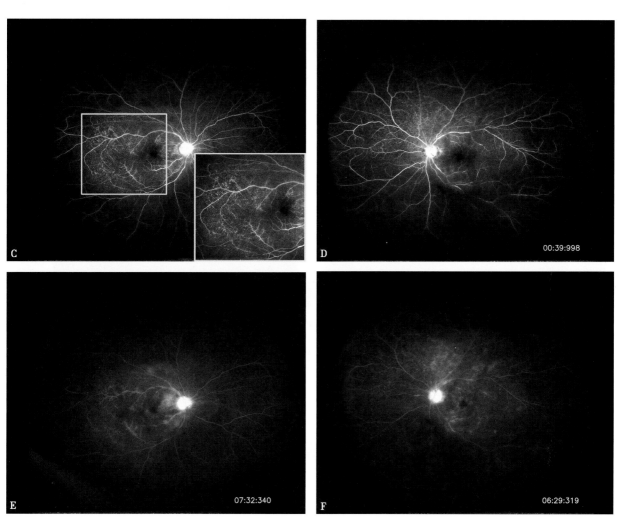

图 2-4-6-1 双眼播散型梅毒性脉络膜视网膜炎

患者男性,59 岁,确诊梅毒 1 年,未规范治疗,因双眼视力渐下降数个月就诊,诊断为双眼播散型梅毒性脉络膜视网膜炎,A、B. 双眼超广角眼底照相显示玻璃体絮状混浊(红箭),后极部及部分中周部网膜水肿呈灰白色;C、D. 双眼超广角荧光素眼底血管造影早期影像显示视盘强荧光,视网膜水肿对应部位弥漫性染色,后极部及中周部大量粟粒状斑驳强荧光(C 图局部放大);E、F. 双眼超广角荧光素眼底血管造影晚期视盘强荧光,边界稍模糊,视网膜弥漫性染色,后极部大量血管管壁着染,管径节段性狭窄,粟粒状斑驳强荧光部分稍融合成小团块状

图点评:该患者表现为玻璃体炎,视网膜血管炎及弥漫的神经视网膜炎。

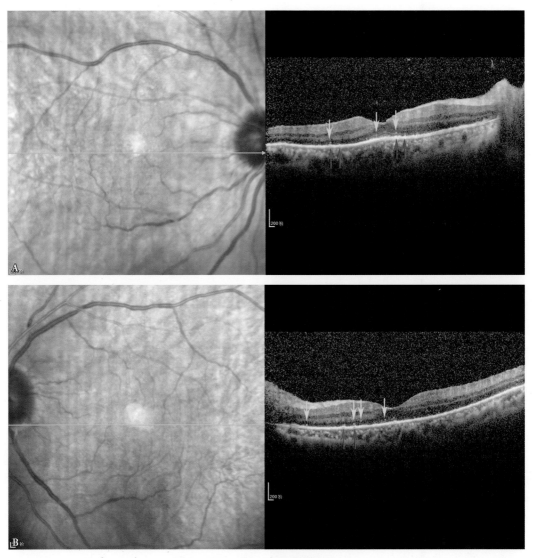

图 2-4-6-2 同一患者双眼黄斑 OCT

A、B. 双眼 OCT 可见视网膜色素上皮层针尖样锯齿状突起（红箭），受累视网膜外界膜及肌样体带、椭圆体带结构不清、不连续或消失，外层视网膜层间可见圆点状高反射点（黄箭）

图点评：梅毒性脉络膜视网膜炎患者受累视网膜色素上皮层针尖样锯齿状突起可能与炎症损害、脉络膜毛细血管梗死或者闭塞有关系。层间高反射点可能为炎性反应渗出物。

该病患者 FFA 影像可呈多种表现。急性期患者视网膜造影早期呈现弱荧光，晚期在弱荧光背景下炎性病灶部位局部染色呈现豹纹斑状改变。与炎症相关的视网膜表面黄白色渗出颗粒造影早、晚期均呈现遮蔽荧光，无渗漏及染色。伴视盘水肿者造影显示视盘边界不清，晚期视盘呈现强荧光。血管受累者伴相应部位的血管管壁着染或不同程度地狭窄。急性期病变后遗留的视网膜色素上皮局部增生或萎缩改变可呈现相应的遮蔽荧光或窗样缺损透见荧光。

● 治疗建议

治疗以青霉素为主，应尽早并足量用药，早期正确治疗可彻底痊愈，并使大部分患者恢复良好视力。对于由血管炎导致的视网膜局部无血管灌注区域可行局部光凝治疗。

（李　璐）

参 考 文 献

1. 文峰. 眼底病临床诊治精要. 北京：人民军医出版社，2012：197-202.

2. 刘文，文峰，易长贤. 临床眼底病·内科卷. 北京：人民卫生出版社，2015：602-610.

3. 杨培增. 葡萄膜炎诊断与治疗. 北京：人民卫生出版社，2009：1066-1095.

4. Yang B，Xiao J，Li X M，et al. Clinical manifestations of syphilitic chorioretinitis：a retrospective study. Int J Clin Exp Med，2015，8（3）：4647-4655.

第七节　交感性眼炎

● 概述

交感性眼炎（sympathetic ophthalmia，SO）是指一眼发生穿通伤或内眼手术后，引起的双眼非坏死性、肉芽肿性葡萄膜炎。受伤眼或手术眼称为诱发眼，对侧眼称为交感眼。

● 临床特征

双眼不同程度的视力下降、疼痛、畏光或眼前黑影。眼外伤和内眼手术是其发生的最常见原因。发病率低，穿通性眼外伤患者发病的概率是 0.2%～0.5%，内眼手术后患者发病率是 0.01%。潜伏期多为 2 周至 2 个月，90% 的患者在伤后 1 年内发生，报道潜伏期最短为 5 天，最长达 60 年。

早期可出现轻度非肉芽肿性前葡萄膜炎和玻璃体炎，随病情进展眼底出现弥漫性肉芽肿性葡萄膜炎、多发性神经上皮脱离、晚霞状眼底和 Dalen-Fuchs 结节，眼底表现类似 VKH（图 2-4-7-1），也可由眼底病变开始，无前节表现。诱发眼常先有症状后蔓延至交感眼，外伤和手术病史是与 VKH 鉴别的要点。

FFA 早期可见视网膜色素上皮和脉络膜水平多发荧光点，随造影时间延长，扩大融合，晚期荧光素渗漏，视网膜下染料积存，视盘染色，可有视网膜血管着染。

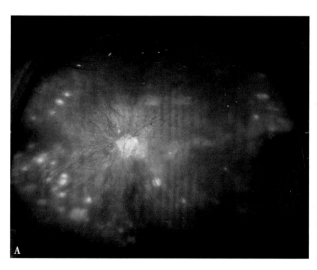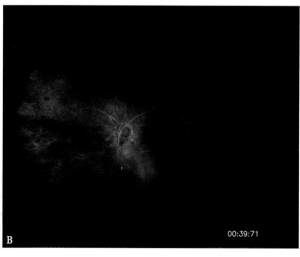

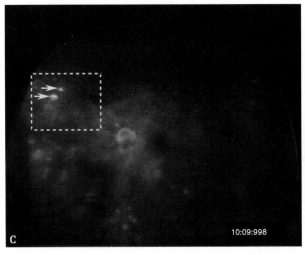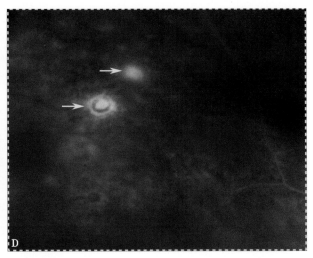

图 2-4-7-1 交感性眼炎

患者，女性，56 岁，因"左眼视物模糊 1 年"就诊，10 余年前右眼穿通伤致眼球萎缩，A. 超广角眼底照相显示左眼屈光介质混浊（前葡萄膜炎及人工晶状体混浊所致），视盘周围可见萎缩环，视网膜广泛色素脱失，鼻侧、下方及颞侧周边部可见大量散在的视网膜下 Dalen-Fuchs 结节，部分融合；B. 超广角荧光素眼底血管造影早期显示左眼广泛色素脱失伴脉络膜萎缩可透见下方的脉络膜血管，鼻侧、下方及颞侧周边部 Dalen-Fuchs 结节呈弱荧光；C. 超广角荧光素眼底血管造影晚期显示 Dalen-Fuchs 结节荧光着染；D. 对应放大图 C 中黄色虚线框内视网膜，Dalen-Fuchs 结节荧光着染（黄色箭头所示）

图点评：交感性眼炎的眼底表现与 VKH 相似，病史是二者鉴别的关键点。超广角眼底检查可全面显示交感性眼炎的晚霞状眼底改变、Dalen-Fuchs 结节及视网膜血管的情况，对疾病的诊断有重要意义。

● 治疗建议

眼球穿通伤后应及时正确处理伤口，避免眼组织嵌顿于伤口，并给予糖皮质激素治疗，对伤后 2 周无视力恢复可能患者和无外观要求患者可行眼球摘除降低交感性眼炎的发生率；对于眼前段受累的 SO 患者应给予糖皮质激素滴眼液和睫状肌麻痹剂滴眼液治疗。同时口服糖皮质激素，一般给予泼尼松 1～1.5mg/（kg·d），根据病情逐渐减量维持 6 个月至 1 年或以上；对于复发患者可给予免疫抑制剂如环孢素、环磷酰胺等联合小剂量糖皮质激素治疗；对于继发青光眼眼压不能控制患者可行激光或手术治疗。

（许阿敏）

参 考 文 献

1. 文峰. 眼底病临床诊治精要. 北京：人民军医出版社，2011.

2. Lubin J R，Albea D M，Weinstein M. Sixty-five years of sympathetic ophthalmia A clinicopathologie review of 105 cases（1913-1978）. Ophthalmology，1980，87（2）：109-121.

3. Jennings T，Tessler G G. Twenty cases of sympathetic ophthalmia. Br J Ophthalmol，1989，73（2）：140-145.

4. Chu D S，Foster C S. Sympathetic ophthalmia. Int Ophthalmol Clin，2002，42（3）：179-185.

5. Savar A，Andreoli M T，Kloek C E，et al. Enucleation of open globe injury. Am J Ophtahalmol，2009，147（4）：595-600.

第五章

视网膜脱离

视网膜脱离（retinal detachment，RD）是指视网膜神经上皮层和视网膜色素上皮层的分离。临床可根据其发病机制分为孔源性、牵拉性、渗出性及出血性视网膜脱离。

一、孔源性视网膜脱离

● **概述**

孔源性视网膜脱离（rhegmatogenous retinal detachment，RRD）指视网膜先发生裂孔，玻璃体液化进入视网膜下进而引起的视网膜脱离，其发生与视网膜变性，玻璃体变性及玻璃体后脱离有关，也可因外伤或手术引起。

● **临床特征**

临床症状主要表现为闪光感，眼前黑影，视野缺损及视力下降。当裂孔发生在后极部黄斑区时，视力下降一般为首发症状。若裂孔发生在视网膜下方，病情发展较慢，较少累及黄斑区，中心视力下降可能不明显，主要表现为眼前黑影或视野缺损。

患者玻璃体腔可见轻到中度混浊。因视网膜裂孔导致视网膜大血管撕脱者可发生不同程度的玻璃体积血。裂孔多位于赤道部以前，后极部孔源性视网膜脱离最多见于黄斑裂孔性视网膜脱离。裂孔可呈圆形、半圆形、马蹄形等，可位于或远离视网膜脱离范围。早期视网膜脱离可局限于眼底某个象限，范围逐渐扩大，黄斑裂孔性视网膜脱离则先从后极部向周边蔓延。新鲜脱离的视网膜呈黄白色，脱离范围大隆起度高者可随眼球运动见到视网膜飘动。陈旧性脱离者因视网膜上下增殖膜牵拉可形成固定皱褶，进一步发展为以视盘为中心的漏斗状结构。慢性视网膜脱离者视网膜表面增殖膜不明显，视网膜下可见水渍线。

B 超可用于了解屈光介质不清的患者是否发生视网膜脱离或脉络膜脱离。超声活体显微镜（ultrasound biomicroscopy，UBM）可用于发现周边部极浅的视网膜脱离。OCT 主要用于明确后极部视网膜脱离患者黄斑裂孔的大小及形态。

FFA 并非孔源性视网膜裂孔的常规检查方式。视网膜脱离区域血管聚焦不良，呈现不同程度的强荧光，视网膜下液对应区域呈现弱荧光（图 2-5-0-1）。但 FFA 可发现部分患者视网膜血管的渗漏或无灌注区等异常。超广角影像学检查可发现周边视网膜变性区域部分血管异常改变，可指导及早进行激光治疗，避免发生新的裂孔。

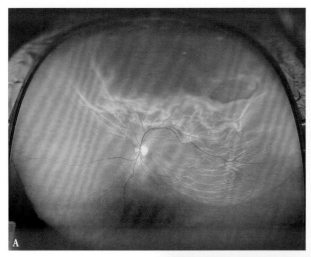
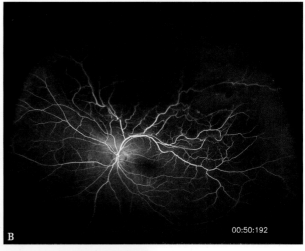
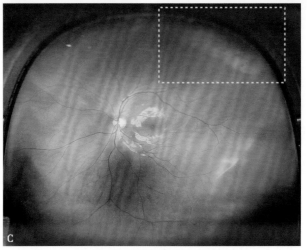

图2-5-0-1 左眼孔源性视网膜脱离

患者男性，38岁，左眼孔源性视网膜脱离，A. 左眼超广角眼底彩照显示左眼颞上方巨大裂孔，颞侧及上方视网膜脱离，累及黄斑区；B. 左眼超广角荧光素眼底血管造影显示视网膜脱离区域血管聚焦不良，视网膜下液对应部位呈现弱荧光；C. 患者行玻璃体切除+视网膜冷冻+硅油填充术后，视网膜平伏，裂孔部位可见冷冻斑（虚线黄方框内）

图点评：视网膜脱离时FA表现为视网膜血管聚焦不良，对视网膜裂孔等显影并不明显。当未看到明显裂孔时，UWFA检查有助于排查视网膜血管渗漏或RPE渗漏等其他原因引起的视网膜脱离。

● 治疗建议

若脱离浅、局限于周边部小范围，可先尝试激光治疗，如若无法阻止脱离范围进一步扩大，应尽早手术治疗。术后视力与病变部位密切相关。

二、牵拉性视网膜脱离

● 概述

牵拉性视网膜脱离（tractional retinal detachment，TRD）是由于玻璃体或视网膜的增生性病变牵拉视网膜引起的脱离，可牵拉形成视网膜裂孔。原发病因可由于血管性（视网膜血管阻塞，糖尿病性视网膜病变，早产儿视网膜病变，家族渗出性玻璃体视网膜病变等）、炎症性（视网膜血管炎，葡萄膜炎等）、外伤性

（Terson 综合征、眼外伤等）、手术性（内眼手术后）、先天性（永存原始玻璃体增生症等）或肿瘤性（视网膜血管瘤等）等。

● 临床特征

临床多表现为视力逐渐下降，当病变涉及黄斑区域时可出现中心视力的下降。首发症状多与原发疾病有关。

玻璃体腔混浊轻到重度不等，因炎症或出血引起的严重混浊可致不能窥见眼底。玻璃体腔内增殖膜呈黄白色，与视网膜表面紧密相连，因原发病不同可位于视网膜任意部位。视网膜因牵拉多呈典型的帐篷状脱离。视网膜周边部的牵拉性脱离可表现为放射状或条索状的视网膜皱襞，可伴黄斑移位。

B 超可明确屈光介质混浊患者视网膜脱离情况及是否伴脉络膜脱离等。FFA 可帮助诊断牵拉性视网膜脱离患者的原发病因。超广角影像学检查对于发现周边部网膜或血管异常更有优势。

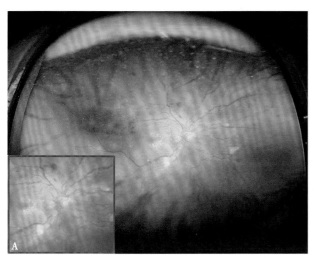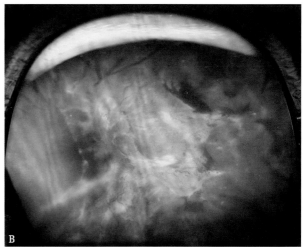

图 2-5-0-2　牵拉性视网膜脱离

患者女性，17 岁，1 型糖尿病史 13 年，A. 右眼超广角眼底彩照显示网膜散在小片状出血，血管迂曲，后极部可见硬性渗出及棉绒斑，视盘表面及下方可见大量新生血管（局部放大）。患者因全身条件极差暂放弃眼科治疗；B. 半年后眼科门诊复诊，右眼超广角眼底彩照显示玻璃体积血，视网膜表面大片出血，网膜表面大片新生血管增殖膜，牵拉全视网膜脱离，视网膜细节窥不清

图点评：牵拉性视网膜脱离因原发病因及脱离范围不同预后差异较大，超广角影像学检查更有助于原发疾病的确诊。

● 治疗建议

积极治疗原发病。若伴严重的玻璃体混浊、脱离视网膜范围累及后极部或牵拉引起视网膜裂孔时应手术治疗。

三、渗出性视网膜脱离

● 概述

渗出性视网膜脱离（exudative retinal detachment，ERD）是由于血—视网膜屏障功能受损，导致液体渗透性增加，聚集在视网膜下形成的视网膜脱离。原发病因可由于炎症性（视网膜血管炎，葡萄膜炎等）、血管性（高血压性视网膜病变，Coats 病，视网膜下新生血管形成等）、肿瘤性（脉络膜黑色素瘤，脉络膜血管瘤等）等。中心性浆液性视网膜病变、大泡性视网膜病变、寄生虫感染等也可表现为渗出性视网膜脱离。

● 临床特征

临床症状多以原发病为主。可表现为不同程度的视力下降，视物变形，变色，眼前黑影等。

葡萄膜炎患者伴有相应的眼前节症状，如角膜 KP，房水闪辉，虹膜粘连等。玻璃体腔无明显增生性病变。眼底脱离的视网膜呈灰白色隆起，表面多光滑。少量视网膜下液可不随体位改变而移动，但视网膜下液较多时，因重力作用，在仰卧位时可位于视网膜后极部，在站立位时位于视网膜脱离的下方。网膜和血管因原发病不同有相应的异常改变。

FFA 可帮助诊断渗出性视网膜脱离患者的原发病因。超广角影像学检查对于发现周边部网膜或血管异常更有优势。

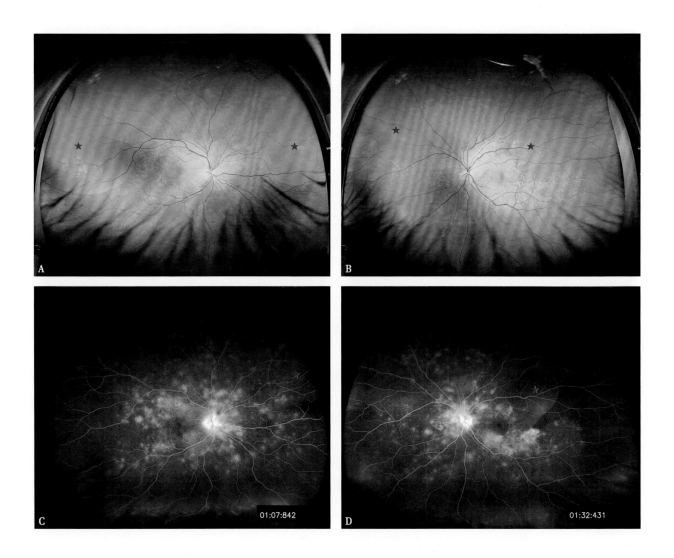

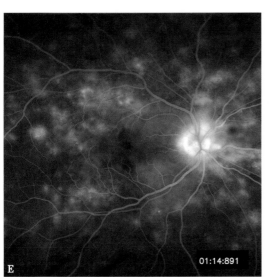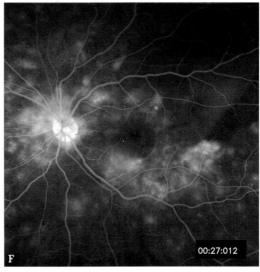

图 2-5-0-3 双眼渗出性视网膜脱离

患者女性，36 岁，妊娠 32 周，因"双眼视力下降"就诊，A、B. 双眼超广角眼底彩照显示后极部大量黄白色斑片状渗出病灶及大片视网膜浆液性脱离呈灰白色（红色五星），右眼视盘边界模糊；C、D. 双眼超广角荧光素眼底血管造影显示视网膜脱离区域因染料积存呈现弱荧光（红色五星），后极部黄白色斑片状病灶对应小团块状强荧光。双眼视盘染色，边界模糊；E、F. 双眼超广角荧光素眼底血管造影后极模式局部放大后极部影像细节，可见部分团块状强荧光渗漏融合成小片状

图点评：妊娠期渗出性视网膜脱离可由高血压引起，为灶性 RPE 损害，引起 PED 或大的神经上皮脱离，有效控制血压可不同程度缓解眼部病情。

● 治疗建议

积极治疗原发病。

四、出血性视网膜脱离

● 概述

出血性视网膜脱离（hemorrhagic retinal detachment，HRD）是指大量血液进入视网膜神经上皮层下，引起视网膜神经上皮层和视网膜色素上皮层的脱离。出血范围一般大于 2 个视盘直径。出血性视网膜脱离可由新生血管形成（脉络膜新生血管，息肉状脉络膜血管病变等）、外伤、手术、血液病、肿瘤等导致。

● 临床特征

临床症状主要表现为视力下降，眼前黑影或视野缺损等。

眼底表现为视网膜隆起，可为鲜红色或暗红色。出血时间较长者网膜可见黄白色渗出。出血量较大者血液可穿破内界膜进入玻璃体腔，引起玻璃体积血。

FFA 和 ICGA 对于原发病因的确诊具有重要意义。视网膜下积血可遮盖脉络膜背景荧光。原发疾病的 FFA 和 ICGA 影像学特点见相应章节。

● 治疗

积极治疗原发病。伴新生血管形成者,可考虑玻璃体腔注射抗 VEGF 药物治疗。玻璃体积血严重者可行手术治疗。

(李　璐)

参 考 文 献

1. 刘文,文峰,易长贤. 临床眼底病·内科卷. 北京:人民卫生出版社,2015:483-506.

2. 张少冲,吕林. 临床眼底病·外科卷. 北京:人民卫生出版社,2014:238-269.

3. 张承芬. 眼底病学. 第 2 版. 北京:人民卫生出版社,2010:480-490.

4. Ohsugi H,Tabuchi H,Enno H,et al. Accuracy of deep learning,a machine-learning technology,using ultra-wide-field fundus ophthalmoscopy for detecting rhegmatogenous retinal detachment. Sci Rep,2017,7(1):9425.

5. Kumar V,Vivek K,Chandra P,et al. Ultrawide field imaging of multiple intraretinal cysts in old rhegmatogenous retinal detachment. Oman J Ophthalmol,2016,9(3):191-192.

6. Witmer M T,Cho M,Favarone G,et al. Ultra-wide-field autofluorescence imaging in non-traumatic rhegmatogenous retinal detachment. Eye(Lond),2012,26(9):1209-1216.

第六章

视网膜变性疾病

第一节　原发性视网膜色素变性

● **概述**

　　原发性视网膜色素变性（retinitis pigmentosa，RP）是一组遗传性视网膜退行性病变，主要特征是感光细胞和视网膜色素上皮复合体的进行性损害。RP 遗传方式包括常显（30%～40%）、常隐（50%～60%）和伴 X 隐性（10%～15%），本病为一种致盲性眼病，患病率约 1/4 000，多起于儿童或少年时期，症状随时间逐渐加重，通常双眼发病，可伴发后极白内障、玻璃体混浊和青光眼等，视盘蜡黄和黄斑萎缩是该病最严重的征象。RP 可作为孤立的眼科疾病出现，也可能是多系统疾病如线粒体疾病和先天代谢异常的眼部表现，必要时需对 RP 患者进行全面身体检查。

● **临床特征**

　　RP 眼底典型改变为视盘蜡黄、视网膜血管狭窄和骨细胞样色素沉着（图 2-6-1-1、图 2-6-1-3）。通常患者会主诉自幼时起的夜盲，视力早期一般正常，随着病情进展，周边视野逐渐缩小，最后累及中心视野，视力完全丧失，全视网膜电图呈熄灭型。

　　RP 在自发荧光上可以看到丰富信息，萎缩区域由于 RPE 的萎缩呈低自发荧光，萎缩灶边缘 RPE 功能受损区域呈较正常稍低自发荧光，RPE 受损病灶以外区域可见 RPE 细胞代偿性功能增强呈高自发荧光环（图 2-6-1-1）。RP 在 FFA 上表现为广泛的 RPE 色素脱失、增殖呈椒盐状荧光，伴骨细胞样色素遮蔽荧光。萎缩区内可透见脉络膜大血管，萎缩区向内及向外的边缘可见透见荧光，晚期萎缩区病灶广泛荧光染色，周边可出现轻微荧光渗漏、血管壁染色（图 2-6-1-2）。RP 在 ICGA 早期像可见脉络膜毛细血管减少，大血管细节清晰，晚期由于 RPE 及脉络膜毛细血管的萎缩呈弥漫弱荧光（图 2-6-1-3）。

　　RP 黄斑中心受累时间一般在病程终末期，此前 OCT 可见黄斑中心幸免，黄斑以外广泛外层视网膜萎缩，外界膜及光感受器内外节中断或消失，脉络膜菲薄，透见巩膜结构（图 2-6-1-4）。此外，RP 可合并多种黄斑病变，包括黄斑萎缩、黄斑色素变性、黄斑前膜、黄斑水肿及黄斑裂孔形成等。当出现黄斑病变时，患者视力会更早的出现损害。

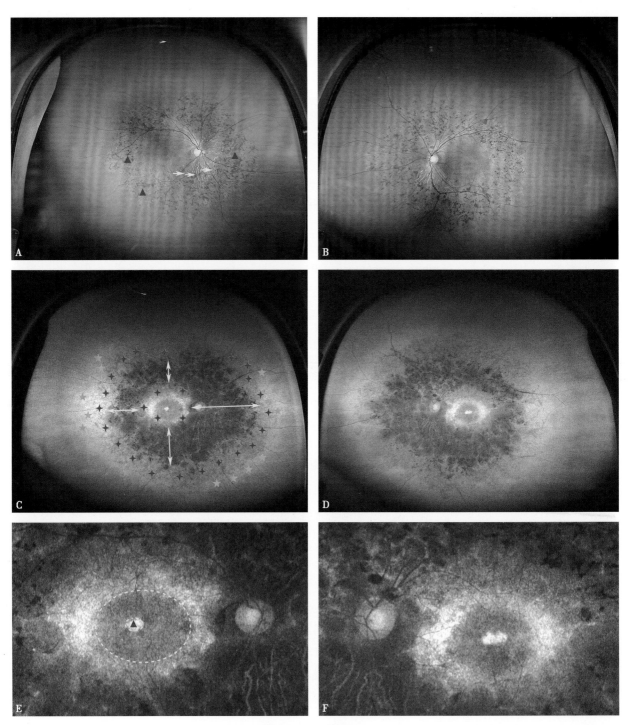

图 2-6-1-1 双眼 RP

患者，男，44 岁，自幼夜盲，近几年觉双眼视物变窄。A. 右眼超广角眼底照相，中周部环形萎缩区域广泛骨细胞样色素沉着（红三角），其下方透见脉络膜大血管（黄箭）；B. 患者左眼超广角眼底照相，表现同右眼；C. 右眼超广角眼底自发荧光，中周部萎缩灶呈低自发荧光（黄箭），萎缩灶边缘呈较正常稍低自发荧光（红四星），再向周边视网膜区域呈高自发荧光（蓝五星）；D. 左眼超广角眼底自发荧光表现同右眼；E. 右眼超广角自发荧光后极部放大图，黄斑中心呈高自发荧光（红三角），外围呈低自发荧光（两黄椭圆之间）；F. 左眼超广角眼底自发荧光后极部放大图表现同右眼

　　图点评：对于视网膜变性类及脉络膜炎症等眼底疾病，眼底自发荧光具有较大诊断及随访价值，可直观反映 RPE 细胞的功能情况，较眼底照相发现更多的病变。萎缩区域 RPE 细胞受损或凋亡细胞内脂褐质减少呈不同强度低自发荧光，色素增殖遮蔽处荧光更低，紧邻萎缩区域因 RPE 吞噬功能增强呈高自发荧光，部分病例累及黄斑区，呈"同心环"样自发荧光。

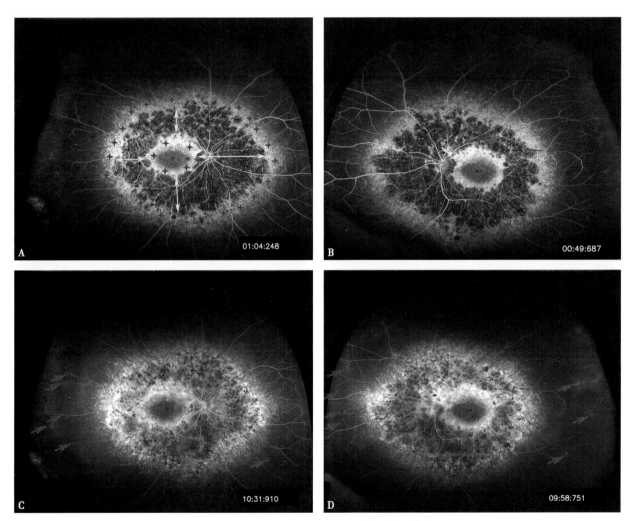

图 2-6-1-2　同一患者超广角荧光素眼底血管造影

A. 右眼早期像可见中周部萎缩区背景荧光减弱，透见脉络膜大血管，弥漫色素遮蔽荧光及 RPE 色素脱失呈椒盐状（黄箭），萎缩区内外边界可见环形透见荧光区域（红四星），黄斑区呈弱荧光；B. 左眼早期像类似右眼；C. 右眼晚期像可见萎缩区域广泛荧光着染，边界处为甚，周边血管壁稍染色（红箭）；D. 左眼晚期像类似右眼，周边可见相同的血管壁染色（红箭）

　　图点评：椒盐状 RPE 色素脱失和夹杂骨细胞样色素沉着遮蔽荧光为 RP 的 FFA 典型征象。远周边部可见散在血管壁荧光着染，提示轻微炎症可能，RP 患者视网膜内屏障一定程度受损。原发性视网膜色素变性的血管渗漏需与葡萄膜炎继发的视网膜色素变性相鉴别，需结合病史及眼底改变诊断。

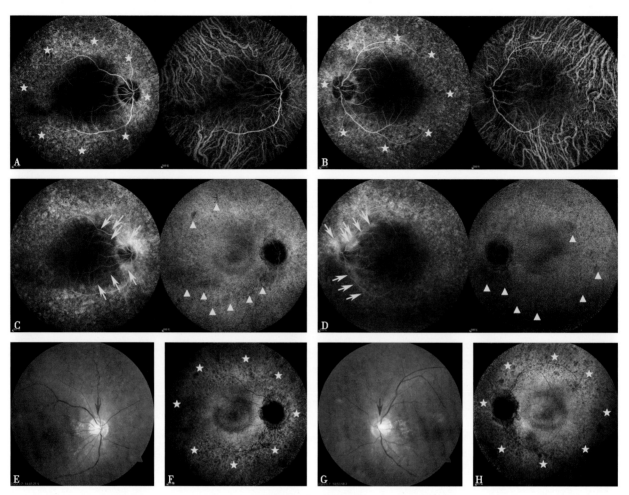

图 2-6-1-3 双眼 RP

患者，男，31 岁；双眼自幼夜盲，A. 右眼早期 FFA＋ICGA 像，FFA 可见血管弓附近向外椒盐状强荧光（黄五星），ICGA 可见脉络膜毛细血管减少，大血管清晰可见；B. 左眼早期 FFA＋ICGA 像，FFA 可见类似右眼椒盐状强荧光（黄五星），ICGA 像同右眼；C. 右眼中期 FFA＋ICGA 像，FFA 可见盘周及血管弓附近轻微毛细血管渗漏（黄箭），眼底弥漫荧光染色；ICGA 示眼底散在弱荧光灶（黄三角）；D. 左眼中期 FFA＋ICGA 像，类似右眼表现；E. 右眼眼底彩照，视盘蜡黄（红箭），动脉细；F. 右眼 ICGA 晚期像，眼底弥漫弱荧光灶（黄五星）；G. 左眼眼底彩照，表现类似右眼；H. 左眼 ICGA 晚期像，表现类似右眼

图点评：RP 患者诊断多根据夜盲、典型的眼底改变、电生理检查及基因诊断，较少行眼底造影检查，尤其是 ICGA 检查。ICGA 可以呈现脉络膜毛细血管的情况并反映 RPE 细胞功能，对 ICGA 的细致观察可加深我们对疾病的认识。

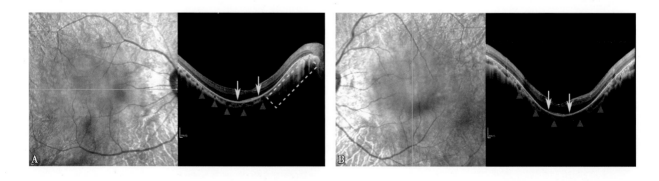

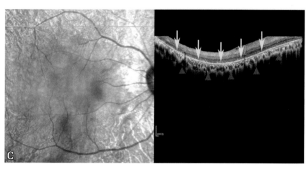
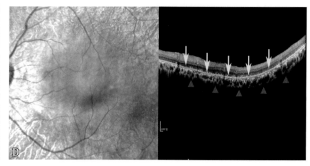

图 2-6-1-4　同一患者双眼 OCT 图像

A. 右眼黄斑 OCT 图像，后巩膜葡萄肿可见，黄斑下方外层视网膜幸免（黄箭），其余区域外界膜及光感受器内外节消失，脉络膜菲薄（红三角），透见巩膜纹理（黄框）；B. 左眼黄斑 OCT 像，表现类似右眼；C. 右眼上方血管弓附近 OCT 图像，广泛外层视网膜萎缩，RPE 条带欠光滑，上方点状高反射点可见（黄箭），脉络膜菲薄，毛细血管萎缩、基质减少（红三角）；D. 左眼上方血管弓附近 OCT 像，表现类似右眼

图点评：RP 患者双眼病变多对称，OCT 上可见微细结构结构上双眼也呈现高度一致性。断层结构可以直观显示视网膜外层结构及脉络膜变化情况，对于并发黄斑病变的 RP 患者，OCT 广泛用于诊断及随访。

● 治疗建议

目前尚无确切有效的治疗办法，对于双等位基因 RPE65 突变的视网膜营养不良，Voretigene Neparvovec（VN）三期临床研究发现视网膜下注射 Voretigene Neparvovec-rzyl 有改善视功能的作用。近年来，有学者对 RP 患眼行人工视网膜置换术，部分案例取得一定效果。可酌情处理其他眼部并发症，如并发性白内障可行超声乳化及人工晶状体植入，可一定程度提高患者视力；初诊患者排查全身综合征的可能，确诊患者嘱定期复查评估残存视功能情况，并排查家人是否患病。可试行血管扩张剂、营养视神经视网膜、补充维生素 A 等治疗，基因治疗及人工视网膜置换未来可能有一定前景。

（王晓玲）

参 考 文 献

1. 张承芬. 眼底病学. 北京：人民卫生出版社，1997：399-414.

2. K. 贝利弗伦德. 视网膜图谱. 2 版. 赵明威，曲进锋，周鹏，译. 北京：中国科学技术出版社，2019：137-153.

3. Oishi A，Miyata M，Numa S，et al. Wide-field fundus autofluorescence imaging in patients with hereditary retinal degeneration: a literature review. Int J Retina Vitreous，2019；5（Suppl 1）：23.

4. Iriyama A，Yanagi Y. Fundus autofluorescence and retinal structure as determined by spectral domain optical coherence tomography，and retinal function in retinitis pigmentosa. Graefes Arch Clin Exp Ophthalmol，2012，250（3）：333-339.

5. Russell S，Bennett J，Wellman J A，et al. Efficacy and safety of voretigene neparvovec（AAV2-hRPE65v2）in patients with RPE65-mediated inherited retinal dystrophy: a randomised，controlled，open-label，phase 3 trial. Lancet，2017，390（10097）：849-860.

6. Maguire A M，Russell S，Wellman J A，et al. Efficacy，safety，and durability of voretigene neparvovec-rzyl in RPE65 mutation-associated inherited retinal dystrophy: results of phase 1 and 3 trials. Ophthalmology，2019，126（9）：1273-1285.

第二节　结晶样视网膜变性

● 概述

结晶样视网膜变性（crystalline retinopathy）泛指一组异常致病基因驱动的先天性代谢异常，导致视网膜内出现黄白色细小结晶样物质沉积，并可能伴随全身其他系统异常的罕见的视网膜遗传性疾病。临床上以 Bietti 结晶样视网膜变性为主，多为常染色体隐性遗传，往往双眼对称，同步发展。特征性表现为视网膜内出现闪亮的结晶样沉积物，伴有 RPE 及感光细胞变性、脉络膜硬化，部分患者角膜缘浅层亦可见结晶样物质沉积。

● 临床特征

常见于 20～40 岁起病，随年龄增长症状逐渐加重。常见症状包括夜盲和 / 或视力下降。

眼底可见广泛结晶样物质分布，后极部最密集。RPE 及脉络膜毛细血管萎缩均开始于后极部，向周边发展，周边偶见少许骨细胞样色素沉着（图 2-6-2-1A～D）。早期视盘色泽正常，晚期色泽变淡至苍白。视网膜血管变细不如视网膜色素变性明显。少许患者可能继发脉络膜新生血管。

视野及电生理结果均与病变范围及严重程度有关。早期视野可相对正常或出现中心暗点，晚期可发展为管状视野。早期视网膜电图（ERG）各反应振幅可相对正常或轻度降低，晚期可呈现熄灭型。由于后极部最先受累，因此早期多焦 ERG（mfERG）振幅密度可显著降低。

眼底自发荧光成像（FAF）可清晰显示 RPE 萎缩区，有助于疾病的随访（图 2-6-2-1E、F）。荧光素眼底血管造影（FFA）表现为部分 RPE 脱色素呈现透见荧光，RPE 及脉络膜毛细血管萎缩透见下方脉络膜中大血管，晚期组织染色（图 2-6-2-2）。光相干断层扫描（OCT）检查可见外层视网膜、RPE 及脉络膜毛细血管萎缩，外层视网膜管状结构，结晶样物质可对应 RPE 上的高反射点（图 2-6-2-3）。

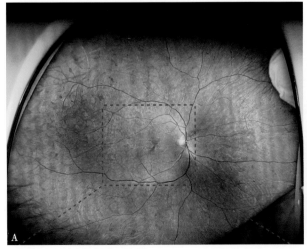
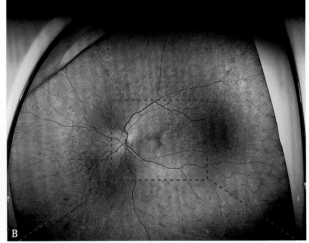

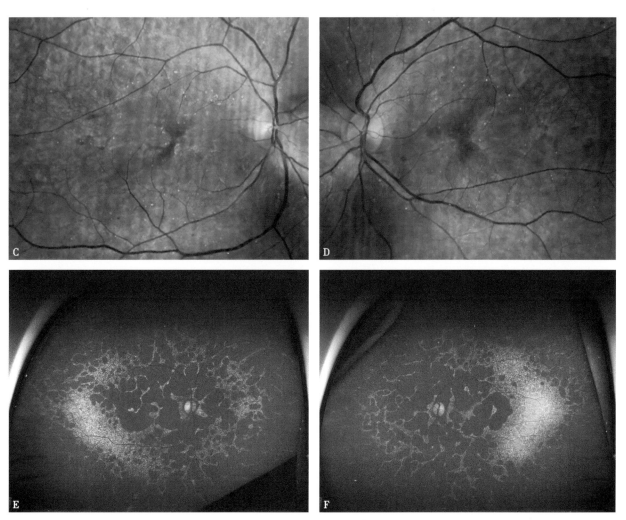

图 2-6-2-1　结晶样视网膜变性

患者女，49 岁，因"发现双眼夜间视物困难两年"就诊，双眼视力：0.8，A. 右眼超广角眼底照相，见后极部及周边部弥漫 RPE 萎缩，透见下方脉络膜血管，周边少许骨细胞样色素沉着；B. 左眼超广角眼底照相，与右眼表现类似；C. 对应放大图 A 中红色虚线框内的视网膜，见右眼后极部散在分布多个黄白色结晶样物质，视盘颜色稍淡，动脉稍细；D. 对应放大图 B 中红色虚线框内的视网膜，左眼后极部与右眼后极部表现类似；E. 右眼超广角 FAF，见后极部及周边部 RPE 萎缩灶广泛分布，呈低自发荧光改变，而中周部，尤其萎缩灶边缘，可见点状高自发荧光；F. 左眼超广角 FAF，与右眼类似，颞侧中周部残留少量高自发荧光区域

　　图点评：有报道结晶样物质可随病情进展逐渐减少。本例为 Bietti 结晶样视网膜变性晚期，结晶样物质相对较少，尤其在超广角眼底成像中不太明显，但放大后发现结晶样物质集中分布在后极部，因此诊断并不困难。此外，超广角 FAF 成像清晰展示了后极部及周边部大片 RPE 萎缩区及中周部 RPE 代谢增强区，是诊断及随访各种遗传性视网膜变性疾病非常好的工具。

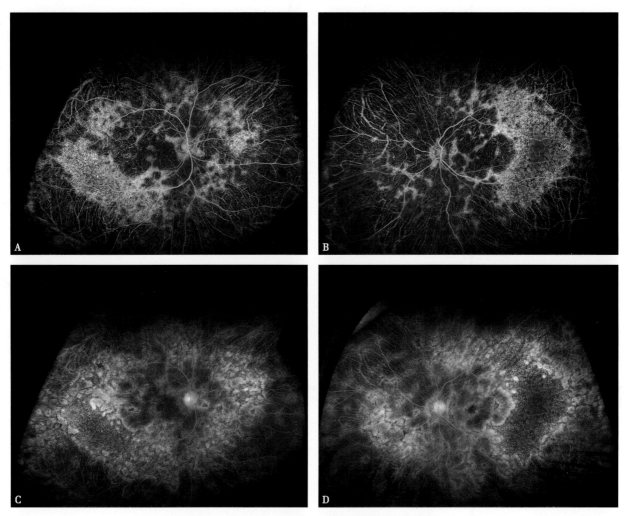

图 2-6-2-2　同一患者超广角荧光素眼底血管造影

A. 右眼早期,后极部及周边广泛 RPE 萎缩,透见下方脉络膜血管,中周部斑片状 RPE 脱色素,透见背景荧光;B. 左眼早期,与右眼类似;C. 右眼晚期,视盘着染,大片萎缩灶染色,中间夹杂透见荧光及少许色素遮蔽荧光;D. 左眼晚期,与右眼类似

　　图点评:本例患者超广角 FFA 早期显示弥漫性 RPE 及脉络膜毛细血管萎缩,透见下方脉络膜中大血管,对应 FAF 中的低自发荧光区域。后极部及周边视网膜脉络膜广泛萎缩,但中心凹处残留部分视网膜脉络膜组织未完全萎缩,因此目前患者中心视力尚可矫正至0.8。

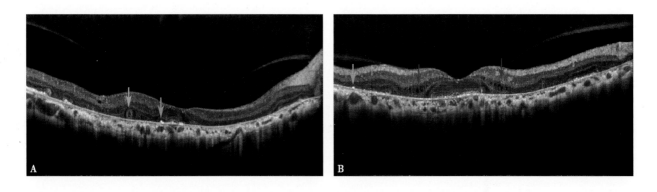

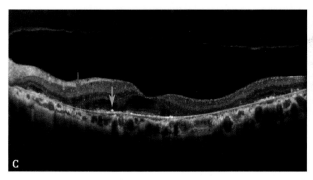
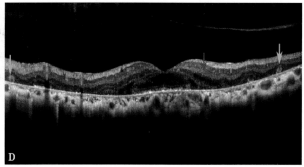

图 2-6-2-3　同一患者黄斑 OCT

A. 右眼黄斑 OCT 横扫，可见中心凹两侧外丛状层、外核层、椭圆体带、嵌合体带信号明显丢失，RPE 层明显变薄，脉络膜毛细血管层信号丢失，RPE 上高反射点（蓝色箭标识）对应眼底结晶样物质，中心凹颞侧局部残存的外核层内见一处典型外层视网膜管状结构（即圆形管腔样结构，边缘高反射信号，腔内低反射信号，见图中橙色箭）；B. 右眼黄斑纵扫，可见内核层数个小液性囊腔（红色箭），RPE 上高反射点（蓝色箭），中心凹下残存少许外层视网膜组织，外界膜反射信号弱，椭圆体带信号断续；C. 左眼黄斑 OCT 横扫，与右眼类似，红色箭标识内核层内的小液性囊腔，蓝色箭标识 RPE 上高反射点；D. 左眼黄斑纵扫，与右眼类似，红色箭标识内核层内的小液性囊腔，橙色箭标识外层视网膜管状结构

图点评：该例患者 OCT 表现典型，RPE 层变薄，外层视网膜反射信号丢失明显，其中外层视网膜管状结构的出现提示外层视网膜严重损伤，是病理条件下感光细胞的重构，往往出现在视网膜退行性疾病的终末阶段。

● 治疗建议

本病尚无有效治疗方式，可参照 RP 给予支持治疗。

（易佐慧子）

参 考 文 献

1. 文峰. 眼底病临床诊治精要. 北京：人民军医出版社，2011：259-262.

2. 刘文，文峰，易长贤. 临床眼底病·内科卷. 北京：人民卫生出版社，2015：516-522.

3. 王晓玲，陈长征. 外层视网膜管形结构. 中华眼底病杂志，2018，34（5）：512-514.

4. 李冰，陈有信. 外层视网膜管状结构的研究进展. 中华眼科杂志，2020，56（2）：149-154.

5. K. Bailey Freund，David Sarraf，William F，et al. The Retinal Atlas. second edition. Eleisvier，2017：211-214.

6. Kumar V，Gadkar A. Multimodal imaging of Bietti's crystalline dystrophy. Indian J Ophthalmol，2018，66（7）：1024-1026.

7. Li Q，Li Y，Zhang X，et al. Utilization of fundus autofluorescence，spectral domain optical coherence tomography，and enhanced depth imaging in the characterization of Bietti crystalline dystrophy in different stages. Retina，2015，35（10）：2074-2084.

第三节　白点状视网膜变性和白点状眼底

● 概述

白点状视网膜变性（retinitis punctata albescens）是一种以眼底大量类圆形白点状改变为主要特征的常染色体隐性遗传性疾病。根据病情可分为静止型和进展型，静止型即为"白点状眼底（fundus albipunctatus）"，属于先天性静止性夜盲，进展型即为典型"白点状视网膜变性"。

● 临床特征

白点状视网膜变性患者往往幼年发病，主要表现为夜盲，视力正常或轻度下降，随年龄增长视力可逐渐下降。

初期眼底可见大量分布于后极部和赤道部视网膜的排列规则的类圆形点状白色病灶，黄斑区很少受累（图2-6-3-1A～D）。晚期可出现一些典型视网膜色素变性的眼底改变，如周边视网膜色素沉着，中周部脉络膜视网膜萎缩，动脉变细等。

视野向心性缩小，严重者晚期可至管状视野。暗视视网膜电图（ERG）振幅明显降低，晚期为熄灭型。眼底自发荧光（FAF）图像可呈模糊、颗粒状改变（图2-6-3-2A、B）。荧光素眼底血管造影（FFA）对应视网膜白点处通常呈透见荧光（图2-6-3-1E、F）。光相干断层扫描（OCT）上对应视网膜白点处可见自RPE凸向椭圆体带或外界膜，甚至外核层的圆顶状高反射信号（图2-6-3-2C、D）。

白点状眼底患者病情一般不进展，仅表现为夜盲及眼底白点状改变，视力、视野基本正常。明视ERG基本正常，暗视ERG振幅降低，但经过足够长时间暗适应后可恢复至正常或显著改善。

根据病情进展情况，有助于鉴别白点状视网膜变性及白点状眼底。然而，部分白点状眼底患者可伴随视锥细胞营养不良，视力及明视ERG振幅可逐渐下降，但暗视ERG振幅经过长时间暗适应后可恢复这一特征仍保存。而白点状视网膜变性患者即使经过长时间的暗适应，暗视ERG振幅仍无明显改善。

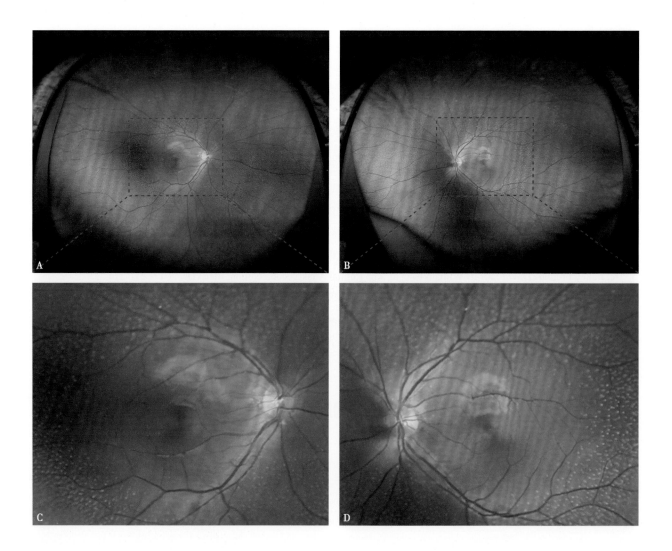

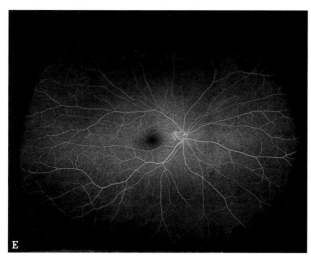
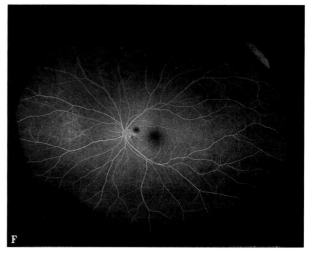

图 2-6-3-1 双眼白点状眼底

患者男，15 岁，诉"自幼夜间视物困难"，右眼视力：1.2，左眼视力：0.8，A. 右眼超广角眼底照相，见视网膜上广泛分布白点状病灶，后极部白点病灶较小，周边部白点融合，形态稍大，视盘及视网膜血管未见明显异常；B. 左眼超广角眼底照相，与右眼表现类似；C. 对应放大图 A 中红色虚线框内的视网膜，见后极部血管弓外密布白点状病灶，黄斑区未受累；D. 对应放大图 B 中红色虚线框内的视网膜，左眼后极部与右眼后极部表现类似；E. 右眼 UWFA 中期，后极部及中周部弥漫斑片状透见荧光，未见荧光渗漏；F. 左眼 UWFA 中期，与右眼类似

图点评：白点状眼底及初期的白点状视网膜变性的眼底表现类似，单凭眼底改变及 FFA 很难鉴别二者，往往需行 ERG 及延长暗适应的 ERG 以进一步鉴别诊断。据研究显示，静止型的白点状眼底通常与编码 11- 顺式 - 视黄醇脱氢酶的基因（如 *RHD5* 基因）突变有关，该酶活性降低导致视杆细胞中视色素再生延迟，其他替代途径发挥作用，因此暗适应时间延长。而进展型的白点状视网膜变性常与编码视黄醛结合蛋白的基因（如 *RLBP1* 基因）突变有关，从而导致视色素循环障碍，因而即使延长暗适应，暗视 ERG 反应也不能改善。

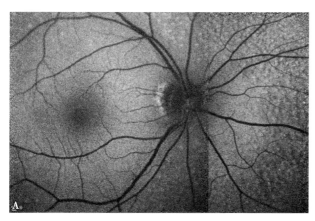
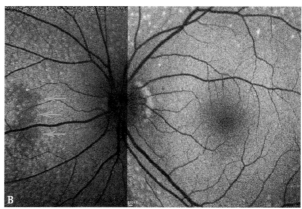

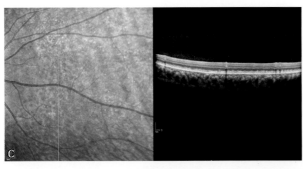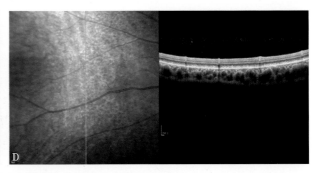

图 2-6-3-2 同一患者眼底自发荧光及眼底红外照相(IR)联合 OCT

A. 右眼 FAF 拼图,后极部多个点状稍高自发荧光,与眼底白点病灶分布基本对应;B. 左眼 FAF 拼图,与右眼类似,另外可见鼻侧视网膜一处不规则低自发荧光灶(橙色箭);C. 右眼鼻侧视网膜 IR 联合 OCT 图像,IR 图像可见多个位于深层视网膜的高反射点状病灶,OCT 示多个突起于 RPE 上方的点状高反射信号,与眼底白点状病灶分布一致;D. 左眼鼻侧视网膜 IR 联合 OCT 图像,与右眼类似

图点评:不同研究结果中白点的自发荧光存在差异,有报道显示为高荧光,有报道显示为低荧光。这可能与自发荧光成像的条件有一定关系。此外,据推测高自发荧光可能是某种视黄酸代谢物发出的固有荧光,而低自发荧光可能与 RPE 内脂褐素形成减少有关。

● 治疗建议

白点状视网膜变性尚无有效治疗方式,可参照 RP 给予支持治疗。白点状眼底一般病情稳定,可随访观察。

（易佐慧子）

参 考 文 献

1. 文峰. 眼底病临床诊治精要. 北京:人民军医出版社,2011:263-265.

2. 刘文,文峰,易长贤. 临床眼底病·内科卷. 北京:人民卫生出版社,2015:522-524.

3. K. Bailey Freund,David Sarraf,William F,et al. The Retinal Atlas. second edition. Elseiver,2017:220-222;226-227.

4. Pichi F,Abboud E B,Ghazi N G,et al. Fundus autofluorescence imaging in hereditary retinal diseases. Acta Ophthalmol,2018,96(5):e549-e561.

5. Wang N K,Chuang L H,Lai C C,et al. Multimodal fundus imaging in fundus albipunctatus with RDH5 mutation:a newly identified compound heterozygous mutation and review of the literature. Doc Ophthalmol,2012,125(1):51-62.

6. Genead M A,Fishman G A,Lindeman M. Spectral-Domain Optical Coherence Tomography and Fundus Autofluorescence Characteristics in Patients with Fundus Albipunctatus and Retinitis Punctata Albescens. Ophthalmic Genet,2010,31(2):66-72.

7. Littink K W,van Genderen M M,van Schooneveld M J,et al. A Homozygous Frameshift Mutation in LRAT Causes Retinitis Punctata Albescens. Ophthalmology,2012,119(9):1899-1906.

第四节　血管样条纹

● 概述

眼底血管样条纹(angioid streaks)为 Bruch 膜钙化变性产生的裂纹,裂纹自视盘呈放射状向周边延伸,最远可至赤道部,多呈线性形如血管分布,故称血管样条纹。眼底血管样条纹可呈特发性,也见于弹性假黄瘤病（pseudoxanthoma elasticum，PXE）、Ehlers Danlos 综合征、镰状红细胞贫血、肢端肥大症、畸形性骨炎等系统性疾病的眼部表现。眼底血管样条纹最常见的并发症为脉络膜新生血管（choroidal neovascularization，CNV），另外，在无新生血管的情况下，也可自发性破裂或因轻微外伤引起视网膜下出血。

● 临床特征

血管样条纹眼底表现为视盘周围放射状排列的锯齿状线条或绕视盘的环形条纹，位于视网膜深层，其长短、颜色及形状走形与血管类似（图 2-6-4-1、图 2-6-4-2、图 2-6-4-4）。可伴色素改变和视网膜下出血，黄斑区受累时可出现视力下降（图 2-6-4-3）。

对于眼底病变不明显的患者，FFA 和 ICGA 可用于辅助诊断，血管样条纹在 FFA 早期可以表现为透见荧光，RPE 不规则聚集处呈斑片状阴影，晚期裂纹处组织染色呈强荧光（图 2-6-4-1，图 2-6-4-2，图 2-6-4-5）。若并发 CNV，可见 CNV 性强荧光表现（图 2-6-4-2）；若出现大量视网膜下出血，则表现为遮蔽荧光（图 2-6-4-5）。ICGA 早期图像中血管样条纹无明显荧光特征，但晚期可见后极部广泛颗粒样弱荧光，Bruch膜裂纹呈强荧光以视盘为中心呈放射状分布（图 2-6-4-1，图 2-6-4-2）。ICGA 较 FA 更易观察到血管样条纹。

眼底血管样条纹在 OCT 上表现为 Bruch 膜条带断裂，其上方 RPE 隆起，并发 CNV 者可见团块中高反射信号病灶突破 RPE 层（图 2-6-4-3）。

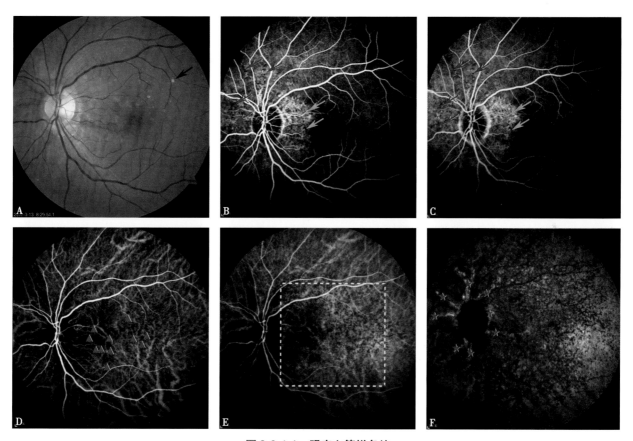

图 2-6-4-1 眼底血管样条纹

患者，女，51 岁，因"右眼视力下降 1 月"就诊，全身无特殊病史，A. 眼底彩照可见豹纹状眼底，后极部色素欠均匀，视盘周围为主，黄斑颞上放可见黄色点状病灶（"鲑鱼斑"）（黑箭）；B. FFA 早期可见盘周广泛透见荧光灶（蓝箭），内含大量点状弱荧光灶，大致呈条索状分布（红箭）；C. FFA 晚期可见病灶荧光减弱。（红箭、蓝箭）；D. ICGA 早期可见后极部大量点状弱荧光点（红三角）；E. ICGA 中期可见弱荧光灶，较早期更明显（黄框）；F. ICGA 晚期后极部弱荧光灶面积明显扩大，凸显出视盘周围放射状中等荧光条索（红五星）

图点评：对于色素改变不明显的眼底血管样条纹患者，造影可辅助诊断，其中，ICGA 较 FFA 更易观察到眼底血管样条纹，尤其是 ICGA 晚期图像，可清晰呈现 Bruch 膜裂纹位置与形态。

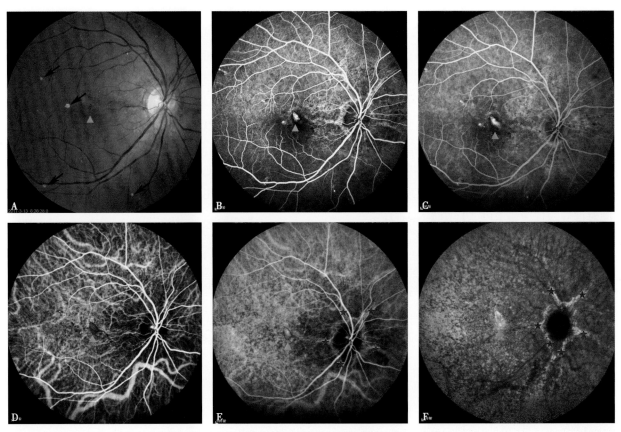

图 2-6-4-2　同一患者右眼

A. 眼底彩照可见后极部多处视网膜下黄白色类圆形病灶（"鲑鱼斑"）（黑箭），黄斑呈淡黄色，中心可见片状出血灶（蓝三角），盘周透见荧光内混杂遮蔽荧光类似左眼；B. FFA 早期可见黄斑区片状强荧光，中心呈遮蔽荧光（蓝三角）；C. FFA 晚期强荧光灶渗漏扩大，边界欠清（蓝三角）；D. ICGA 早期黄斑区 CNV 呈弱荧光（蓝三角）；E. ICGA 中期 CNV 荧光增强（蓝三角），视盘周围呈放射状分布强荧光灶可见（红五星）；F. ICGA 晚期后极部广泛弱荧光，凸显出视盘周围放射状中等荧光条索（红五星），黄斑中心 CNV 荧光渗漏扩大，边界稍欠清（蓝三角）

图点评：CNV 是眼底血管样条纹主要并发症，可导致视力下降和视物变形，一旦出血视力进一步下降，这通常是患者就诊的直接原因。ICGA 对较小的 CNV 显示不敏感，往往没有 FFA 明显。此外，弹性假黄瘤病（PXE）是血管样条纹最常见的系统性疾病，而 PXE 的眼底表现除眼底血管样条纹外，还可以出现散在的小的视网膜色素上皮萎缩性病变，即"鲑鱼斑"，以及皮肤、胃肠道及心脏的改变，全面认识这些特征辅助我们更精确的诊断。

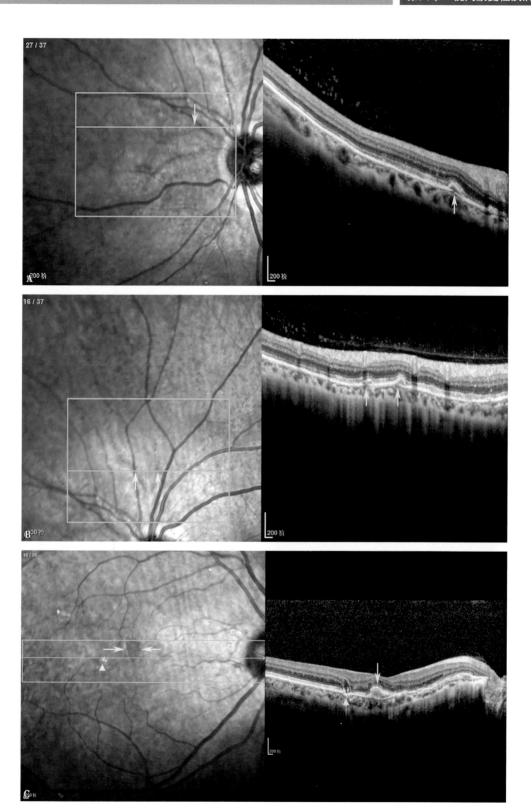

图 2-6-4-3　同一患者 OCT 图像

A. 左眼鼻侧 OCT 像，近红外图像隐约可见血管样条纹病灶，OCT 断层扫面通过病灶处（绿线黄箭），表现为 Bruch 膜条带断裂，其上方 RPE 隆起（黄箭）；B. 左眼上方 OCT 像，近红外隐约可见断层 OCT 图像通过 2 处血管样条纹病灶（绿线黄箭），表现为两处 Bruch 膜条带断裂，其上方 RPE 隆起（黄箭）；C. 右眼黄斑 OCT 图像，近红外图像可见黄斑偏上方与 FFA 形态一致的 CNV（黄箭），中心凹颞侧可见白点状不均匀病灶（黄三角），中心凹 CNV 呈团块中高反射信号病灶突破 RPE 层，中心凹颞侧病灶呈边界高反射空泡状（黄箭）

图点评：OCT 图像观察到 Bruch 膜断裂验证眼底血管样条纹病理改变的特点，对于并发 CNV 的病例，可利用 OCT 检查进行诊断及随访治疗。

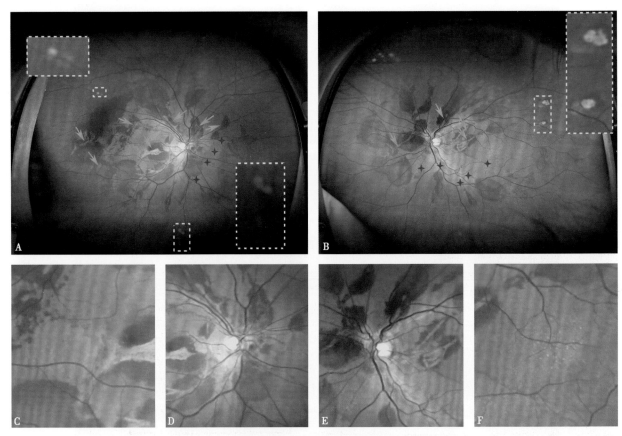

图 2-6-4-4 双眼血管样条纹

患者，男，53 岁，因"双眼视力突降"就诊，无明确外伤史，A. 右眼超广角眼底彩照可见眼底大片视网膜下出血灶，沿视盘呈放射状分布的黄白色条索延伸至中周部（蓝箭），出血灶主要分布在条索样病灶两侧。鼻侧可见细的条索状病灶，伴色素增生（红四星）。颞上中周及下方周边可见视网膜下黄白色类圆形病灶（"鲑鱼斑"）（黄框）；B. 左眼超广角眼底彩照类似右眼表现，大片视网膜下出血灶，沿视盘呈放射状分布的黄白色条索延伸至中周部（蓝箭），出血灶主要分布在条索样病灶两侧。鼻侧可见细的条索状病灶，伴色素增生（红四星）。颞上中周及下方周边可见视网膜下黄白色类圆形病灶（"鲑鱼斑"）（黄框）；C、F. 双眼黄斑颞侧放大图像，可见橘皮样外观；D、E. 为双眼后极盘周放大图像，可见病灶视盘呈放射状分布

图点评：该例为弹性假黄瘤病患者，血管样条纹病变延伸范围至赤道部附近，广泛视网膜下出血，脉络膜破裂区域纤维化呈黄白色，出血多分布在破裂区域两旁。另外，黄斑颞侧橘皮样外观及"鲑鱼斑"也是 PXE 特征性眼底改变。血管样条纹病灶处视网膜脉络膜脆弱，轻微外伤即可导致脉络膜破裂或视网膜出血，有时甚至出现自发性出血。

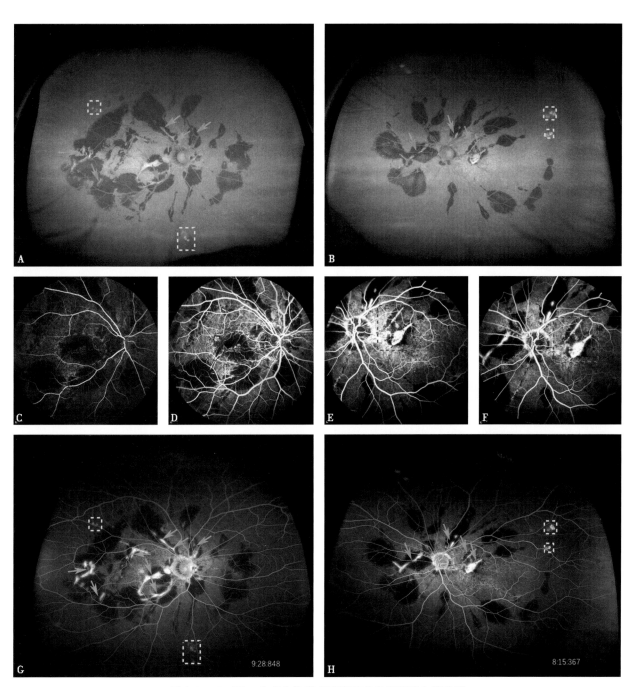

图 2-6-4-5　同一患者自发荧光图像及荧光素眼底血管造影

A. 右眼超广角自发荧光,视网膜下出血因遮蔽作用呈低自发荧光,瘢痕区域呈高自发荧光,下方及颞上病灶呈点状高自发荧光灶;B. 左眼超广角自发荧光,类似右眼表现;C. 右眼 55°造影动脉期像可见视网膜弥漫出血遮蔽荧光,黄斑中心瘢痕稍染色(红椭圆);D. 右眼 55°造影动静脉期像可见视网膜弥漫出血遮蔽荧光,黄斑中心瘢痕进一步染色(红椭圆);E. 左眼 55°造影动静脉期像可见视网膜弥漫出血遮蔽荧光,黄斑区及视盘上方瘢痕荧光染色(红框);F. 左眼 55°造影中期像可见视网膜弥漫出血遮蔽荧光,黄斑区及视盘上方瘢痕进一步荧光染色(红框);G. 右眼 UWFA 晚期可见眼底广泛出血遮蔽荧光,多处条索状荧光染色病灶(蓝箭),下方及颞上周边轻微荧光染色病灶(黄框);H. 左眼 UWFA 晚期类似右眼表现

　　图点评:对于累及周边视网膜的病灶,超广角荧光素眼底血管造影图像更具观察优势。

● 治疗建议

对于无症状患者一般无需治疗,告知患者避免外伤,并发CNV者可行抗VEGF或光动力治疗。对于首诊眼科的血管样条纹患者需排查全身情况,如是否存在PXE相关的血管壁钙化及胃肠道出血、是否有Paget病相关的骨质钙化等,必要时建议患者至相关科室评估病情。

（王晓玲）

参 考 文 献

1. 张承芬. 眼底病学. 北京:人民卫生出版社,1997,422-424.

2. Tripathy K,Quint J M. Angioid Streaks(Knapp Streaks)// StatPearls [Internet]. Treasure Island(FL):StatPearls Publishing,2020.

3. Chatziralli I,Saitakis G,Dimitriou E,et al. Angioid streaks:A comprehensive review from pathophysiology to treatment. Retina,2019;39(1):1-11.

4. Corbelli E,Carnevali A,Marchese A,et al. Optical coherence tomography angiography features of angioid streaks. Retina. 2018;38(11):2128-2136.

5. Chariba S,Daoudi R. Stries angioides et al. pseudoxanthome élastique [Angioid streaks and elastic pseudoxanthoma]. Pan Afr Med J,2015,20:250.

6. Agrawal R,Rosar A P,Lavric A. Multiple choroidal ruptures in a patient with angioid streaks. JAMA Ophthalmol,2017,135(3):e165466.

7. Tilleul J,Mimoun G,Querques G,et al. Intravitreal ranibizumab for choroidal neovascularization in angioid streaks:four-year follow-up. Retina,2016,36(3):483-491.

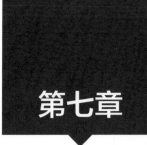

第七章

病理性近视

● 概述

研究显示我国高度近视患者约 8 700 万,占总人口的 6.3%,预计到 2050 年,高度近视人数将会超过 1.75 亿,占总人口的 13%。高度近视是指屈光度在 -6.00D 以上或眼轴长度≥26.0mm。高度近视眼眼球前后轴长增加,眼底会出现一系列病理性病变,这些病理改变(尤其是黄斑病变)可能会导致严重的视力损害。近视性黄斑病变分为萎缩性近视性黄斑病变、新生血管性近视性黄斑病变和牵引性近视性黄斑病变。

一、萎缩性近视性黄斑病变

根据近视脉络膜视网膜萎缩进展的程度可以分为弥漫性脉络膜视网膜萎缩、斑片状视网膜脉络膜萎缩和黄斑萎缩。

● 临床表现

弥漫性脉络膜视网膜萎缩眼底表现为后极部视网膜呈黄白色,通常萎缩区域首先出现于视盘周围,随着年龄的增长而逐渐扩大,最后覆盖后巩膜葡萄肿内的整个区域。部分患者可见大的静脉汇聚成涡静脉横越黄斑或围绕视盘。UWFA 上弥漫性萎缩区晚期呈轻度强荧光(图 2-7-0-1)。

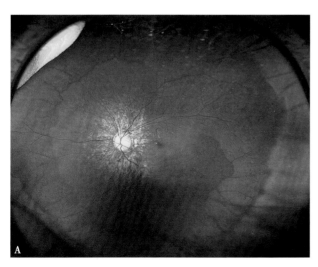

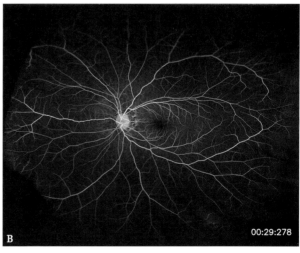

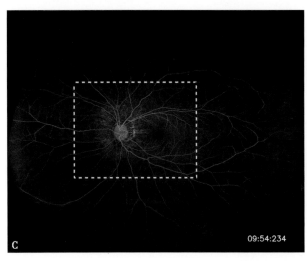

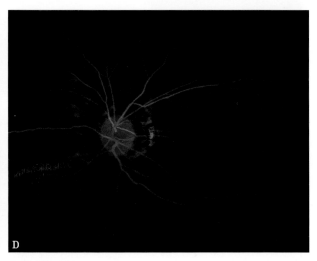

图 2-7-0-1　左眼病理性近视

患者男，13 岁，因"左眼眼前黑影飘动 3 天"就诊，左眼最佳矫正视力：0.8，A. 左眼超广角眼底照相图，提示左眼视盘周围可见弥漫性脉络膜视网膜萎缩，呈黄白色；B. 左眼 UWFA 29 秒可见视盘周围萎缩区背景荧光稍增强；图 C 和局部放大图 D. 左眼 UWFA 9 分钟 54 秒可见萎缩区呈轻度强荧光

　　图点评：弥漫性脉络膜视网膜萎缩眼底表现为黄白色外观，主要危险因素包括年龄和眼轴增长，其萎缩程度可能不同。

　　斑片状视网膜脉络膜萎缩可见黄斑区或视盘周围出现边界清晰的灰白色病变，呈圆形或不规则形，孤立或多发，大小在一个脉络膜小叶到几个脉络膜小叶之间变化（图 2-7-0-2），萎缩区内可见脉络膜大血管走行。萎缩区内可见色素细胞聚集（尤其是萎缩边缘或脉络膜大血管附近）。斑片状视网膜脉络膜萎缩的特点是脉络膜毛细血管层全层缺失，并可进展为外层视网膜和 RPE 缺失。晚期甚至可透过透明的视网膜组织见到巩膜甚至球后血管。UWFA 早期萎缩区因脉络膜充盈缺损呈弱荧光，并可透见其下残存的脉络膜中、大血管，晚期可透见巩膜染色。OCT 检查可见斑片状萎缩区内脉络膜毛细血管层、RPE 和外层视网膜缺失，透见下方巩膜高反射。

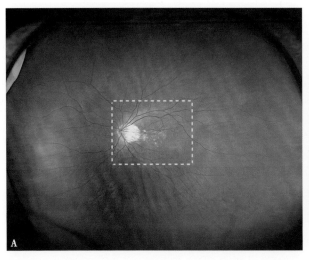

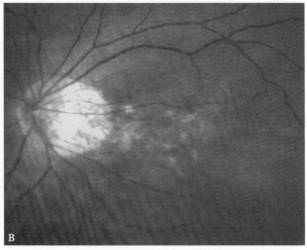

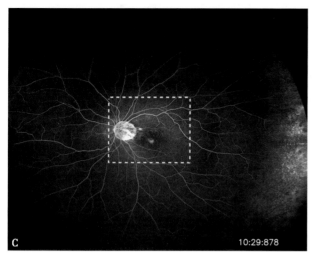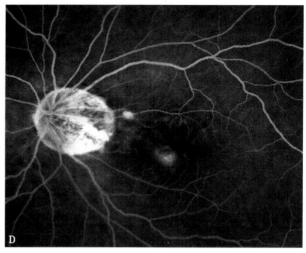

图 2-7-0-2　左眼病理性近视

患者女，47 岁，因"左眼视力下降 1 周"就诊，左眼最佳矫正视力：0.4，A 和局部放大图 B. 左眼超广角眼底照相图，提示左眼视盘颞侧弧形萎缩灶，其颞侧可见一圆形、边界清晰的孤立萎缩灶，黄斑区色素紊乱；C 和局部放大图 D. 左眼 UWFA 10 分钟 29 秒可见视盘颞侧弧形萎缩区呈强荧光，其颞侧孤立、圆形萎缩灶荧光染色，边界清晰，黄斑区可见 CNV 样荧光渗漏

　　图点评：斑片状视网膜脉络膜萎缩可与漆样裂纹、弧形斑并存、毗邻，也可并发 CNV，导致中心视力严重下降。

　　黄斑萎缩眼底可见圆形灰白色脉络膜视网膜萎缩灶，以中心凹为中心，随时间推移逐渐扩大或互相融合，周围有退行性纤维血管膜。UWFA 可见早期视网膜血管充盈大致正常，无明显渗漏，萎缩区呈弱荧光，其内透见脉络膜中大血管，造影晚期萎缩区内巩膜染色呈强荧光（图 2-7-0-3 和图 2-7-0-4）。OCT 可见萎缩区内 RPE 和和外层视网膜缺失，脉络膜层明显变薄几乎不可见，透见下方巩膜高反射。

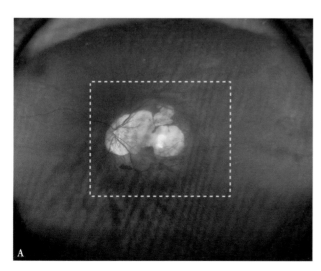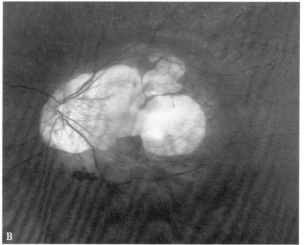

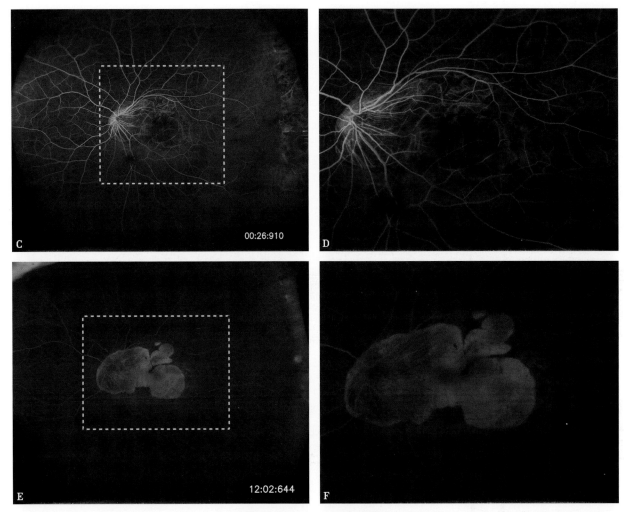

图 2-7-0-3 左眼病理性近视

患者女,68岁,因"左眼视力明显下降2年余"就诊,左眼视力:0.05,A和局部放大图B.左眼超广角眼底照相图,提示左眼后巩膜葡萄肿,视盘倾斜,色淡,视盘和黄斑区及后极部白色脉络膜视网膜萎缩灶,逐步融合成片,视盘下方可见玻璃体混浊;C和局部放大图D.左眼UWFA 26秒可见后极部萎缩灶呈弱荧光,萎缩灶边缘部分染色,黄斑及其颞侧萎缩区内脉络膜大血管基本消失,视盘颞侧及上方血管弓萎缩灶内可透见脉络膜大血管,颞侧周边部可见高低混杂荧光;E和局部放大图F.左眼UWFA 12分钟2秒可见萎缩区内巩膜染色呈强荧光,颞侧周边部荧光染色

图点评:随着CNV、漆样裂纹或斑片状视网膜脉络膜萎缩不断进展,最终都可能发展为黄斑萎缩,导致视力严重下降。

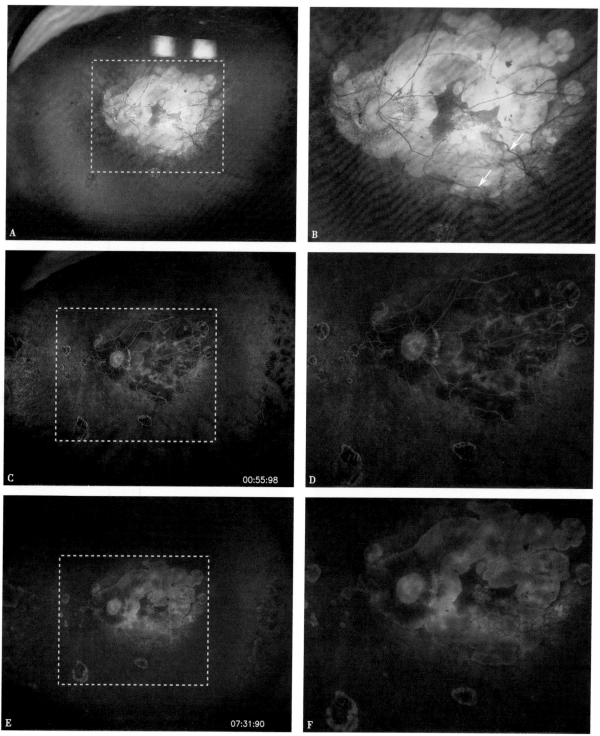

图 2-7-0-4 左眼病理性近视

患者女,74 岁,因"左眼视力下降 5 年余"就诊,左眼视力:0.06,A 和局部放大图 B. 左眼超广角眼底照相图,提示左眼视盘倾斜,色淡,视盘周围和黄斑区及后极部大面积黄白色萎缩灶融合,透见下方脉络膜大血管(白箭头),其上可见色素沉积,中周部眼底呈豹纹状改变,脉络膜血管清晰可见,中周部及周边部亦可见散在萎缩灶,颞侧周边部可见激光斑;C 和局部放大图 D. 左眼 UWFA 55 秒可见视盘周围、黄斑区及后极部大片萎缩灶呈弱荧光,鼻侧和下方中周部散在萎缩灶亦呈弱荧光,萎缩灶边缘部分染色,萎缩灶内可透见脉络膜大血管,鼻侧和颞下周边部均可见弱荧光萎缩灶,颞侧周边部激光斑呈弱荧光;E 和局部放大图 F. 左眼 UWFA 7 分钟 31 秒可见后极部萎缩区巩膜染色呈强荧光,中周部散在萎缩灶边缘荧光增强,周边部萎缩灶部分荧光增强,激光斑荧光染色图点评：高度近视眼除了黄斑萎缩外，中周部及周边部亦可见萎缩灶，UWFA 有助于识别全视网膜的萎缩病灶。

● 治疗建议

病理性近视萎缩性病变主要以观察为主，可补充富含叶黄素、玉米黄质的食物。与弥漫性脉络膜视网膜萎缩者相比，斑片状脉络膜视网膜萎缩患者进展率和 CNV 的发生风险显著增高，故需定期复查。黄斑萎缩为晚期严重病变，与视力下降显著相关。

二、漆样裂纹和漆样裂纹黄斑出血

漆样裂纹（lacquer crack）是病理性近视早期的特征性病变，其形成可能是病理性近视患者眼轴增长、Bruch 膜变性破裂、RPE 萎缩及周围纤维组织填充所致，邻近的脉络膜毛细血管和 RPE 功能也受到影响。漆样裂纹多发生于后极部或视盘周围，常伴有黄斑区视网膜下出血，出血可能是漆样裂纹的前兆或漆样裂纹形成过程中 Bruch 膜破裂牵拉邻近的脉络膜毛细血管破裂所致，与漆样裂纹相关的出血被称为漆样裂纹黄斑出血。

● 临床表现

眼底表现为粗细不规则的白色或黄白色条纹，多沿水平方向分布，单一或多条，常交叉或呈网状，可伴有色素颗粒或视网膜下出血（图 2-7-0-5）。

UWFA 可清晰显示漆样裂纹的数目、位置和形态，小的漆样裂纹呈不规则条状透见荧光，大的漆样裂纹造影后期可染色，周围或其上可见类圆形出血遮蔽荧光（图 2-7-0-5）。ICGA 在晚期可见漆样裂纹呈线性弱荧光，ICGA 能发现临床检查和 FFA 无法发现的漆样裂纹，被认为是检测漆样裂纹的最佳方法。

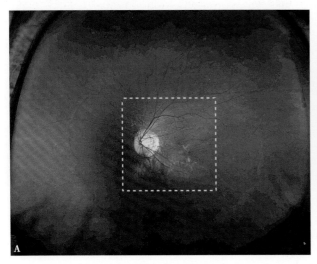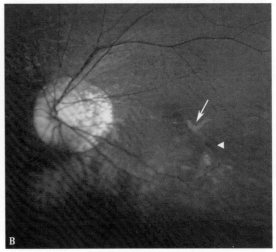

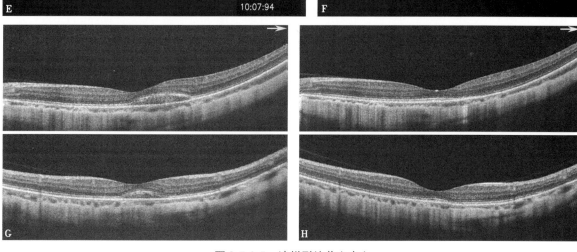

图 2-7-0-5　漆样裂纹黄斑出血

患者男，24 岁，因"左眼视力下降 3 天"就诊，左眼最佳矫正视力：0.5，A 和局部放大图 B. 左眼超广角眼底照相图，提示左眼视盘颞侧环形萎缩弧，黄斑区及周围可见数条横行黄白色漆样裂纹形成（白箭），伴小片状视网膜下出血（白三角）；C 和局部放大图 D. 左眼 UWFA 42 秒视盘颞侧环形萎缩弧呈弱荧光，黄斑区及周围可见漆样裂纹呈不规则条状透见荧光，周围可见类圆形视网膜下出血遮蔽荧光；颞侧远周边部视网膜呈均匀磨玻璃样强荧光，其上、下方可见激光斑；鼻侧周边部可见弥散分布的点状强荧光；E 和局部放大图 F. 左眼 UWFA 10 分钟 7 秒，视盘颞侧环形萎缩弧荧光染色，黄斑区漆样裂纹仍呈强荧光，鼻侧周边部点状强荧光未见明显渗漏；G. 左眼黄斑 OCT 图（横向扫描和纵向扫描）黄斑颞下方可见视网膜中等反射物质，RPE 层清晰可见；H. 左眼黄斑 OCT 图，观察 2 个月后视网膜下出血吸收，但原出血处椭圆体带缺失图点评:漆样裂纹黄斑出血一般出血呈类圆形,周围无渗出水肿及出血边缘无色素沉积,需要与CNV黄斑出血相鉴别。

● 治疗建议

漆样裂纹很少直接损害视功能,漆样裂纹黄斑出血患者,出血吸收后视力一般恢复较好。但 Bruch 膜破裂,其完整性遭到破坏,患者可能再次出血,发生 CNV 或脉络膜视网膜萎缩的风险也较高,故需定期复查眼底,如出现视力下降、视物变形、眼前固定黑影等症状,可行 FFA 检查以排除是否存在 CNV 或脉络膜视网膜萎缩。

三、新生血管性近视性黄斑病变

新生血管性近视性黄斑病变是指病理性近视合并 CNV 形成,是 50 岁以下人群中 CNV 最常见的病因。58%～74% 的 CNV 位于中心凹,其余亦距中心凹 100～300μm 以内,一旦出血严重影响视力。在病变晚期可见 CNV 灶及周围纤维血管性瘢痕伴 RPE 细胞增殖,称之为 Fuchs 斑。

● 临床表现

眼底可见黄斑中心凹或旁中心出现 1/3～3/4PD 大小青灰色、圆形或椭圆形稍隆起的斑块,周围绕以斑片状视网膜下出血(图 2-7-0-6)。CNV 灶也可被出血遮蔽而不见。在 CNV 病变后期出血机化并有视网膜色素上皮细胞增殖,其细胞增殖可围绕每一 CNV 病灶。Fuchs 斑表现为灰色或其上有黑色色素斑(图 2-7-0-8)。

急性出血期在 UWFA 早期可见绒团状、车辐状或斑片状边界清晰的强荧光,周围绕以出血遮蔽荧光,随造影时间延长染料轻微渗漏,晚期荧光积存(图 2-7-0-6 和图 2-7-0-7)。病变晚期 UWFA 可见色素增生遮蔽荧光,晚期纤维血管性瘢痕染色(图 2-7-0-8)。

ICGA 诊断 CNV 并不敏感,但在视网膜出血浓厚时有助于诊断。根据 OCT 特征,可将 CNV 分为三个阶段:病变活动期、瘢痕期和萎缩期。病变活动期可见 RPE 上方团块状高反射物质(图 2-7-0-9),可伴视网膜下积液和视网膜水肿;瘢痕期可见 CNV 呈致密高反射,下方组织衰减;萎缩期可见 CNV 变平,病变周围脉络膜视网膜逐渐萎缩,萎缩区下方呈高反射。OCTA 在视网膜外层出现 CNV 血流信号(图 2-7-0-9 和图 2-7-0-11)。

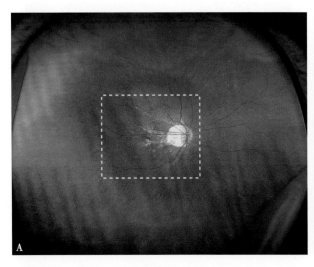
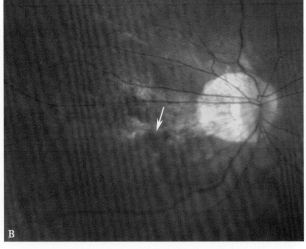

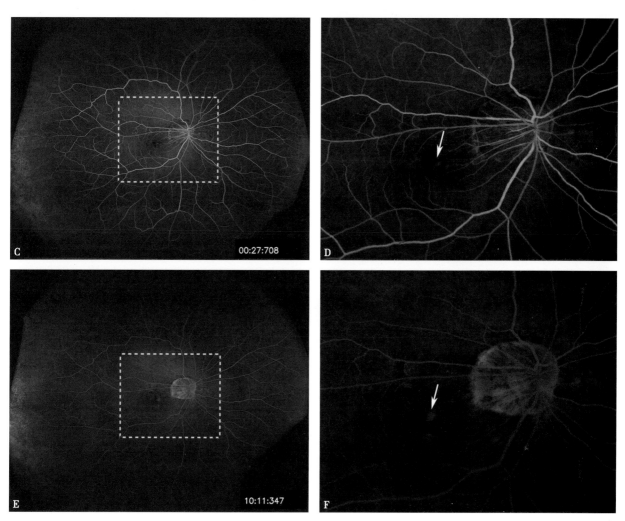

图 2-7-0-6 右眼病理性近视并发新生血管性黄斑病变

患者女，47 岁，因"右眼视力下降一周"就诊，左眼最佳矫正视力：0.3，A 和局部放大图 B. 右眼超广角眼底照相图，提示右眼视盘颞侧环形萎缩弧，黄斑中心凹可见 1/4PD 大小青灰色斑块，周围绕以斑片状视网膜下出血（白箭头）；C 和局部放大图 D. 右眼 UWFA 27 秒，黄斑区可见斑片状边界清晰的 CNV 性强荧光，周围绕以出血遮蔽荧光（白箭头）；E 和局部放大图 F. 右眼 UWFA 10 分钟 11 秒，视盘颞侧环形萎缩弧荧光染色，黄斑区 CNV 病灶轻微渗漏（白箭头）

图点评：新生血管性病理性近视黄斑病变一般 CNV 病灶较小，且很少进展增大，可能与高度近视眼轴增长，血供相对变差有关。CNV 病灶小且渗漏较轻，眼底检查有时难以发现，因此临床上一旦怀疑 CNV 的存在，应尽早行 FFA 检查。

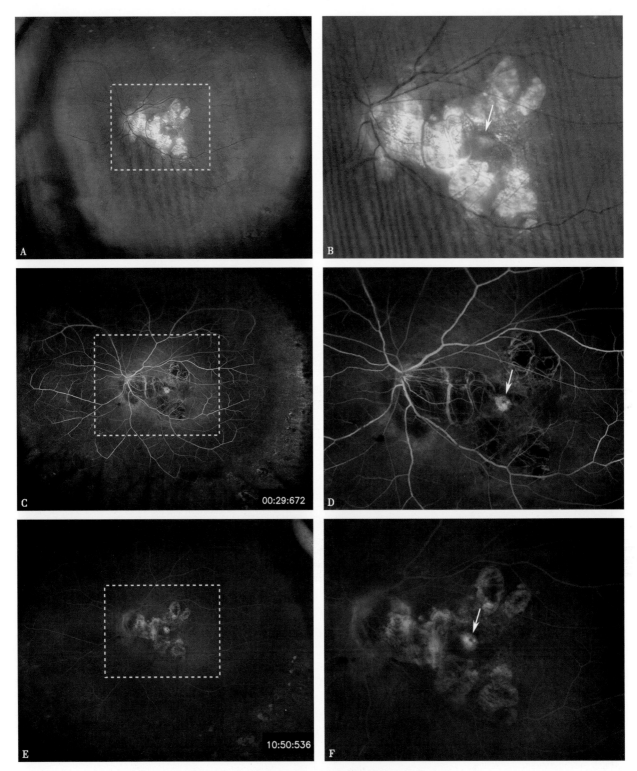

图 2-7-0-7　病理性近视脉络膜视网膜萎缩并发 CNV

患者女，47 岁，因"左眼视力下降 4 年，加重 2 天"就诊，左眼视力：0.05，A 和局部放大图 B. 左眼超广角眼底照相图，提示左眼黄斑中心凹可见 1/3PD 大小青灰色圆形斑块，视盘颞侧及黄斑区可见融合成片的黄白色脉络膜视网膜萎缩灶，其内可透见脉络膜大血管；C 和局部放大图 D. 左眼 UWFA 29 秒，黄斑中心凹可见斑片状边界清晰的 CNV 性强荧光（白箭头），其周围片状萎缩灶呈弱荧光，其内可见脉络膜大血管走行，远周边部视网膜呈磨玻璃样强荧光，其上可见散在类圆形弱荧光；E 和局部放大图 F. 左眼 UWFA 10 分钟 50 秒，黄斑中心凹 CNV 病灶渗漏，荧光进一步增强（白箭头），周围萎缩灶巩膜染色，周边部散在类圆形强荧光染色

图点评：病理性近视脉络膜视网膜萎缩边缘可并发CNV，CNV病灶在造影晚期可有轻微渗漏。

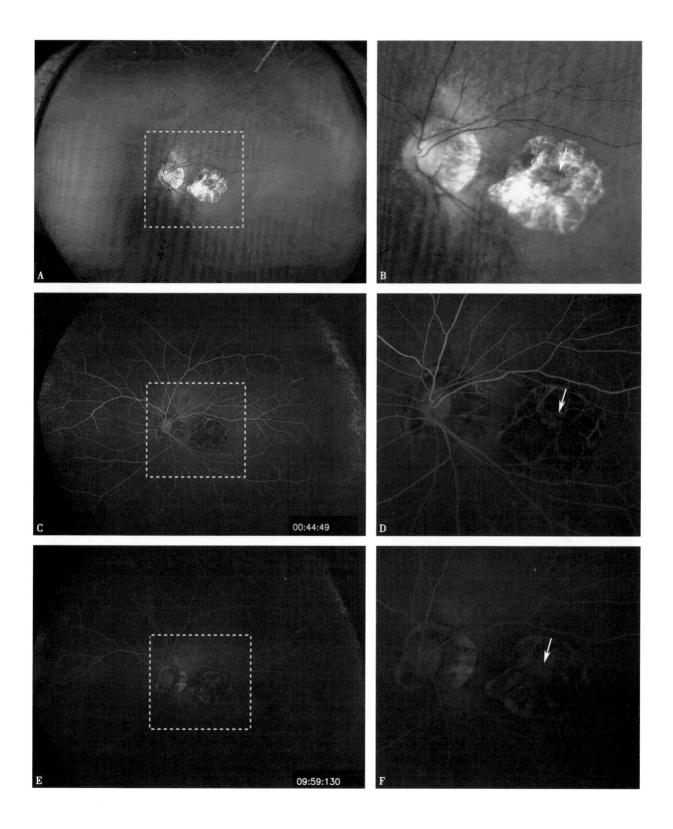

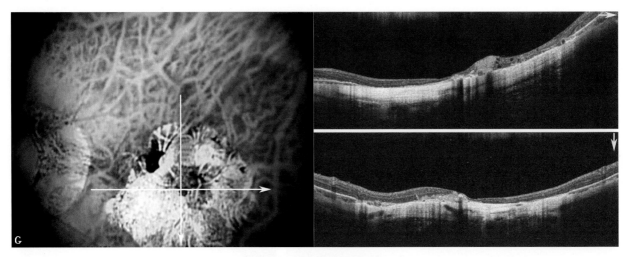

图 2-7-0-8　左眼病理性近视

患者女，50 岁，因"左眼视力下降 2 年余"就诊，左眼视力：0.01，A 和局部放大图 B. 左眼超广角眼底照相图，提示左眼视盘周围环形萎缩弧，黄斑及周围黄白色脉络膜视网膜萎缩灶形成，透见其下脉络膜大血管和巩膜，中心凹可见轻微隆起的圆形灰黑色斑块，约为 1/4PD 大小，并可见片状色素增生；C 和局部放大图 D. 左眼 UWFA 44 秒，黄斑中心凹可见斑片状稍强荧光（白箭头），视盘和黄斑周围萎缩灶呈弱荧光，其内可见脉络膜大血管，色素增生呈遮蔽荧光；E 和局部放大图 F. 左眼 UWFA 9 分钟 59 秒，黄斑区强荧光无明显染料渗漏（白箭头），视盘和黄斑周围萎缩灶部分染色；G. 左眼 IR 联合 OCT 图像（横向扫描和纵向扫描），可见黄斑区病灶扁平呈高反射，病灶周围脉络膜视网膜严重萎缩变薄，萎缩区下方呈高反射

　　图点评：该 Fuchs 斑由 CNV 纤维瘢痕化而来，其上色素增生，造影晚期无明显染料渗漏。

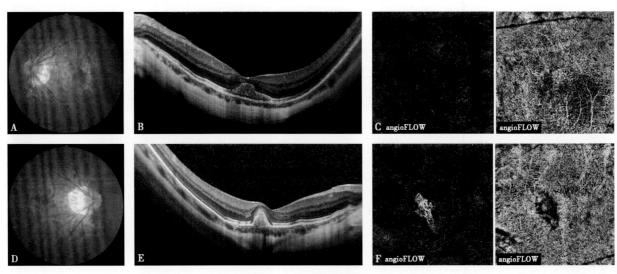

图 2-7-0-9　双眼病理性近视

患者女，37 岁，因"左眼视力下降 1 周"就诊，左眼最佳矫正视力：0.25，右眼最佳矫正视力：0.15，既往因"右眼高度近视继发 CNV"行玻璃体腔注射抗 VEGF 药物治疗，A. 左眼眼底照相图，提示左眼视盘周围环形萎缩弧，黄斑区可见 3/4PD 大小视网膜下出血；B. 左眼 OCT 图，提示完整的 RPE 上可见中等反射信号；C. 左眼 OCTA，视网膜外层和脉络膜毛细血管层均未见异常信号影；D. 右眼眼底照相图，提示右眼黄斑区条状斑块，周围可见色素增生；E. 右眼 OCT 图，可见视网膜下高反射信号，突破 RPE；F. 右眼 OCTA 图，视网膜外层出现异常血管信号，脉络膜毛细血管层对应处可见异常高信号，周围围绕低信号影

　　图点评：高度近视黄斑出血需要区分是单纯出血还是 CNV 出血，除了利用 FFA 鉴别外，OCT 和 OCTA 也是很好的鉴别工具。单纯出血 OCT 上可见 RPE 信号完整，视网膜下出血为中等反射信号，OCTA 视网膜外层未见异常血流信号；CNV 出血 OCT 上可见视网膜下团块状高反射物质，RPE 连续性遭到破坏，也可伴视网膜下积液和视网膜水肿，OCTA 在视网膜外层出现 CNV 血流信号。

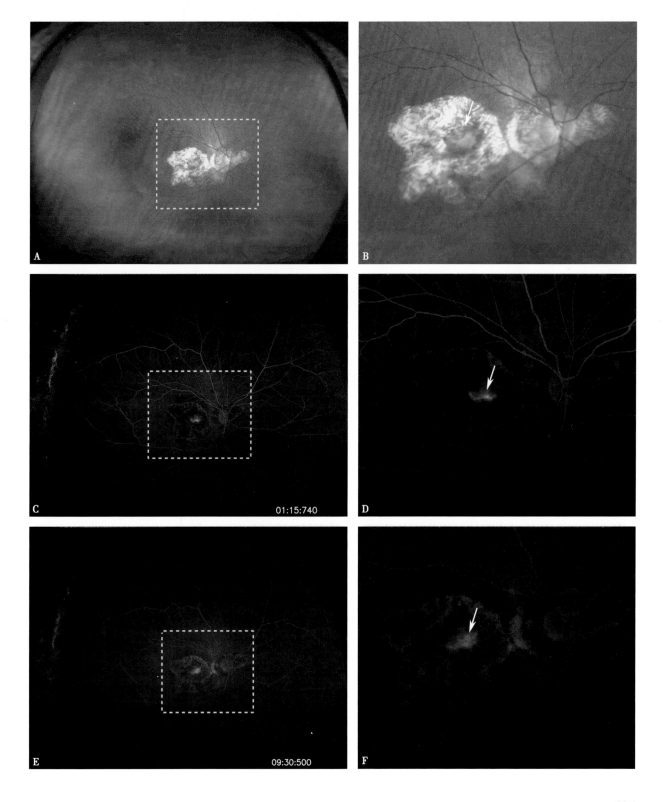

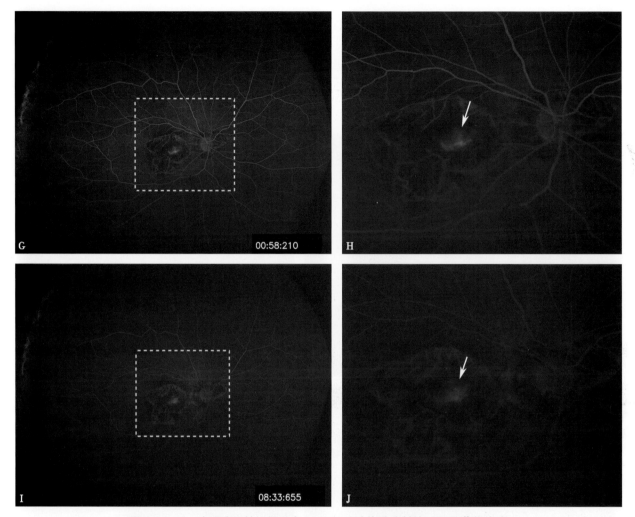

图 2-7-0-10 右眼病理性近视继发 CNV 行玻璃体腔注射抗 VEGF 药物治疗

患者女,50 岁,因"右眼视力下降半月"就诊,右眼视力:0.08,A. 和局部放大图 B. 右眼超广角眼底照相图,提示视盘周围环形萎缩弧,黄斑及周围黄白色脉络膜视网膜萎缩灶形成,透见其下脉络膜大血管和巩膜,中心凹可见轻微隆起的圆形灰黑色斑块,约为 1/3PD 大小,周围可见色素增生;C 和局部放大图 D. 右眼 UWFA 1 分钟 15 秒,黄斑中心凹可见斑片状 CNV 性强荧光渗漏(白箭头),视盘和黄斑周围萎缩灶呈弱荧光,其内可见脉络膜大血管,边缘荧光染色;E. 和局部放大图 F. 右眼 UWFA 9 分钟 30 秒,CNV 病灶荧光进一步渗漏,边界不清(白箭头),视盘和黄斑周围萎缩灶部分染色;G~J. 抗 VEGF 治疗后 1 个月,右眼 UWFA 58 秒和 8 分钟 33 秒(H 和 J 为局部放大图),黄斑区 CNV 病灶较前渗漏减轻(白箭头)

图点评:CNV 病灶在抗 VEGF 治疗后,UWFA 可见渗漏较前减轻,有利于判断病灶活动性。

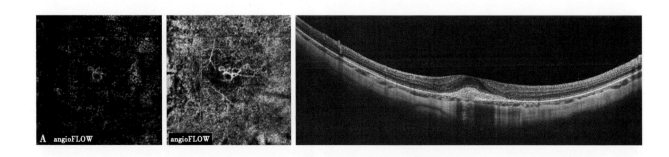

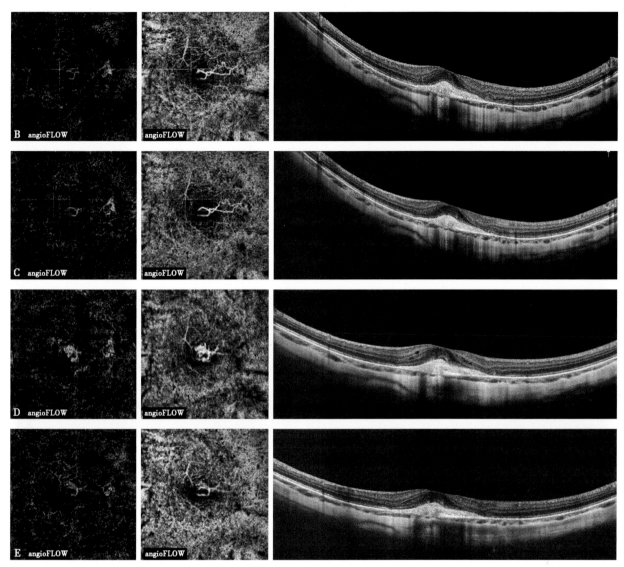

图 2-7-0-11 右眼病理性近视继发 CNV 行玻璃体腔注射抗 VEGF 药物治疗

患者男,34 岁,右眼高度近视继发 CNV 行玻璃体腔注射抗 VEGF 药物治疗,A. 治疗后 1 天复查,OCTA 提示右眼视网膜外层和脉络膜毛细血管层可见异常血流信号,OCT 提示黄斑区视网膜下高反射病灶;B、C. 治疗后 1 周和 1 个月复查,OCTA 和 OCT 示 CNV 较前缩小;D. 治疗后 3 个月复查,OCTA 示视网膜外层和脉络膜毛细血管层异常新生血管再次扩大,OCT 示视网膜内层出现囊腔,再次行玻璃体腔注射抗 VEGF 药物治疗;E. 再次治疗后 1 个月复查,OCTA 示异常新生血管较前缩小,OCT 示囊腔吸收

图点评:OCT 联合 OCTA 对 CNV 的大小、形态等可进行较为全面的监测,为病理性近视继发 CNV 的诊断和治疗后随访带来了便利。

● 治疗建议

大多数近视性 CNV 若不积极干预治疗,视力预后较差。虽然 PDT 或激光治疗 CNV 可获得一定的成功率,但抗 VEGF 治疗在维持患者长期视力方面效果更好(图 2-7-0-10 和图 2-7-0-11)。晚期 CNV 纤维化伴色素增生,Fuchs 斑形成后则无治疗价值。

四、高度近视黄斑裂孔

黄斑裂孔是严重威胁高度近视患者视力的重要并发症之一，黄斑全层裂孔形成后，液化的玻璃体经此孔到达视网膜神经上皮层下，可发生严重的后极部视网膜脱离，视力预后差。

● 临床表现

黄斑裂孔形成的早期可能因为孔较小、偏离中心凹以及不伴有视网膜脱离，患者往往无明显视力下降。高度近视眼由于眼轴过长，RPE和视网膜组织萎缩，裂孔往往失去正常红色，呈灰白色或黄色，表现为"白孔"，一般眼底检查不易发现，而OCT可从断层上清晰地显示裂孔的形态、视网膜受玻璃体牵拉的程度，以及有无合并视网膜脱离（图2-7-0-12）。UWFA可见黄斑中心类圆形或圆形透见荧光，后极部视网膜脱离区呈弱荧光。

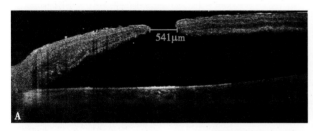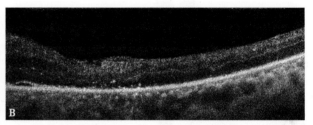

图2-7-0-12　左眼高度近视合并黄斑裂孔

患者男，40岁，因"左眼视力突然下降1周"就诊，视力：手动/20cm，A. OCT示黄斑裂孔，黄斑区视网膜脱离，行玻璃体切除术联合内界膜剥除联合硅油填充术；B. 术后2周复查，视力0.05，OCT可见视网膜复位良好，但视网膜结构明显受损

图点评：该患者在手术治疗后，视网膜复位良好，视力也较术前好转。

● 治疗建议

高度近视黄斑裂孔主要采取手术治疗，手术方式主要为玻璃体切割手术联合内界膜剥除或内界膜翻转覆盖或内界膜填塞及气体填充，合并视网膜脱离者可选择硅油填充。

五、高度近视黄斑劈裂

高度近视黄斑劈裂是病理性近视患眼并发视网膜神经上皮层间分离，表现为不同层次或不同范围的劈裂，多位于神经纤维层或外丛状层。按形态不同分为外层劈裂、内层劈裂和全层劈裂，按是否伴随并发症分为单纯劈裂、劈裂伴中心视网膜脱离、劈裂伴黄斑裂孔。

● 临床表现

近视黄斑劈裂早期可无特殊症状，随着病变发展，可出现视物漂浮感、视力下降、视物变形、视野缺损等症状。视网膜劈裂很难通过常规眼底检查发现（图2-7-0-13）。OCT可观察到劈裂处视网膜增厚，视网膜神经上皮层层间分离，层间有斜形或垂直的"桥样"或"柱状"连接，劈裂处色素上皮前可见细的中等反射附着（图2-7-0-14和图2-7-0-15）。

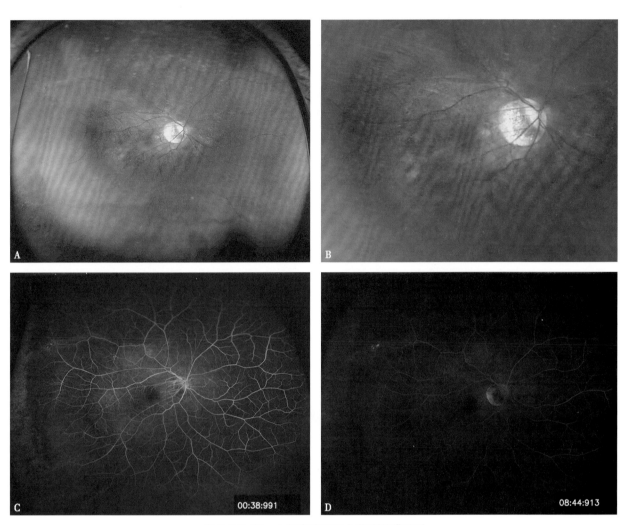

图 2-7-0-13　右眼高度近视合并视网膜劈裂

患者女，31 岁，因"右眼视力下降 2 个月"就诊，视力：0.1，A 和局部放大图 B. 右眼超广角眼底照相图，提示视盘倾斜，视盘颞侧萎缩弧，后极部眼底呈豹纹状改变；C、D. 右眼 UWFA 38 秒和 8 分钟 44 秒，早期后极部视网膜呈轻度强荧光，晚期荧光减弱

图点评：眼底照相和 UWFA 对黄斑劈裂的诊断不敏感，可表现为轻度强荧光等非特异性表现。

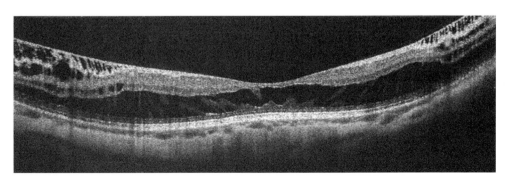

图 2-7-0-14　黄斑劈裂 OCT

图示黄斑区及其周围视网膜神经上皮层间分离，层间有斜形或垂直的桥状或柱状光带相连，内层劈裂、中层劈裂和外层劈裂均可见，RPE 前有细的中等反射信号

图点评：内层劈裂为内界膜与神经纤维层之间的劈裂，中层劈裂为内丛状层与内核层，外层劈裂为外丛状层与外核层，外层劈裂在高度近视黄斑劈裂中最早出现且最普遍，其次为全层劈裂与内层劈裂

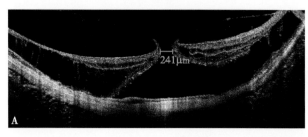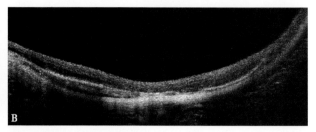

图 2-7-0-15　右眼高度近视合并黄斑裂孔，视网膜劈裂

患者女，62 岁，因"右眼视力下降 1 年余，加重 1 个月"就诊，视力：手动 20cm，A. OCT 提示黄斑裂孔和视网膜劈裂，伴黄斑区视网膜脱离，行玻璃体切除联合内界膜剥除术；B. 术后 4 天复查，视力：手动 / 眼前，OCT 可见视网膜劈裂完全缓解，但外层视网膜结构受损，脉络膜明显萎缩

图点评：术后患者视网膜劈裂完全缓解，但外层视网膜结构受损，视力预后较差。

● **治疗建议**

对于无明显症状、早期近视黄斑劈裂以定期随访观察为主。手术治疗主要用于中心视力明显下降，伴有 MH、视网膜脱离等并发症的黄斑劈裂患者。手术方式主要为玻璃体切除联合内界膜剥除术。术后光感受器内外节层和外界膜的完整性直接影响视功能的恢复。

（何　璐　郑红梅）

参 考 文 献

1. 张承芬. 眼底病学. 北京：人民卫生出版社，2010：496-507.

2. 文峰. 眼底病临床诊治精要. 北京：人民军医出版社，2011：270-279.

3. 方严，吴琨芳，文峰，等. 病理性近视眼眼底改变. 科学技术文献出版社，2013：98-103.

4. Holden B A，Fricke T R，Wilson D A，et al. Global prevalence of myopia and high myopia and temporal trends from 2000 through 2050. Ophthalmology，2016，123（5）：1036-1042.

5. Ohno-Matsui K，Kawasaki R，Jonas JB，et al. International photographic classification and grading system for myopic maculopathy. Am J Ophthalmol，2015，159（5）：877-883.

6. Hayashi K，Ohno-Matsui K，Shimada N，et al. Long-term pattern of progression of myopic maculopathy：a natural history study. Ophthalmology，2010，117（8）：1595-1611.

7. Ikuno Y，Jo Y，Hamasaki T，et al. Ocular risk factors for choroidal neovascularization in pathologic myopia. Invest Ophthalmol Vis Sci，2010，51（7）：3721-3725.

8. Ohno-Matsui K，Kasahara K，Moriyama M. Detection of Zinn-Haller arterial ring in highly myopic eyes by simultaneous indocyanine green angiography and optical coherence tomography. Am J Ophthalmol，2013，155（5）：920-926.

9. Neelam K，Cheung CM，Ohno-Matsui K，et al. Choroidal neovascularization in pathological myopia. Prog. Retin Eye Res，2012，31：495-525.

第八章

视神经视盘疾病

第一节　视神经炎

● **概述**

视神经炎（optic neuritis，ON）是指累及视神经的各种炎症性病变。按部位分类，可大致分为球后视神经炎及视盘炎。根据病因分类，可分为特发性视神经炎、感染及感染相关视神经炎、自身免疫性视神经炎及其他类型视神经炎。特发性视神经炎可分为与多发性硬化（multiple sclerosis，MS）相关的特发性脱髓鞘视神经炎（idiopathic demyelinating optic neuritis，IDON）、视神经脊髓炎（neuromyelitis optica，NMO）相关性视神经炎（NMO-ON）及其他中枢神经系统脱髓鞘疾病相关的视神经炎。其中，与经典 MS 相关的 IDON 是最常见的视神经炎类型，中青年好发，女性发病率是男性的三倍。

● **临床特征**

多急性或亚急性起病，可有感冒等前驱症状，主诉多为单眼视力下降，视物变暗或色觉异常等，常伴眼球转动痛。

约 2/3 患者视盘正常，眼底表现正常，为球后视神经炎，约 1/3 患者可出现患眼视盘水肿充血，边缘欠清（图 2-8-1-1B）。单眼视神经炎者，患眼可出现相对性瞳孔传导阻滞（RAPD）。

典型视野缺损为中心暗点，但其他神经纤维束型视野缺损也可出现。

视觉诱发电位（VEP）以潜伏期延长为主，可伴随振幅降低（图 2-8-1-2）。

球后视神经炎患眼 FFA 表现正常或晚期视盘轻度染色。视盘炎患眼 FFA 表现为早期视盘表面毛细血管扩张，晚期视盘荧光渗漏（图 2-8-1-1C、D）。

眼眶 MRI 增强，大部分患者急性期可见患眼视神经强化。IDON 患者头颅 MRI 检查若发现伴随脑白质脱髓鞘病灶，则提示此类患者日后转化为 MS 的概率很高。

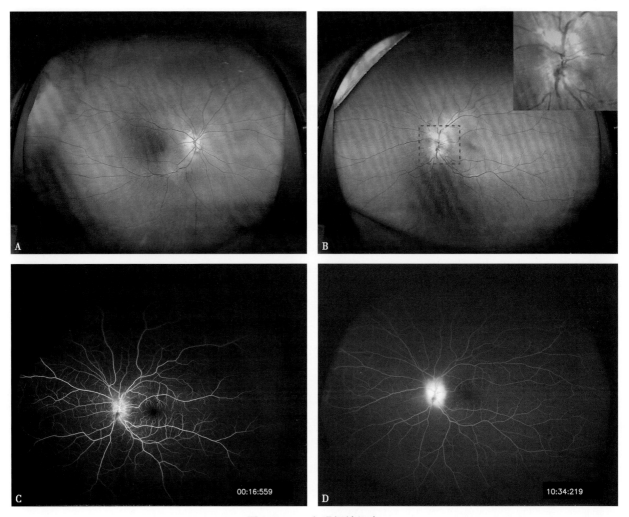

图 2-8-1-1 左眼视神经炎

患者女,51 岁,因"左眼视物模糊伴眼胀、眼球转动痛 1 周"就诊,右眼视力:0.8,左眼视力:0.25,左眼 RAPD(+),A. 右眼超广角眼底照相,未见明显异常;B. 左眼超广角眼底照相,可见视盘充血水肿,下方盘缘少许线状出血,右上角图片对应红色框内视盘的放大显示;C. 左眼 UWFA 早期,视盘表面毛细血管扩张,下方盘缘线状出血遮蔽荧光;D. 左眼 UWFA 晚期,视盘荧光素渗漏及染色

图点评:该患者为中老年,需与非动脉炎性前部缺血性视神经病变鉴别,后者视盘多表现为节段性不均匀水肿,FFA 早期视盘局限性弱荧光。

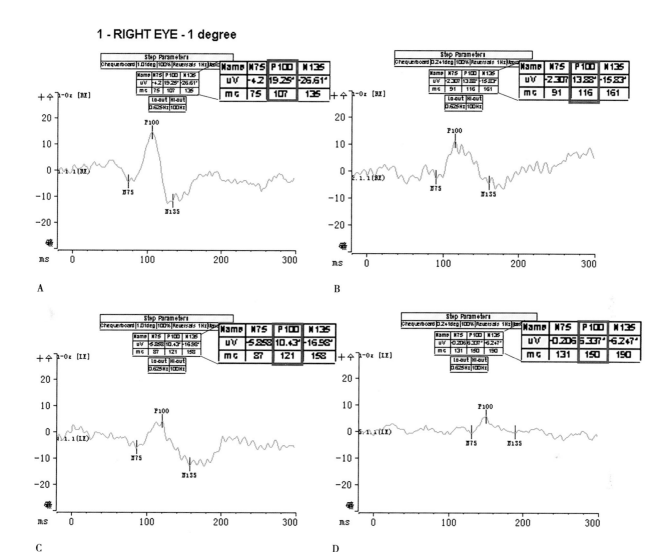

图 2-8-1-2　同一患者图形 VEP（P-VEP）波形图像

A. 右眼 60′方格波形，P100 波振幅及潜伏期在正常范围；B. 右眼 15′方格波形，P100 波潜伏期轻度延迟，振幅正常；C. 左眼 60′方格波形，P100 波潜伏期中度延迟，振幅在正常范围，但低于右眼；D. 左眼 15′方格波形，P100 波潜伏期重度延迟，振幅中度降低。相较右眼而言，左眼 60′方格及 15′方格 P100 波的潜伏期明显延迟，并伴随振幅降低

　　图点评：当患眼视力 >0.1 时，P-VEP 有辅助诊断视神经炎的价值。图中左眼 P100 波潜伏期较右眼明显延迟，是诊断左眼视神经炎依据之一。

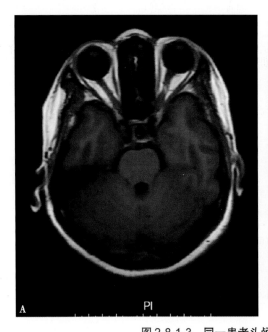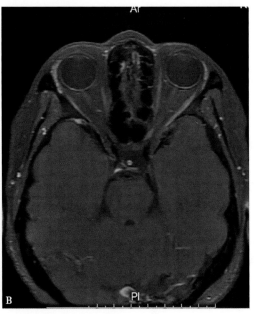

图 2-8-1-3 同一患者头颅及眼眶 MRI 平扫＋增强

A. 头颅 MRI T_1 加权像，左侧视神经眶内段前部稍增粗，边缘模糊；B. 眼眶 MRI T_1 增强扫描，左侧视神经未见明显强化

图点评：该患者 MRI 的 T1 加权像显示左侧视神经眶内段前部稍增粗，虽然增强扫描未见明显强化，但是结合临床表现及其他辅助检查，排除其他诊断，考虑左眼视神经炎。患者进行了血清 AQP4 检测，结果为阴性。给予激素冲击治疗 1 周后，患眼视力提升至 0.5。

● 治疗建议

对于感染及感染相关性视神经炎，首先控制感染，对因治疗。如合并自身免疫性疾病、脊髓炎等全身性疾病，建议及时转诊神经科、风湿免疫科等进行系统治疗。

（1）IDON 有自愈性，但在疾病的急性期，采用糖皮质激素冲击治疗，有助于加快视功能恢复。一般推荐甲基泼尼松 1 000mg，每日静脉滴注，连续 3 天，后改口服泼尼松片 1mg/(kg·d)，连续 11 天，减量为 20mg×1 天、10mg×2 天后停用。对于 NMO 相关性视神经炎患者，口服激素逐渐减量，序贯治疗维持不少于 4～6 个月。对于严重、复发或呈现激素依赖的患者，口服维持时间不少于 6～12 个月。

（2）针对 NMO 相关性视神经炎及自身免疫性视神经炎患者的慢性期，可酌情采用免疫抑制剂，以减少视神经炎复发，以及降低从视神经炎发展为 NMO 的比例，但尤其需要关注此类药物的副作用。

（3）多发性硬化疾病修正药物（DMA），用于头颅 MRI 证实颅内已存在脱髓鞘病灶的 IDON 患者，有助于减少 IDON 患者转化为 MS。

（4）血浆置换，可考虑用于严重视神经炎且经激素冲击治疗仍恢复不佳患者的急性期治疗。

（5）其他治疗：营养神经制剂、改善微循环药物、中医中药等。

（易佐慧子）

参 考 文 献

1. 刘文，文峰，易长贤. 临床眼底病·内科卷. 北京：人民卫生出版社，2015：695-701.

2. 中华医学会眼科学分会神经眼科学组. 视神经炎诊断和治疗专家共识. 中华眼科杂志, 2014, 50(6): 459-463.

3. Wilhelm H, Schabet M. The diagnosis and treatment of optic neuritis. Dtsch Arztebl Int, 2015, 112(37): 616-625.

4. Toosy A T, Mason D F, Miller D H. Optic neuritis. Lancet Neurol, 2014, 13(1): 83-99.

5. Biousse V, Newman N J. Diagnosis and clinical features of common optic neuropathies. Lancet Neurol, 2016 15(13): 1355-1367.

第二节　视乳头水肿

● 概述

视乳头水肿(papilledema)是指视乳头非炎性的被动充血肿胀的体征,常见原因是颅内压增高所致筛板两侧压力失衡,轴浆流受阻,进而引起视乳头充血肿胀。临床上以双眼对称发病多见,双眼不对称发病相对少见。

● 临床特征

常以一过性黑矇、急性或慢性视力下降等为主诉就诊,可伴随头痛、恶心、呕吐、复视。视力与视乳头水肿发展快慢及持续时间有关,大部分缓慢发展的视乳头水肿,中心视力保存时间长,但若视乳头水肿长期存在,最终视力可完全丧失。

眼底检查可见双眼视盘充血肿胀,不同程度隆起,边界不清,边缘可见放射状或不规则出血、渗出,严重者视盘周围可出现 Paton 线(环形视网膜皱襞),甚至出血、渗出范围可累及黄斑区(图 2-8-2-1A、B)。晚期,视乳头水肿逐渐消退,视盘苍白萎缩(图 2-8-2-2A、B),神经纤维层丢失。

视野检查轻者仅生理盲点扩大,重者可形成管状视野。

FFA 检查早期视盘表面及周围毛细血管扩张,晚期明显荧光渗漏(图 2-8-2-1C～F)。

影像学检查有助于查找病因,如 CT 及 MRI 检查有助于排查是否存在颅内占位,磁共振静脉成像(magnetic resonance venography, MRV)检查有助于排查是否存在静脉窦血栓形成等。

脑脊液压力测量可直接显示患者颅内压增高程度。

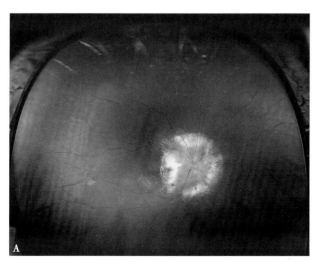
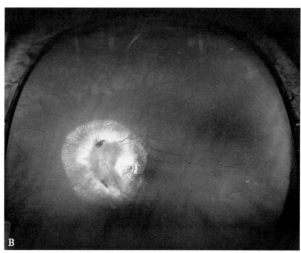

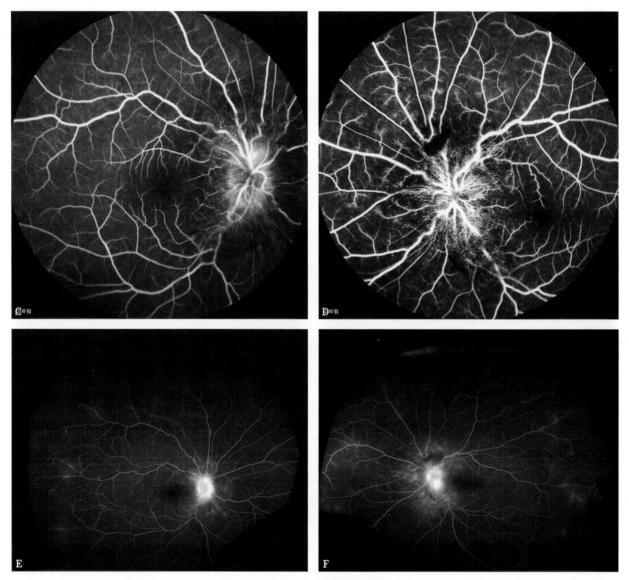

图 2-8-2-1 双眼视乳头水肿

患者女,28 岁,诉"发现双眼视力下降 50 天",50 天前因"小脑肿瘤,脑积水"行小脑肿瘤切除术,术后病理诊断为毛细胞型星形细胞瘤,右眼视力:指数 /30cm,左眼视力:指数 /10cm,A. 右眼超广角眼底照相,可见视盘肿胀,高度隆起,边缘大片环形渗出及线状出血,渗出范围累及黄斑区;B. 左眼超广角眼底照相,与右眼类似改变,且渗出范围大于右眼,视盘上方小片状出血;C. 右眼 FFA 早期(55°镜头),视盘表面毛细血管扩张,视盘周围的视网膜静脉稍扩张,走形略迂曲;D. 左眼 FFA 早期(55°镜头),与右眼类似,视盘表面明显毛细血管扩张,点状微血管瘤强荧光,上方及下方小片出血遮蔽荧光,视盘周围静脉稍扩张,走形略迂曲;E. 右眼 UWFA 中晚期,视盘及周围荧光渗漏,边界不清,颞侧周边视网膜部分静脉轻微染色;F. 左眼 UWFA 中晚期,与右眼类似,视盘及周围荧光渗漏,鼻侧及颞侧周边视网膜部分静脉轻微染色及渗漏

图点评:该例患者颅高压程度重,且发展快,视乳头水肿明显,周围渗出范围大,因此视功能损害明显。由于视乳头高度水肿,视网膜静脉回流部分受阻,因此视网膜静脉出现轻微扩张迂曲征象,伴随末梢部分毛细血管扩张,轻微荧光渗漏。

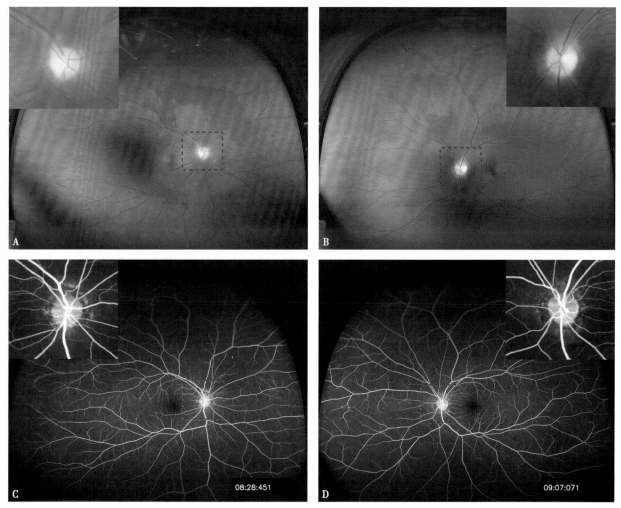

图 2-8-2-2 双眼视乳头水肿

患者女，30 岁，自诉"右眼视力逐渐下降 5 个月，左眼视力逐渐下降 4 个月"，3 个月前行巨大听神经瘤手术切除，术前右眼视力：指数 / 眼前，左眼：0.25，目前双眼视力：无光感，A. 右眼超广角眼底照相，可见视盘色白，其边缘环形色素脱失、紊乱，左上角图片为红色框内视盘及周围视网膜区域的放大显示；B. 左眼超广角眼底照相，与右眼类似改变；C. 右眼 UWFA 晚期，视盘染色，其边缘环形透见荧光及轻微染色；D. 左眼 UWFA 晚期，与右眼类似

　　图点评：结合病史及视盘周围色素的改变，可以推断出患者曾经双眼视乳头水肿。虽然最终解决原发疾病后，视乳头水肿逐渐消退，但可能水肿持续时间太长且程度重，最终造成视神经萎缩，视力丧失。

● 治疗建议

　　对于颅高压所致双眼视乳头水肿，查明病因后，通常需尽快转诊神经科积极治疗原发疾病。治疗关键是早期积极针对病因治疗，减轻视乳头水肿，防止进一步视功能损害。此外，对于特发性颅高压所致视乳头水肿及轻度视力损害，近期研究显示采用减轻体重、低盐饮食联合口服乙酰唑胺治疗有明确疗效。对于保守治疗无效且进行性视功能损害的患者，可采取手术治疗，包括视神经鞘减压术、脑脊液分流术等，以尽力阻止或延缓视功能恶化。

（易佐慧子）

参 考 文 献

1. 文峰. 眼底病临床诊治精要. 北京：人民军医出版社，2011：291-293.

2. 刘文，文峰. 临床眼底病·内科卷. 北京：人民卫生出版社，2015：711-720.

3. 于明依，姜利斌. 特发性颅内压增高所致视盘水肿诊断治疗研究现状与进展. 中华眼底病杂志，2017，33（5）：551-554.

4. 汪宇涵，马瑾，钟勇. 特发性颅压增高的治疗现状. 中华眼科杂志，2016，52（12）：948-951.

第三节　前部缺血性视神经病变

● **概述**

　　前部缺血性视神经病变（anterior ischemic optic neuropathy，AION）是由于供应视盘筛板区的睫状后短动脉供血不足导致的前部视神经缺血性病变。根据病因不同分为动脉炎性 AION 和非动脉炎性 AION（non-arteritic AION，NAION），以后者最常见。NAION 多是由于供应视盘的睫状后短动脉短暂性无灌注或低灌注所致的视盘急性缺血性病变，极少数是由于供应视盘的动脉或小动脉栓塞所致。绝大多数视盘无灌注或低灌注是由于血压暂时性下降造成的，最常见于夜间低血压或其他原因引起全身低灌注，少见于眼部缺血及严重的颈总动脉、颈内动脉和（或）眼动脉狭窄或阻塞所致的眼局部低灌注，眼压迅速升高也可导致眼灌注压迅速下降。本病的全身危险因素包括高血压、夜间低血压、糖尿病、高血脂、动脉粥样硬化、动脉硬化等，局部危险因素包括生理性无视杯或小视杯、拥挤视盘、眼压升高、视盘玻璃膜疣、眼部手术等。

● **临床特征**

　　患者可见于各个年龄段，45 岁以上占 89%。常晨起或短暂休息后发病，突发单眼无痛性视力下降或视野缺损，视力从正常到严重下降不等。患眼相对性瞳孔传入阻滞，色觉减退程度和视力下降程度一致。视野可见与生理盲点相连的绕过中心注视点的弧形或弓状缺损，多见于鼻侧和下方，少见中心暗点。P-VEP 可见 P100 波振幅明显降低，潜伏期正常或者轻度延长。

　　眼底可见视盘局限性或弥漫性水肿，周围常伴线状出血（图 2-8-3-1）。发病约 2～3 周后视盘颜色开始变淡，发病后 6～12 周视盘水肿逐渐消退，视盘水肿完全消退后视神经局限性或弥漫性萎缩。部分 NAION 患者可伴有黄斑区水肿及渗出（图 2-8-3-1）。

　　发病初期 UWFA 可见动脉期或动脉前期筛板前部及盘周脉络膜充盈迟缓，视盘局限性弱荧光，后期一直呈局限性弱荧光或缺血区表层毛细血管代偿性扩张渗漏呈边界不清的强荧光（图 2-8-3-1）。

　　OCT 可见急性期视盘水肿，视神经周围神经纤维层肿胀，但厚度不一，多数患者非缺血区高于缺血区；视盘周围可有视网膜下液，甚至延伸至黄斑区（图 2-8-3-1）。慢性期视盘局限性萎缩部位神经纤维层变薄。

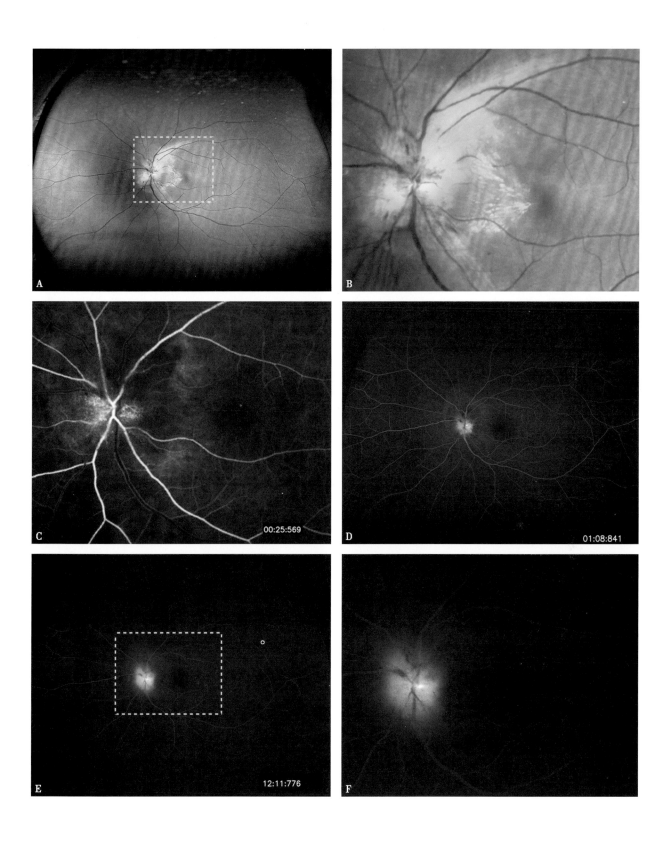

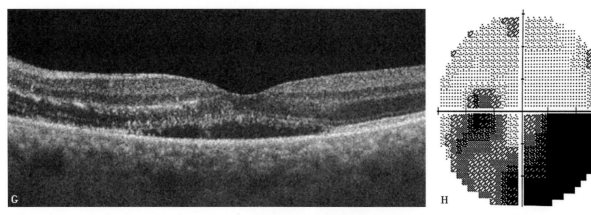

图 2-8-3-1　左眼 AION

患者男，44 岁，因"左眼视力下降 20 天"就诊，左眼视力：0.4，A 和局部放大图 B. 左眼超广角眼底照相图，提示左眼视盘充血、水肿，周围伴线状出血，视盘和黄斑之间可见黄白色渗出；C. 左眼 UWFA 25 秒后极部局部放大图可见盘周颞上方脉络膜充盈迟缓，视盘上方扇形局限性弱荧光，其他区域呈边界不清的强荧光；D. 左眼 UWFA 1 分钟 8 秒，可见视盘颞上方仍呈局限性弱荧光，视盘其他区域表层毛细血管扩张渗漏，盘周视网膜荧光增强，黄斑颞侧见两个强荧光点；E 和局部放大图 F. 左眼 UWFA 12 分钟 11 秒可见视盘荧光进一步增强；G. 左眼 OCT 可见黄斑区视网膜下液；H. 左眼视野可见鼻下方与生理盲点相连的绕过中心注视点的弧形缺损

图点评：急性期 NAION 在 FFA 早期表现为视盘扇形充盈迟缓，与视野缺损象限对应。视盘其余部分可出现代偿性视盘表面毛细血管扩张而呈强荧光。黄斑区可见视网膜下液，需与 CSC 等相鉴别。

● 治疗建议

NAION 目前尚无确切有效的治疗方法

（1）排除眶内及颅内占位、寻找和控制全身疾病和其他危险因素，防控夜间低血压和睡眠呼吸暂停的发生。

（2）以往认为急性期糖皮质激素治疗可促进视盘水肿快速消退，近年研究显示糖皮质激素治疗对其最终视力改善并不明显。

（3）其他辅助治疗：改善局部及全身微循环、营养神经和促进水肿吸收等。

（何　璐）

参 考 文 献

1. 张承芬. 眼底病学. 北京：人民卫生出版社，2010：582-585.

2. 文峰. 眼底病临床诊治精要. 北京：人民军医出版社，2011：300-304.

3. 中华医学会眼科学分会神经眼科学组. 我国非动脉炎性前部缺血性视神经病变诊断和治疗专家共识（2015 年）. 中华眼科杂志，2015，51（5）：323-326.

4. 王润生，吕沛霖，常倩，等. 浅视杯小视盘与前部缺血性视神经变发病的关系. 中华眼底病杂志，2010，26（4）：319-323.

5. 王润生，张玉磊，吕沛霖，等. 非动脉炎型前部缺血性视神经病变的光相干断层扫描特征. 中华眼底病杂志，2009，25（3）：189-192.

6. Hayreh S S. Ischemic optic neuropathy. Progress in retinal and eye research，2009，28（1）：34-62.

7. Hayreh S S，Ischemic optic neuropathies - where are we now? Graefes Arch Clin Exp Ophthalmol，2013，251（8）：1873-1884.

8. Saxena R，Singh D，Sharma M，et al. Steroids versus no steroids in nonarteritic anterior ischemic optic neuropathy. Ophthalmology，2018：S016164201732715X.

第九章

视网膜脉络膜肿瘤

第一节　视网膜毛细血管瘤

● **概述**

视网膜毛细血管瘤(retinal capillary hemangioma)是由血管内皮细胞及血管腔组成的视网膜血管性肿瘤,可孤立存在于眼部,也可成为常染色体显性遗传性疾病 von Hippel-Lindau 综合征的一部分。最常见于 10～30 岁人群,无性别差异,可单灶性或多灶性,可单眼或双眼发病。

● **临床特征**

早期通常无任何症状,往往体检发现,后期可因并发出血、渗出、水肿,累及黄斑区,导致不同程度视力下降或视物变形。

早期瘤体仅表现为细小密集成团的毛细血管扩张,滋养动脉及回流静脉扩张不明显(图 2-9-1-3B),常规眼底检查容易忽视。随瘤体逐渐长大,眼底表现为视网膜上边界清晰的橘红色肿物,有明显迂曲、扩张的滋养动脉及回流静脉与瘤体相连(图 2-9-1-1A),根据典型眼底表现,容易诊断。根据继发的临床表现可分为渗出型及玻璃体视网膜牵拉型,前者以瘤体周围及黄斑区渗出为主要表现,后者在瘤体周围出现玻璃体视网膜纤维增殖条索,可继发牵拉性视网膜脱离。

FFA 表现为造影早期瘤体滋养动脉快速充盈,瘤体内大量毛细血管快速显影,回流静脉内荧光充盈,随造影时间延长,瘤体周围荧光渗漏,边界逐渐模糊,显著强荧光持续至造影晚期(图 2-9-1-1B～D)。

OCT 检查可显示黄斑区是否受累及瘤体周围视网膜水肿情况。B 超检查可显示视网膜下积液情况及是否继发视网膜脱离。

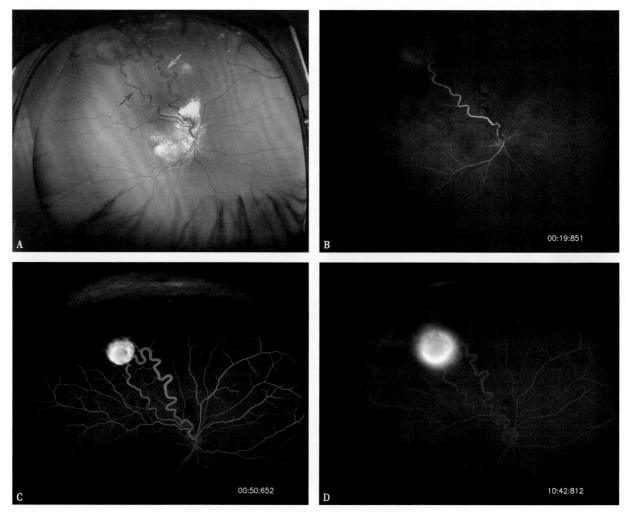

图 2-9-1-1　右眼视网膜毛细血管瘤

患者女，19 岁，因"体检发现右眼视力不如左眼"就诊，右眼矫正视力 0.6，左眼矫正视力 1.0，A. 右眼超广角眼底照相，颞上方周边部视网膜见一个较大的红色结节样隆起的肿物，可见自视盘发出的明显迂曲扩张的滋养动脉（红色箭所示）及回流静脉（蓝色箭所示）与肿物相连，后极部大量黄白色渗出；B. 右眼 UWFA 动脉期（19 秒），可见滋养动脉及瘤体内荧光快速充盈；C. 右眼 UWFA 静脉期（50 秒），瘤体强荧光，滋养动脉及回流静脉内荧光充盈；D. 右眼 UWFA 晚期（10 分钟 42 秒），瘤体染色及周围明显荧光渗漏

　　图点评：该患者仅右眼视网膜一处病灶，左眼视网膜正常，无家族遗传病史，脑部 MRI 及腹部 CT 检查均未发现异常，因此该患者目前考虑为右眼视网膜毛细血管瘤，而非 von Hippel-Lindau 综合征。获取FFA 的动脉期或静脉层流期影像，有助于分辨滋养动脉，尤其对于存在多条滋养动脉的情况，进而方便后续激光治疗。

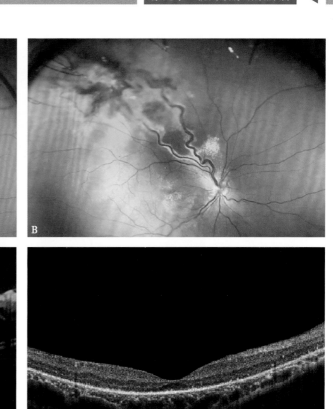

图 2-9-1-2　同一患者激光治疗前后超广角眼底照相及黄斑 OCT 对比

A. 右眼治疗前的超广角眼底照相；B. 右眼数次激光治疗后 8 个月，可见滋养动脉及回流静脉较之前明显变细，走行迂曲情况明显改善，瘤体大部分颜色偏灰白，表面出血，后极部渗出明显吸收；C. 右眼治疗前黄斑 OCT，可见黄斑区明显水肿，神经上皮层下积液，视网膜层间见大量渗出物呈高反射信号；D. 右眼激光治疗后 8 个月，黄斑区水肿吸收，外核层及外丛状层变薄，椭圆体带信号缺失

　　图点评：激光治疗后短期内瘤体表面及周边出血较为常见，出血一般会逐渐吸收，但多次激光治疗可能促进瘤体表面纤维增殖膜形成。该患者激光治疗 8 个月后，瘤体部分萎缩，渗漏减少，因此黄斑区积液基本吸收，但出现弥漫性椭圆体带信号缺失及外层视网膜变薄，这可能与瘤体渗漏造成的黄斑区积液存在时间过长有关。

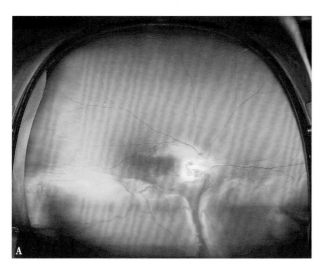
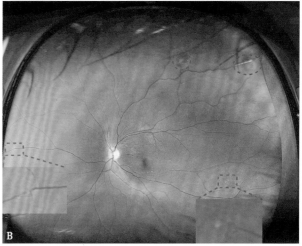

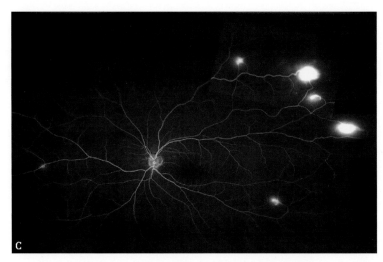

图 2-9-1-3　von Hippel-Lindau 综合征眼部表现

患者女，26 岁，因"右眼上方黑影遮挡 1 周"就诊，既往：曾行小脑血管母细胞瘤手术，A. 右眼超广角眼底照相，可见一红色肿物位于视盘表面，遮盖全部视盘，表面可见少许纤维增殖膜，下方视网膜明显脱离；B. 左眼超广角眼底照相，颞上方周边部视网膜可见一处约 1PD 大小橘红色肿物（红色横椭圆形框内）及轻微迂曲扩张的滋养血管，其鼻侧一处可疑异常病灶（红色圆形框内，因睫毛遮挡，显示不清）。鼻侧周边部及颞侧周边部分别可见一处细小密集的毛细血管扩张（红色方框放大所示），以上两处病灶均未见明显滋养血管；C. 左眼 UWFA 中期拼图，可见六处大小不一的强荧光病灶，其中颞侧周边视网膜及颞上周边视网膜病灶稍大，伴随明显荧光渗漏

图点评：该患者右眼为视盘毛细血管瘤，左眼为多灶性的视网膜毛细血管瘤，结合中枢神经系统血管母细胞瘤病史，不难诊断为 von Hippel-Lindau 综合征。患者右眼瘤体较大，位于视盘表面，瘤体上方仅少许增殖膜，但出现下方广泛视网膜脱离，因此考虑造成视网膜脱离的主要因素是渗出性，其次为牵拉性。初期的视网膜毛细血管瘤行眼底照相检查时，往往因显示不清或位于周边部视网膜，而被漏诊。如本例所示，该患者左眼 UWFA 显示的病灶数量多于超广角眼底照相，提示 UWFA 是显示视网膜毛细血管瘤非常合适的检查手段，可有效减少漏诊。此外，von Hippel-Lindau 综合征患者即使治疗后仍可能再次出现新的视网膜毛细血管瘤病灶，因此需要长期随访。

● 治疗建议

多数视网膜毛细血管瘤生长缓慢，可定期观察。若出现瘤体增大或视网膜下积液等并发症，则需尽早治疗。其治疗方式的选择主要依据肿瘤大小、位置及并发症而定，包括激光光凝，冷冻治疗，光动力治疗（PDT），经瞳孔温热疗法（TTT）及玻璃体视网膜手术治疗等。

视盘毛细血管瘤治疗困难，且预后差，若无合并症，可观察。若出现牵拉性视网膜脱离，可行玻璃体切除术。

（易佐慧子）

参 考 文 献

1. 文峰. 眼底病临床诊治精要. 北京：人民军医出版社，2011：209-212.

2. 刘文，文峰，易长贤. 临床眼底病·内科卷. 北京：人民卫生出版社，2015：884-888.

3. Freund KB，Sarraf D，Mieler WF，et al. The Retinal Atlas. second edition. Elseiver，2017：251-252；787-795.

第二节 视网膜星形细胞错构瘤

● **概述**

视网膜星形细胞错构瘤（retinal astrocytic hamartoma）是一种少见的神经胶质起源的良性肿瘤。多见于结节性硬化病或神经纤维瘤患者，罕见眼部孤立性错构瘤。病灶主要累及神经纤维层，多具双侧性、多灶性，多数病灶长期稳定，少数出现视网膜水肿或下液可累及黄斑区。

● **临床特征**

视网膜星形细胞错构瘤患者可无自觉症状，病灶继发视网膜下液或视网膜内液时出现视力下降、视物变形等症状。病灶多位于视盘附近，表现为视网膜神经纤维层增厚，呈半透明黄白色团块状病灶，瘤体内可伴钙化灶，继发硬性渗出及视网膜水肿时常累及黄斑区（图 2-9-2-1，图 2-9-2-2）。

病灶根据形态学可分为三形：Ⅰ型：小的半透明平滑病灶；Ⅱ型：大的钙化结节病灶；Ⅲ型：和两种病灶混合存在。Ⅰ型多见于青少年，Ⅲ型多见于成人，相较于Ⅲ型病灶，Ⅰ型极少发生视网膜水肿等并发症。

荧光素眼底血管造影早期可见瘤体对下方组织遮蔽荧光及瘤体内血管成分强荧光，晚期瘤体荧光渗漏强荧光，视网膜积液区域可见荧光积存。病灶鲜少累及 RPE 及脉络膜，ICGA 表现类似 FFA（图 2-9-2-5，图 2-9-2-6）。

视网膜星形细胞错构瘤小的半透明病灶在 OCT 上显示为神经纤维层增厚隆起、边界清晰，反射信号与正常神经纤维层信号相当或稍低。大的钙化结节病灶在 OCT 表现为视网膜光带呈圆顶状隆起，光带增宽且反射增强，视网膜各层结构消失，内含虫蚀状空腔（图 2-9-2-3，图 2-9-2-4，图 2-9-2-7）。

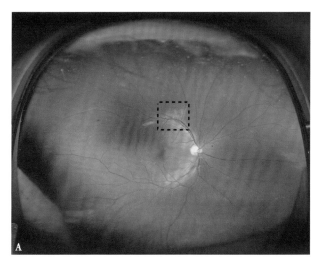

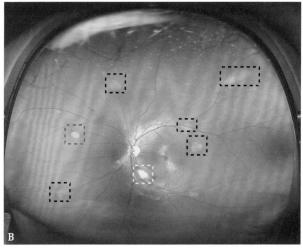

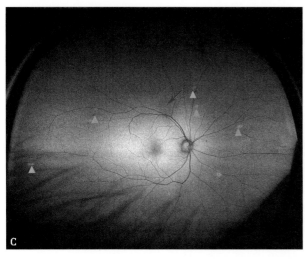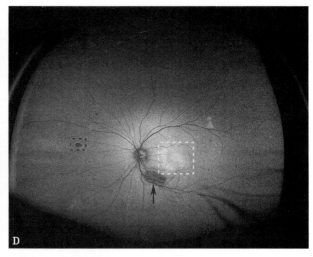

图 2-9-2-1　双眼视网膜星形细胞错构瘤

患者，男，27 岁，左眼视力下降 1 周，既往史：癫痫病史，目前药物控制；右肾肿瘤切除术后 1 年余，病检结果提示错构瘤，A. 右眼超广角眼底照相，上方血管弓附近类圆形半透明病灶可见（黑框）；B. 左眼超广角眼底照相，下方血管弓处黄色隆起病灶（黄框），黄斑区星芒状渗出，视网膜多处扁平半透明病灶（黑框），鼻上中周部视网膜萎缩灶边界清晰（红框）；C. 右眼超广角自发荧光图，上方血管弓处病灶呈低自发荧光（红箭），视网膜散在几处点状高自发荧光（蓝三角）；D. 左眼超广角自发荧光图，黄斑区呈高自发荧光（黄框），下方血管弓附近病灶呈低自发荧光（红箭），鼻上放病灶呈低自发荧光边缘环绕高自发荧光（红框），颞上方高自发荧光点可见（蓝三角）

　　图点评：视网膜星形细胞错构瘤根据瘤体形态可分为三种类型，该例左眼同时存在扁平半透明病灶和混合病灶，视盘下方病灶继发视网膜下液累及黄斑区是患者就诊的原因。

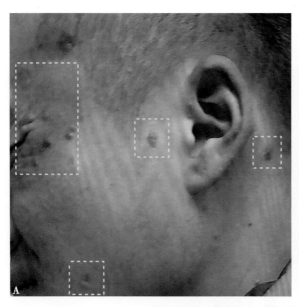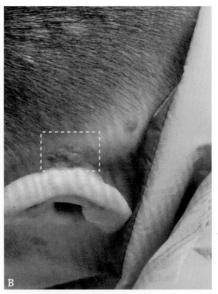

图 2-9-2-2　图 2-9-2-1 同一患者皮肤病损图
A. 颜面部多发纤维血管瘤（黄框）；B. 耳后纤维斑块（黄框）

　　图点评：该例为结节性硬化患者，结节硬化病是一种少见的以皮肤、脑、肾、眼等多系统错构瘤为特征的综合征，该病主要临床特征包括：皮肤纤维斑块，面部纤维血管瘤、指甲纤维瘤、肾脏错构瘤、视网膜错构瘤等。该患者存在 2 项以上主要特征，故可诊断。

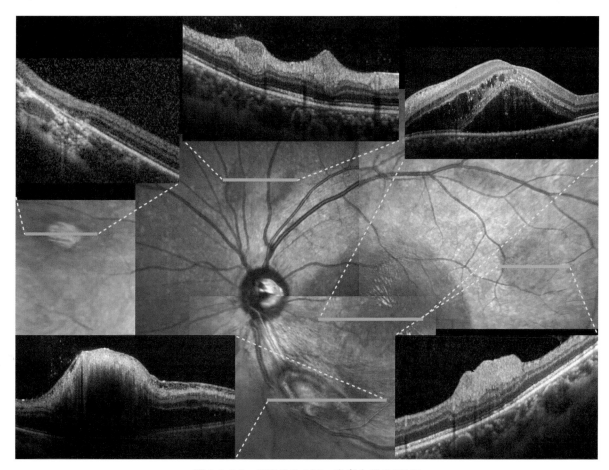

图 2-9-2-3　图 2-9-2-1 同一患者左眼 OCT 图

黄斑区视网膜下液及层间积液，下方血管弓处病灶隆起度高，神经纤维层增厚、反射增强呈"虫蚀状"，对下方组织形成信号遮挡，可见局部视网膜下积液；黄斑颞侧及视盘上方各病灶表现为神经纤维层厚度增加，反射信号与神经纤维层相当或稍低，对下方各层结构压缩变薄；鼻上方病灶神经上皮萎缩变薄，光感受器及 RPE 层消失

图点评：两种类型病灶在 OCT 上表现为不同的特征，黄斑区积液自下方血管弓附近混合病灶而来。此外，鼻上方病灶不同于其他各病灶，为结节性硬化病的另一种眼底萎缩灶病损。该例患者左眼同时存在结节性硬化病的两种病损，且同时存在星形细胞错构瘤的两种分型。

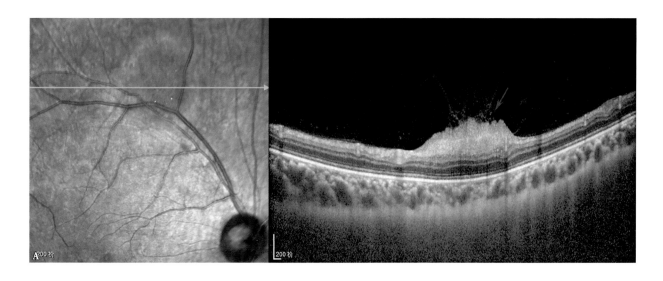

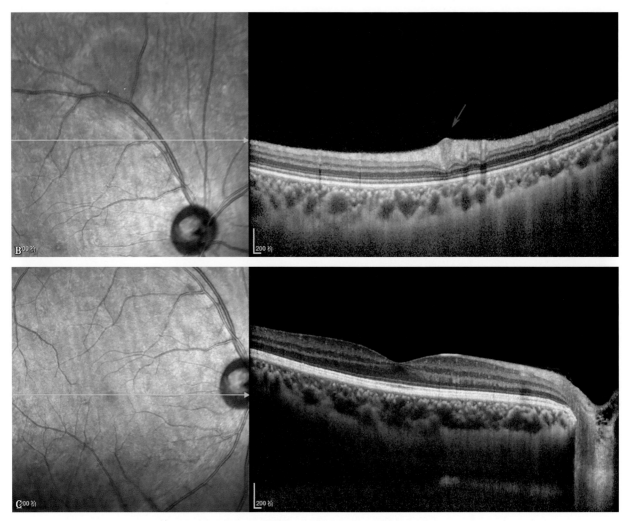

图 2-9-2-4　图 2-9-2-1 同一患者右眼 OCT 图

A. 右眼上方血管弓附近神经纤维层增厚隆起，病灶表面玻璃体后皮质附着欠光滑（红箭），下方视网膜各层未见明显异常；
B. 黄斑与视盘上方小病灶局部神经纤维层增厚、表面光滑，反射信号均匀稍低于神经纤维层，下方视网膜各层压缩变薄
（红箭）；C. 右眼黄斑 OCT 未见明显异常

图点评：对于较小的病灶、眼底镜下无法辨别者，OCT 可辅助诊断。

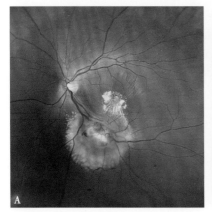
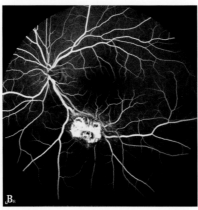
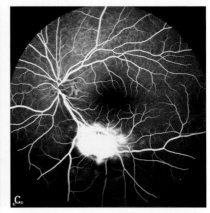

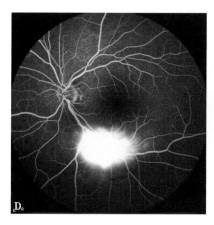
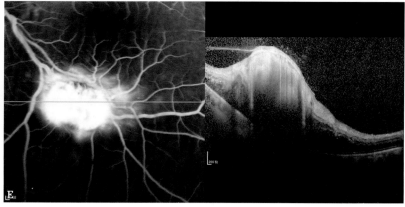

图 2-9-2-5　左眼视网膜星形细胞错构瘤

患者男，27 岁，左眼无痛性视力下降 1 周，A. 左眼超广角眼底照相，视盘颞下方血管弓处约 3 DD 大小半透明隆起病灶，其周围伴黄白色渗出，黄斑区黄色物质沉积；B. 左眼荧光素眼底血管造影 30 秒，病灶内团状血管结构可见，周围血管扩张稍强荧光环绕；C. 左眼荧光素眼底血管造影 2 分 18 秒，病灶内显著荧光渗漏；D. 左眼荧光素眼底血管造影 9 分 38 秒，病灶区域进一步荧光渗漏、扩大；E. 左眼病灶处 OCT，病灶隆起，神经纤维层显著增厚，下方结构遮挡，隐约可见视网膜层间积液

　　图点评：视网膜星形细胞错构瘤造影特征与瘤体内血管成分多少有关，血管成分多者晚期荧光渗漏更明显，异常荧光局限于病灶处，一般不累及视网膜其他位置内外屏障的完整性。

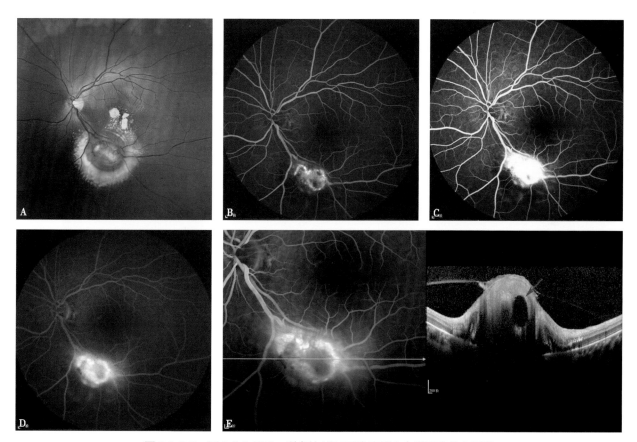

图 2-9-2-6　图 2-9-2-5 同一患者抗 VEGF 治疗后 2 个月眼底检查图像

A. 左眼超广角眼底照相，视盘颞下方血管弓处病灶内血管结构较前减少，黄斑区渗出较前稍局限；B. 左眼荧光素眼底血管造影 2 分 17 秒，病灶内团状血管结构较前前减少，病灶周围弱荧光环绕；C. 左眼荧光血管造影 3 分 42 秒，病灶内荧光渗漏较前减轻；D. 左眼荧光血管造影 13 分 36 秒，病灶内荧光渗漏较前明显减轻，病灶周围轻微毛细血管扩张渗漏；E. 左眼病灶处 OCT，病灶隆起较前减轻，神经纤维层内椭圆形空腔结构可见（红箭），视网膜层间积液减少

图点评：视网膜星形细胞错构瘤主要累及视网膜神经纤维层，病灶内可呈"虫蚀状"，局部可继发视网膜下液，后极部病灶可累及黄斑区。病灶内血管成分丰富者可行抗 VEGF 治疗。

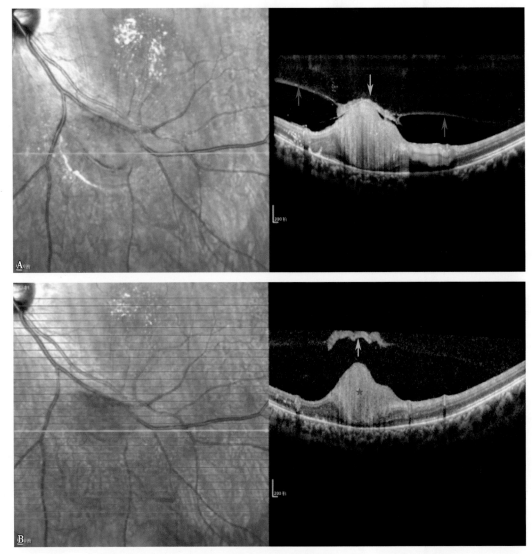

图 2-9-2-7　图 2-9-2-5 同一患者抗 -VEGF 治疗后 3 个月和 7 个月 OCT 图像
A. 抗 VEGF 治疗后 3 个月病灶 OCT 图像，病灶体积较前明显缩小，视网膜层间积液消退，瘤体表面玻璃体皮质增厚粘连（蓝箭），其旁玻璃体后脱离（红箭）；B. 抗 VEGF 治疗后 7 个月病灶 OCT 图像，病灶体积较前进一步缩小，可清晰观察到病损位于神经纤维层（红五星），瘤体表面增厚的玻璃体皮质分离（蓝箭）

图点评：OCT 在疾病的随访中具有优势，直观显示治疗前后视网膜继发改变及瘤体与玻璃体的关系。

● 治疗建议

绝大多数视网膜星形细胞错构瘤长期稳定，无需特殊治疗。并发视网膜积液可行激光光凝瘤体或抗 VEGF 治疗，一般预后较好。有病例报告抗 VEGF 和激光无效者抗肿瘤药物依维莫司或免疫抑制剂雷帕霉素可缩小眼部及全身瘤体直径。

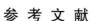

参 考 文 献

1. K. 贝利弗伦德等. 视网膜图谱. 第 2 版. 赵明威, 曲进锋, 周鹏, 主译. 北京: 中国科学技术出版社, 2019: 1, 782-786.

2. 文峰. 眼底病临床诊治精要. 人民军医出版社, 2011: 246-248.

3. von Recklinghausen, F. Die Lymphelfasse und ihre Beziehung zum Bindegewebe. [German].Berlin: A. Hirschwald, 1862.

4. Hope Northrup, Darcy A. Krueger, et al Tuberous sclerosis complex diagnostic criteria update: recommendations of the 2012 international tuberous sclerosis complex consensus conference. Pediatr Neurol.2013, 49 (4): 243-254.

5. Rowley S, O'Callaghan F, Osborne J. Ophthalmic manifestations of tuberous sclerosis: a population based study. Br J Ophthalmol, 2001, 85 (4): 420-423.

6. Bai D Y, Wang X, Zhao J Y, et al. Comparison of color fundus photography, infrared fundus photography, and optical coherence tomography in detecting retinal hamartoma in patients with tuberous sclerosis complex. Chin Med J, 2016, 129 (10): 1229-1235.

7. 王晓玲, 陈长征, 等. 一例结节性硬化病并发视网膜星状细胞错构瘤多模式影像学检查. 中华眼底病杂志, 2018, 34 (1): 69-71.

8. 何璐, 易佐慧子, 王晓玲, 等. 孤立性视网膜星状细胞错构瘤多波长炫彩和光相干断层扫描血管成像观察一例. 中华眼底病杂志, 2019, 35 (1): 79-81.

9. Nallasamy N, Seider M I, Gururangan S, et al. Everolimus to treat aggressive retinal astrocytic hamartoma in tuberous sclerosis complex. J AAPOS, 2017, 21 (4): 328-331.

10. Zhang Z Q, Shen C, Long Q, et al. Sirolimus for retinal astrocytic hamartoma associated with tuberous sclerosis complex. Ophthalmology, 2015, 122 (9): 1947-1949.

第三节　脉络膜血管瘤

● 概述

　　脉络膜血管瘤是一种先天性血管畸形, 为一种眼底良性肿瘤, 可位于脉络膜局部表现为孤立型脉络膜血管瘤, 也可弥漫于整个眼底, 后者伴同侧颜面部皮肤血管瘤或颅内血管瘤称 Sturge-Weber 综合征, 该综合征通常伴有自婴儿起的癫痫、卒中或卒中样发作等一系列神经系统损害。瘤体主要由血管成分组成, 按形态可分为毛细血管型、海绵窦型和混合型。

● 临床特征

　　多为单眼发病, 早期可无症状或伴远视。若出现视网膜下液或黄斑水肿等, 患者可主诉视力下降、视物变形、视野缺损等。

　　孤立性脉络膜血管瘤多见于 40 岁左右患者, 单个病灶, 多位于视盘或黄斑附近, 瘤体呈黄色或橘红色近球形隆起, 多伴有不同程度视网膜下液及视网膜囊样变性。造影动脉前期可见瘤体内脉络膜毛细血管快速显影, 病灶内可伴少量弱荧光点, 于动静脉期已经渗漏呈强荧光, 存在视网膜下液及视网膜囊样变性者随造影时间延长逐渐出现荧光积存。B 超可见瘤体处脉络膜增厚隆起, OCT 上瘤体上方神经上皮下液或水肿。

　　弥漫性脉络膜毛细血管瘤常为 Sturge-Weber 综合征, 多在 10 岁左右发现, 典型的颜面部改变为包括眼睑、结膜及巩膜在内的半侧面部葡萄酒色血管瘤, 合并颅内血管瘤者可伴神经系统症状。眼底可见广泛无边界的番茄色增厚隆起, 可伴静脉迂曲。眼部其他表现包括青光眼、虹膜红变及并发性白内障等。

造影早期可见眼底弥漫性背景荧光增强,UWFA 可见周边静脉迂曲、吻合。ICGA 早期可见大量网状脉络膜毛细血管结构快速充盈,并迅速渗漏呈弥漫强荧光,有助于诊断。B 超及 OCT 可见脉络膜弥漫增厚隆起。

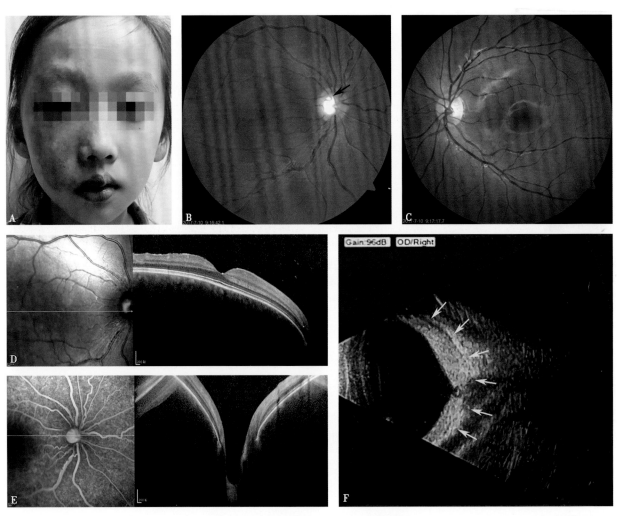

图 2-9-3-1 右眼 Sturge-Weber 综合征

患者,女,10 岁,体检发现右眼视力差,查体:Vod 0.6 Vos 1.2,眼压右眼 29mmHg,左眼 19mmHg,A. 患者颜面部照,右半侧颜面部血管瘤,整体较左侧稍肿胀;B. 右眼眼底彩照,眼底呈番茄样眼底改变,视杯极深,边缘血管屈膝样改变可见(黑箭);C. 左眼眼底彩照,后极部未见明显异常;D. 右眼黄斑 OCT,眼底隆起,脉络膜毛细血管层弥漫增厚,大血管及脉络膜外边界探不到;视网膜未见明显异常;E. 右眼视盘 OCT,视杯深而不宽,其旁脉络膜弥漫增厚;F. 右眼底 B 超,弥漫性脉络膜增厚(黄箭)

图点评:该例为 Sturge-Weber 综合征,根据典型半侧颜面部毛细血管瘤及眼底弥漫血管瘤改变可诊断。该病一般单眼发病,双眼底彩照颜色差别非常明显具有提示作用。脉络膜过厚以至于 OCT 无法探及边界,B 超有助于观察。该例患者虽右眼眼压升高,但视杯深而不宽,考虑眼底脉络膜厚度原因致盘周视网膜脉络膜隆起,视盘位置相对凹陷。

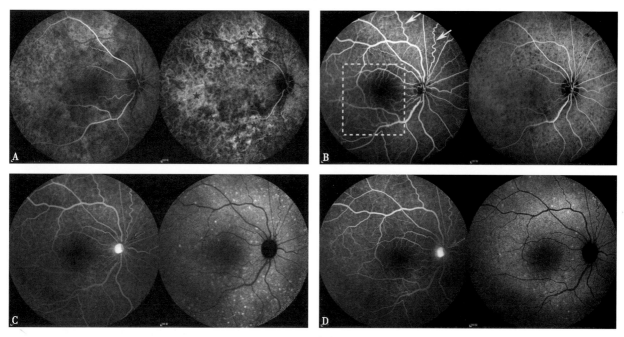

图 2-9-3-2　同一患者右眼 FFA＋ICGA

A. FFA＋ICGA 造影，FFA 12 秒示背景荧光不均匀充盈，ICGA 可见大量网状脉络膜毛细血管结构快速充盈（红五星）；
B. FFA＋ICGA 造影，FFA 25 秒示背景荧光增强，部分静脉走行迂曲（黄箭），黄斑区隆起度高致局部图形虚焦（黄框）。
ICGA 示弥漫性强荧光，脉络膜毛细血管丰富、大血管结构不可见，眼底散在点状弱荧光灶；C. FFA＋ICGA 造影，FFA 15
分钟 1 秒示视杯强荧光（红箭），ICGA 可见后极部弥漫点状强荧光灶；D. FFA＋ICGA 造影，FFA 25 分钟 21 秒示视杯进一
步染色（红箭），背景荧光仍未完全退去。ICGA 示后极部点状强荧光灶较 15 分钟 1 秒时减少

　　图点评：弥漫性脉络膜血管瘤在 FFA 上主要表现为背景荧光增强，ICGA 早期可直接观察脉络膜血
管形态，快速且弥漫的荧光充盈有助于诊断，因此早期像的捕捉非常重要。部分患者还可继发视网膜下
液甚至渗出性视网膜脱离，荧光征象会有相应改变。

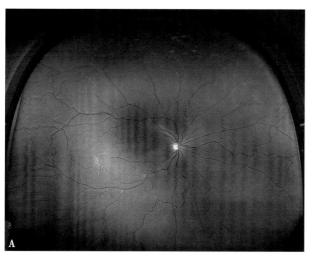
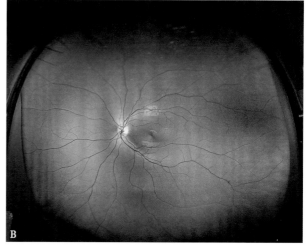

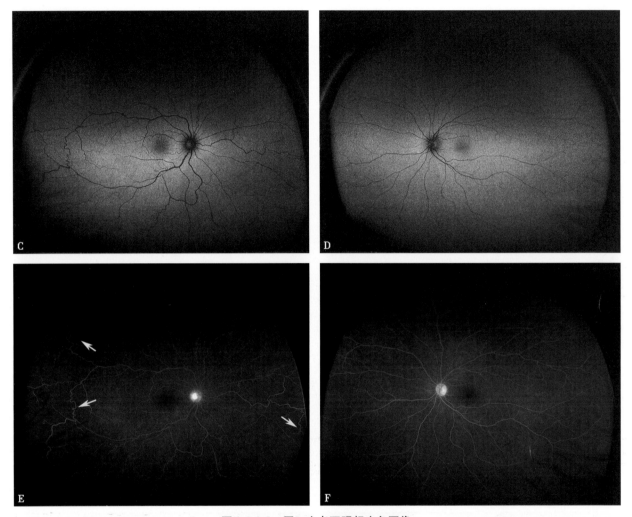

图 2-9-3-3 同一患者双眼超广角图像

A. 右眼超广角照相，眼底弥漫病灶可见；B. 左眼超广角照相，眼底未见明显异常；C. 右眼超广角自发荧光像，眼底部分血管走形迂曲，余未见明显异常自发荧光；D. 左眼超广角自发荧光，未见明显异常；E. 右眼超广角荧光素眼底血管造影晚期像，视杯荧光染色，周边广泛血管迂曲及吻合支可见（黄箭），未见明显血管荧光染色渗漏等；F. 左眼超广角荧光素眼底血管造影晚期，未见明显异常荧光

图点评：超广角荧光素眼底血管造影显示周边广泛血管迂曲及吻合支，这与回流静脉压力增高有关。自发荧光检查提示目前病灶还未对 RPE 造成损害，眼底目前尚未出现相关并发症。超广角照相为伪彩色图像，故无法根据图像判断颜色，因此，在眼底肿瘤的诊断时需结合传统彩照或检眼镜检查。

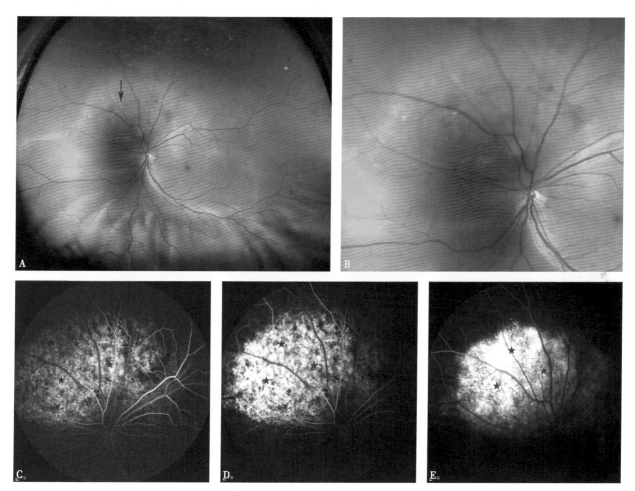

图 2-9-3-4 左眼脉络膜血管瘤

患者，男，18岁，左眼视力下降伴视物遮挡1个月。A. 左眼超广角眼底照相，环绕视盘上方和鼻侧橘红色隆起病灶表面伴色素增生（红箭），下方视网膜隆起；B. 图A病灶放大图；C. 左眼荧光素眼底血管造影28秒，病灶区域可见背景荧光显著增强（红五星）；D. 左眼荧光素眼底血管造影30秒，病灶区域荧光进一步增强边界模糊（红五星）；E. 左眼荧光素眼底血管造影10分钟48分钟，晚期背景逐渐呈均匀强荧光（红五星）

图点评：脉络膜血管瘤以血管成为为主，早期大量荧光素随血液进入瘤体，背景荧光明显增强，晚期因病灶区血管荧光渗漏，背景荧光呈均匀强荧光。

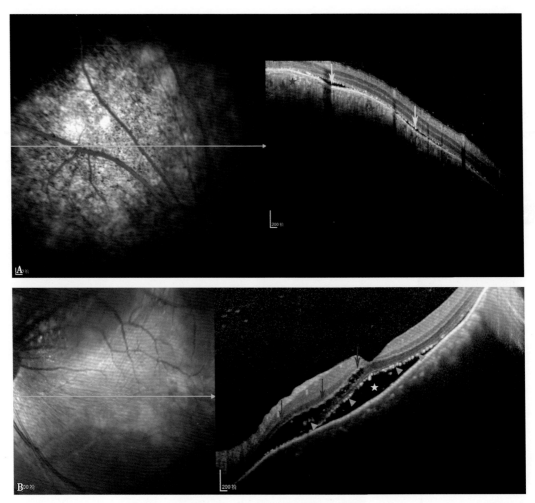

图 2-9-3-5 同一患者左眼 OCT 图像

A. 左眼病灶区 OCT 图像，瘤体处脉络膜视网膜隆起，脉络膜显著增厚、基质增多（红五星），少量视网膜下液可见（黄箭）；B. 黄斑区 OCT 图像，黄斑下方积液（黄五星）、视网膜下高反射点（蓝三角）及视网膜层间低反射腔可见（红箭）

图点评：脉络膜血管瘤病灶隆起度常较高，OCT 无法探及外边界，常并发渗出性视网膜脱离累及黄斑。

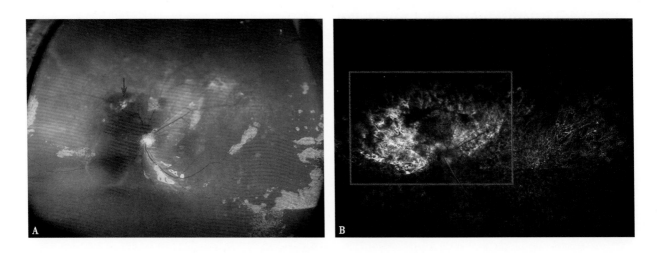

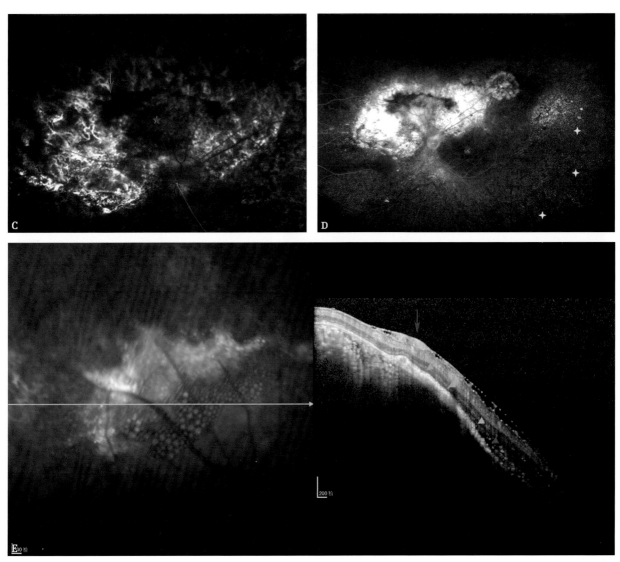

图 2-9-3-6 同一患者治疗后超广角图像及 OCT 图像

A. 左眼超广角眼底照相，瘤体颜色稍变浅、表面增殖膜可见（红箭）；B. 左眼 UWFA 早期图像，视网膜萎缩变薄，早期透见脉络膜血管，瘤体强荧光局部充盈缺损（红框），眼底广泛颗粒状强荧光；C. 图 B 红框放大图，瘤体表面增殖膜呈遮蔽荧光（红箭），局部充盈缺损可见（红五星）；D. 左眼超广角造影晚期图像，瘤体荧光渗漏，背景增强，周边视网膜血管消失、广泛颗粒状强荧光（黄四星）；E. 瘤体处 OCT 图像，视网膜下高反射物质积聚（蓝三角），少量视网膜下液（红三角），视网膜前膜可见（红箭）

图点评：多次激光后瘤体部分萎缩，因此早期存在充盈缺损区。顽固性渗出性视网膜脱离行玻璃体切割术后眼底广泛萎缩。

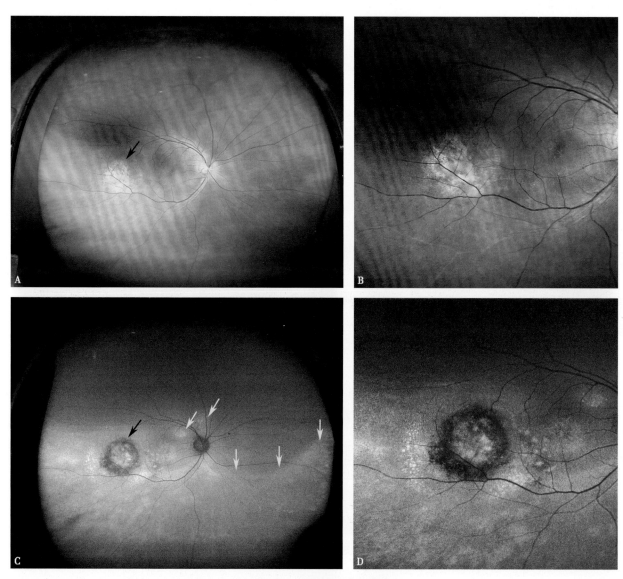

图 2-9-3-7　右眼脉络膜血管瘤

患者，男，61 岁。右眼视力下降伴视物遮挡 1 个月余。A. 右眼超广角眼底照相图像，黄斑颞侧橘红色类圆形瘤体，视网膜下色素欠均匀（黑箭）；B. 图 A 瘤体放大图；C. 右眼超广角眼底自发荧光图像，瘤体处呈低自发荧光环绕中心高自发荧光（黑箭），视盘上方及下方视网膜广泛高自发荧光（黄箭）；D. 图 C 瘤体放大图

　　图点评：瘤体上方视网膜色素不均匀，渗出性视网膜区域呈高自发荧光。

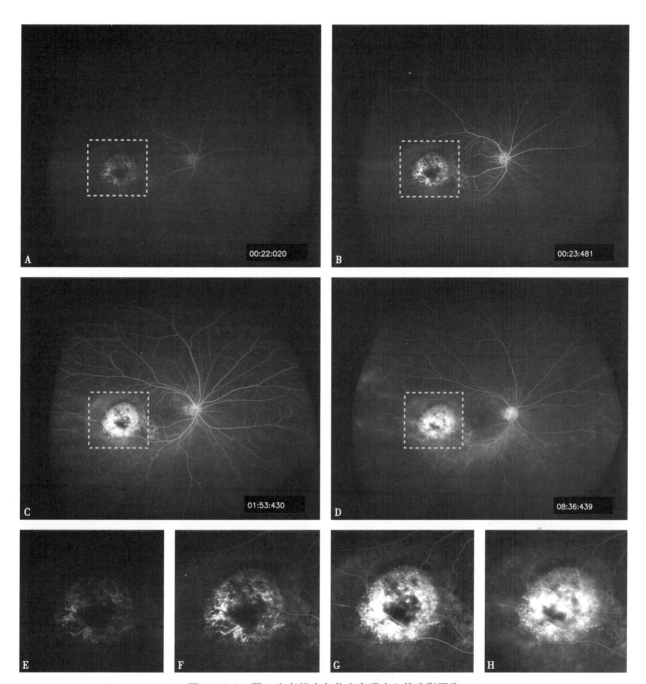

图 2-9-3-8 同一患者超广角荧光素眼底血管造影图像

A. 超广角荧光素眼底血管造影 22 秒，视网膜动脉期，黄斑颞侧瘤体血管团强荧光可见，中心弱荧光（黄框）；B. 超广角荧光素眼底血管造影 23 秒，黄斑颞侧瘤体血管团强荧光、中心弱荧光（黄框）；C. 超广角荧光素眼底血管造影 1 分钟 53 秒，瘤体内荧光渗漏，中心弱荧光，瘤体周边毛细血管渗漏强荧光（黄框）；D. 超广角荧光素眼底血管造影 8 分钟 36 秒，瘤体内荧光进一步渗漏、弱荧光区域减少，下方及颞侧周边视网膜毛细血管渗漏进一步增强（黄框）；E. 图 A 瘤体处放大图；F. 图 B 瘤体处放大图；G. 图 C 瘤体处放大图；H. 图 D 瘤体处放大图

图点评：该例瘤体上方视网膜色素脱失遮蔽作用减弱，早期透见下方瘤体血管结构，晚期渗漏，瘤体附近及下方视网膜积液区域毛细血管扩张渗漏。

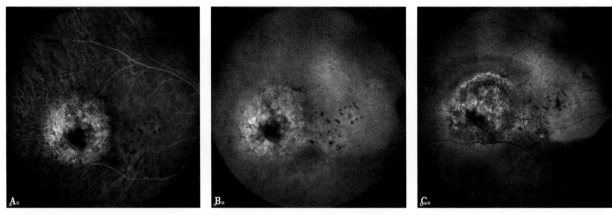

图2-9-3-9　同一患者ICGA图像

A.右眼ICGA早期像,瘤体处脉络膜毛细血管团强荧光、中心弱荧光,瘤体颞侧充盈缺损,黄斑附近点状弱荧光灶;B.右眼ICGA中期像,瘤体内荧光渗漏;C.右眼ICGA晚期像,瘤体内染料排空呈弱荧光伴部分染色呈"冲刷现象",黄斑附近点状低全程荧光灶,下方视网膜脱离区域弱荧光

　　图点评:ICGA可见脉络膜血管团强荧光,可作为血管瘤诊断金标准。

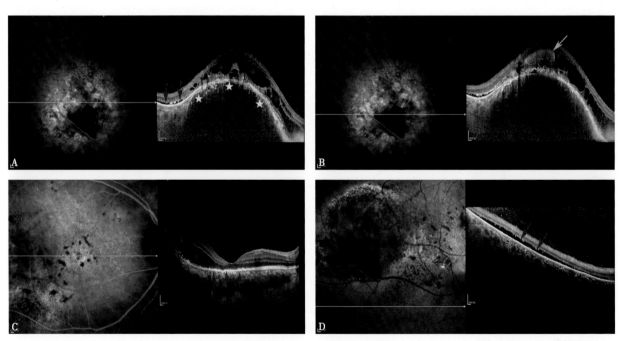

图2-9-3-10　同一患者OCT图像

A.右眼瘤体处OCT可见脉络膜视网膜隆起,脉络膜内低反射信号、上界粗糙(黄五星),视网膜内低反射囊腔(红四星)及视网膜下液(红箭);B.瘤体内弱荧光灶OCT,视网膜层间高反射物质均匀填充水肿腔内(蓝箭);C.右眼黄斑OCT,中心凹结构可见,黄斑下方及颞侧外层视网膜欠光滑(红箭),黄斑颞侧视网膜外核层层间低反射囊腔可见(红四星);D.右眼瘤体下方OCT,视网膜下液可见(红箭)

　　图点评:孤立性脉络膜血管瘤使RPE层及上方视网膜呈拱形隆起,常继发神经上皮水肿及视网膜下液,且病灶多位于视盘及黄斑附近,较易累及黄斑出现症状。

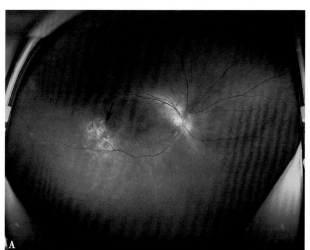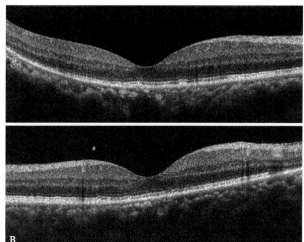

图 2-9-3-11 同一患者激光治疗后 1 个月复查眼底及 OCT 图像

A. 右眼超广角眼底照相,脉络膜瘤体颜色变白,激光斑可见(黑箭);B. 右眼黄斑 OCT 图像,黄斑颞侧视网膜层间积液完全吸收,视网膜外层结构较前明显改善

图点评:脉络膜血管瘤导致的视网膜水肿多较顽固,该例患者激光疗效显著,但仍需继续随访,警惕复发。

● 治疗建议

无症状孤立性脉络膜血管瘤定期观察,存在视网膜下液及或渗出性视网膜脱离需要治疗,氩激光光凝治疗应用最为广泛,瘤体较大者可行 TTT 治疗,黄斑下方瘤体 PDT 治疗具有优势,部分患者联合抗VEGF 治疗。一般需要多次治疗。对于隆起度过高的渗出性视网膜脱离可联合玻璃体切除手术引流视网膜下液后光凝瘤体。

弥漫性脉络膜血管瘤目前主要为对症治疗,例如眼压高者药物或手术抗青光眼治疗,存在癫痫者抗痉挛药物治疗,面部血管痣行激光治疗等。

(王晓玲)

参 考 文 献

1. 张承芬. 眼底病学. 北京:人民卫生出版社,1997:570-579.

2. 文峰. 眼底病临床诊治精要. 北京:人民军医出版社,2011:224-229.

3. Higueros E,Roe E,Granell E,et al. Sturge-Weber syndrome:a review. Síndrome de Sturge-Weber:revisión. Actas Dermosifiliogr,2017,108(5):407-417.

4. Comi A. Current therapeutic options in sturge-weber syndrome. Semin Pediatr Neurol,2015,22(4):295-301.

5. Karimi S,Nourinia R,Mashayekhi A. Circumscribed Choroidal Hemangioma. J Ophthalmic Vis Res,2015,10(3):320-328.

6. Sen M,Honavar S G. Circumscribed choroidal hemangioma:An overview of clinical manifestation,diagnosis and management. Indian J Ophthalmol,2019,67(12):1965-1973.

第四节 脉络膜恶性黑色素瘤

● 概述

脉络膜恶性黑色素瘤起源于葡萄膜色素细胞,占葡萄膜恶性黑色素瘤的85%。是成年人最常见的眼内恶性肿瘤,50岁及以上人群多发,男女发病比例一致,单眼多发,双眼发病者罕见。

● 临床特征

常以视力下降、视野缺损、视物变形或眼前黑影等主诉就诊。部分位于前部的脉络膜黑色素瘤可因为瘤体增大挤压晶状体虹膜向前移位,导致继发性青光眼表现就诊。

眼底检查可见灰黑色或灰棕色的实性隆起肿物。早期,小的肿瘤可表现为边界清晰、位于视网膜下的肿物,随病程进展,瘤体表面的RPE可被破坏而表现萎缩或增殖,当肿瘤继续扩大,突破RPE及Bruch膜后,可形成典型蘑菇样肿物,部分可继发浆液性视网膜脱离(图2-9-4-1A)或瘤体周围出血。少数患者为弥漫生长型,眼底检查看不见结节状隆起的肿物,瘤体位于脉络膜层,呈弥漫扁平状生长,易发生眼外转移,极易漏诊。

FFA表现可因瘤体内在血管数量、色素含量、是否存在坏死灶、是否累及RPE层等,出现不同表现。动脉期,瘤体内可表现相对弱荧光,静脉期可呈现斑点状强荧光或强弱荧光夹杂的斑驳荧光,晚期斑点状强荧光扩大融合,部分呈弥漫强荧光(图2-9-4-1D)。若瘤体内大面积坏死,可呈现大面积荧光遮蔽。部分瘤体可在动脉期或静脉早期呈现具有诊断特异性的"双循环征"改变(图2-9-4-1B、C),即瘤体内部脉络膜粗大血管与视网膜血管同时显影。

ICGA极早期可能显示瘤体内的异常血管荧光,数分钟后血管壁染色,晚期荧光渗漏。若瘤体内部出血、坏死,则可呈现片状弱荧光。

B超典型表现为眼球内实性肿物,呈半球形或蘑菇状,其内不均匀中低回声,部分可见"挖空征"或"脉络膜凹陷征"(图2-9-4-2A)。彩色多普勒超声检查可见瘤体内异常血流信号。

瘤体内黑色素物质具有顺磁性,MRI可表现为特征性短T1短T2信号,增强成像可强化(图2-9-4-2B~D)。

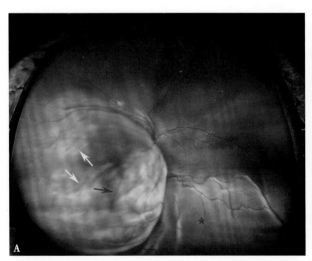
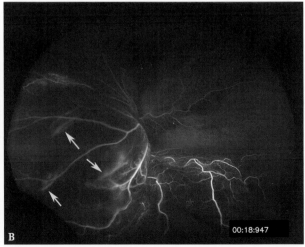

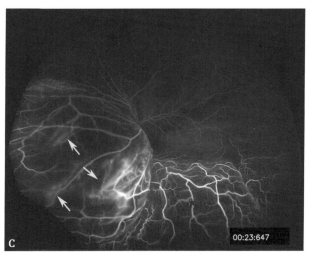
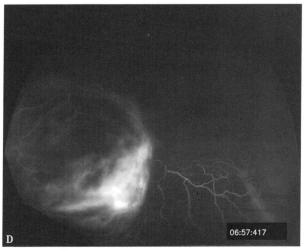

图 2-9-4-1 左眼脉络膜恶性黑色素瘤

患者女，65 岁，因"发现左眼视力逐渐下降 20 余天"就诊，左眼眼视力：0.1，A. 左眼超广角眼底照相，可见左眼鼻下方视网膜下一巨大的高度隆起的瘤体，遮挡视盘，瘤体内可见走形杂乱及部分扩张的血管（黄色及红色箭所示为瘤体内的异常血管，其中红色箭示扩张的异常血管），与瘤体毗邻的下方及颞下方视网膜脱离（红色五星）；B. 左眼 UWFA 静脉层流期，可见"双循环征"，即瘤体内部分异常血管（黄色箭）与视网膜血管同时显影，红色五星所示区域对应彩照上视网膜脱离区域；C. 左眼 UWFA 静脉期，瘤体内杂乱走形的异常血管（黄色箭）更为显著，呈现典型"双循环征"改变；D. 左眼 UWFA 晚期，瘤体内血管丰富区域呈弥漫荧光渗漏（黄色五星）

图点评：典型的"双循环征"在脉络膜恶性黑色素瘤中具有较高的诊断特异性，但并不是所有脉络膜恶性黑色素瘤均会出现，这一征象往往出现在有丰富脉络膜血管的蘑菇形瘤体中。这类瘤体血供丰富、快速生长，可突破 Bruch 膜及 RPE 层，在视网膜神经上皮层下继续生长，呈现蘑菇状外观，在瘤体颈部可出现浆液性视网膜脱离，如本例所示。

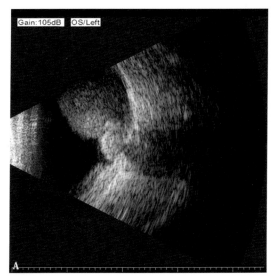
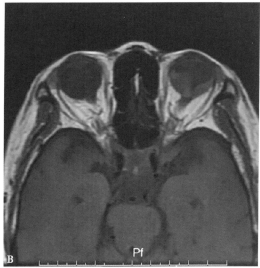

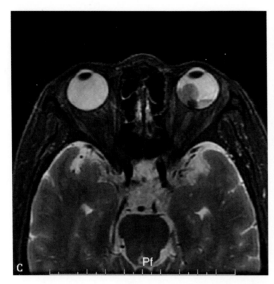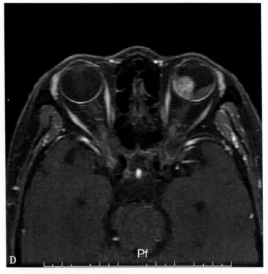

图 2-9-4-2　同一患者左眼 B 超及眼眶 MRI 平扫 + 增强图像

A. 左眼 B 超，可见眼球内一较大的覃伞状实性肿物，其内不均匀中低回声，后方回声衰减，视盘前方可见一隆起样稍高回声区；B. 眼眶 MRI T_1 加权像，可见左眼球内鼻侧一覃伞状结节病灶，呈现短 / 等 T_1 信号；C. 眼眶 MRI T_2 加权像，可见该结节病灶呈现短 / 等 T_2 信号；D. 眼眶 MRI T_1 增强扫描，可见结节状病灶不均匀强化，其周围视网膜下积液信号不强化（该患者后期行眼球摘除，术后病理证实为脉络膜恶性黑色素瘤）

图点评：该例患者 B 超显示眼球内一较大的蘑菇状实性肿物，边界较清晰，伴声衰减，基本符合脉络膜黑色素瘤 B 超表现，还可结合彩色多普勒超声观察病灶内血流情况。典型脉络膜黑色素瘤由于其内黑色素物质的顺磁性，因此在 MRI 的 T_1 加权像上多呈高信号，T_2 加权像上多呈低信号，但 T_1 和 / 或 T_2 加权像上呈现等信号也不能排除脉络膜黑色素瘤可能。此外，还需与视网膜下大量出血或脉络膜上腔出血相鉴别，出血在 MRI 上的表现随出血时间不同而变化，亚急性期血肿内正铁血红蛋白含量高，正铁血红蛋白亦为顺磁性物质，MRI 的 T_1 及 T_2 加权像上表现与典型脉络膜黑色素瘤类似，此时可结合 MRI 增强扫描、彩色多普勒超声等仔细鉴别。脉络膜黑色素瘤的诊断不能单凭某项影像检查来断定，建议结合临床及各项检查结果综合判断，减少漏诊、误诊。

● 治疗建议

根据视力、肿瘤大小及位置、肿瘤生长方式等可选择不同治疗方案。

（1）对于小的、生长缓慢的或暂不能完全确诊的可疑瘤体，可采取定期观察。

（2）对于远离视盘、黄斑，小的或中等大小的瘤体，可采取激光光凝治疗。

（3）对于靠近黄斑的小瘤体可考虑光动力治疗或经瞳孔温热疗法。

（4）对于生长活跃的小瘤体，有可能保存视力的中等大小瘤体或一部分大瘤体，以及独眼患者，可考虑放射治疗，如：放射性巩膜板敷贴治疗。

（5）针对大瘤体、患眼已失明、保眼治疗无法施行的情况，或合并全视网膜脱离或继发青光眼者，应行眼球摘除。此外，若瘤体已侵犯视神经，即使为小的或中等大小肿瘤，均应行眼球摘除。

本病预后差，死亡率可高达 40%～50%。一旦发生转移则无明确有效的治疗方式。

（易佐慧子）

参 考 文 献

1. 文峰. 眼底病临床诊治精要. 北京: 人民军医出版社, 2011: 230-234.
2. 刘文, 文峰, 易长贤. 临床眼底病•内科卷. 北京: 人民卫生出版社, 2015: 917-922.

第五节 脉络膜转移癌

● **概述**

脉络膜转移癌(metastatic carcinoma of the choroid)是眼内最常见的恶性肿瘤,是指全身其他脏器的肿瘤经血供转移至脉络膜生长而形成的恶性肿块。多见于中老年人,女性多发(67%),乳腺癌转移最为常见,其次为肺癌,约27%患者眼科就诊时尚未发现原发肿瘤。典型的转移性脉络膜病变常位于后极部,癌细胞主要经由睫状后短动脉转移,多表现为黄白色的扁平外观,常单眼多灶病变或双眼先后发病。

● **临床特征**

患者可以无症状,或有无痛性视力下降、眼前黑影遮挡、视野缺损等症状。少数患者可以因继发性青光眼有眼痛表现。眼底主要表现为视网膜下一个或多个黄白色或灰白色类圆形边界不清的质地均匀的扁平肿物(图 2-9-5-1A)。病灶表面或周围可伴有浆液性视网膜脱离和继发性 RPE 改变。

荧光素眼底血管造影可见以癌细胞为主的瘤体成分在动脉期和静脉早期因脉络膜荧光遮蔽呈与瘤体大小一致的弥漫性弱荧光,静脉期逐渐出现斑驳强荧光点,表现为病灶边缘区的针尖样强荧光,不断增强、扩大、融合,其间夹杂斑片状遮蔽荧光,晚期瘤体轻度染色渗漏(图 2-9-5-1C、D)。ICGA 早期一般表现为光滑、规则的大小范围较清晰弱荧光损害灶,可见其下脉络膜血管结构,晚期部分脉络膜血管染料渗漏染色(图 2-9-5-2)。自发荧光上可以看到病灶所在位置 RPE 改变所致的斑驳荧光(图 2-9-5-1B)OCT 可见脉络膜隆起病灶(图 2-9-5-3),其上可见视网膜下积液(图 2-9-5-1G、H)。OCTA 上较少观察到瘤体内血管,可与脉络膜血管瘤等相鉴别。B 超可以显示扁平的隆起肿物,多普勒超声可以显示肿物内有血流(图 2-9-5-1F)。

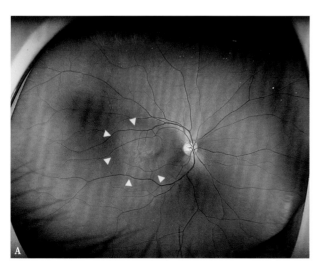
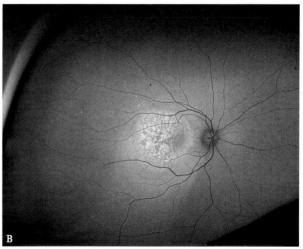

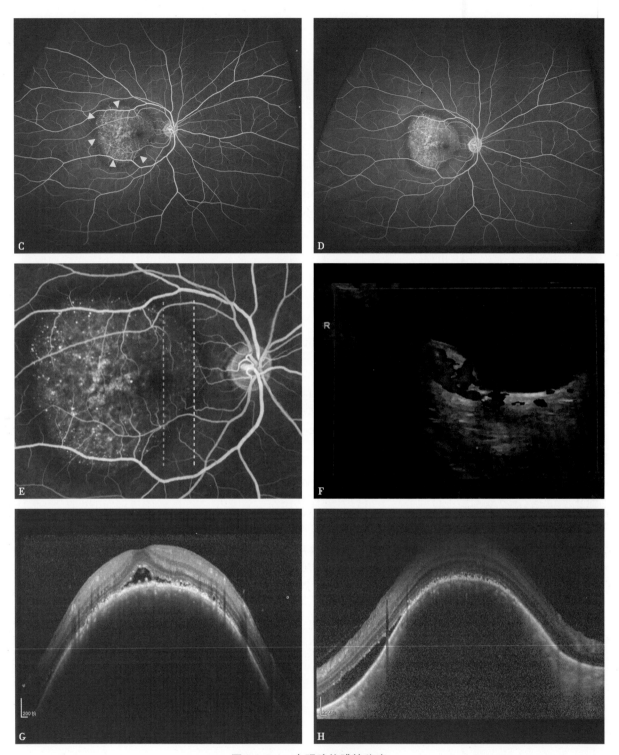

图 2-9-5-1 右眼脉络膜转移癌

患者女，50 岁，因"右眼视物模糊 2 个月"就诊，右眼视力 0.02，矫正视力：0.3，A. 超广角眼底照相显示右眼后极部可见黄白色扁平隆起病灶（黄三角）；B. 右眼超广角自发荧光显示后极部病灶区域斑驳强荧光；C. UWFA 静脉期可见右眼后极部边界清晰的视网膜下类圆形病灶，病灶中可见多个针尖样强荧光，边缘尤甚（黄三角），病灶周围见神经上皮下积液所致弱荧光；D. UWFA 晚期见病灶轻微渗漏，荧光增强；E. UWFA 后极部模式图，可清晰见病灶内的斑驳强荧光和边缘区的针尖样强荧光；F. 多普勒彩超提示右眼后极部扁平肿物隆起，可见动静脉血流信号；G. 图 E 蓝虚线处 OCT 提示黄斑区脉络膜肿物高度隆起，中心凹下视网膜隆起，层间见大量细颗粒状强反射物质堆积不均匀信号增强；H. 图 E 黄色虚线处 OCT 扫描可见隆起病灶边缘视网膜下积液

图点评：约 30% 脉络膜转移癌患者首诊于眼科。因此当眼科检查提示脉络膜转移癌可能时，即使患者无全身症状也必须积极寻找原发灶。此患者 FFA 具有典型的病灶边缘区针尖样强荧光，后行胸部 CT 检查提示左肺上叶肿瘤性病变伴胸椎转移。

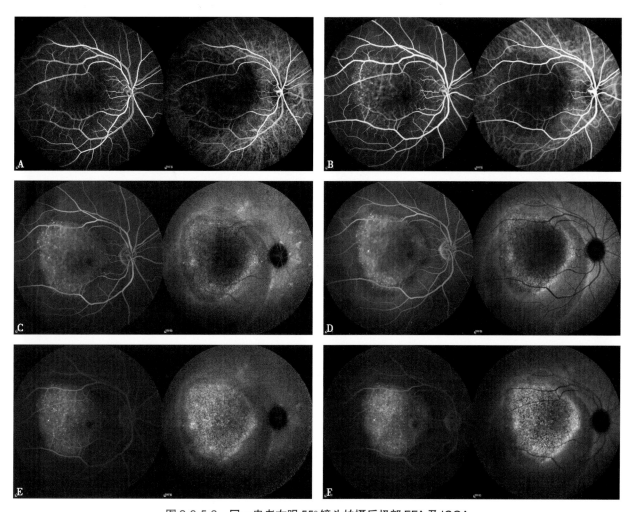

图 2-9-5-2　同一患者右眼 55° 镜头拍摄后极部 FFA 及 ICGA

A. 可见动脉期 FFA 与 ICGA 上因脉络膜荧光遮蔽均显示与瘤体大小一致的弥漫性弱荧光；B. 静脉早期可见 FFA 上逐渐出现病灶边缘区的针尖样强荧光及病灶中央的斑驳强荧光，并随造影时间延长不断增强、扩大、融合，晚期瘤体轻度染色渗漏（图 C、D）ICGA 晚期可见瘤体仍呈弱荧光，部分病灶边缘强荧光染色。E、F. 为图 C、D 对应时间聚焦于瘤体表面，此时可见瘤体内弥散针尖样强荧光，ICGA 显示为瘤体部分染色

图点评：因脉络膜转移癌瘤体癌细胞成分较多，OCTA 并不能很好的显示瘤体内的血管成分。FFA 及 ICGA 能观察眼内肿瘤的位置、大小以及动态观察肿瘤内部的循环情况，更能直观地观察到肿瘤相关的脉络膜和视网膜循环状态变化，是重要的辅助检查。虽然 FFA 及 ICGA 对脉络膜转移癌的特异性不高，但能清晰显示瘤体内血管成分较少，能够与脉络膜血管瘤、典型的脉络膜黑色素瘤的双循环征相鉴别。FFA 后期瘤体内弥散针尖样点状强荧光是脉络膜转移癌的重要诊断指征。

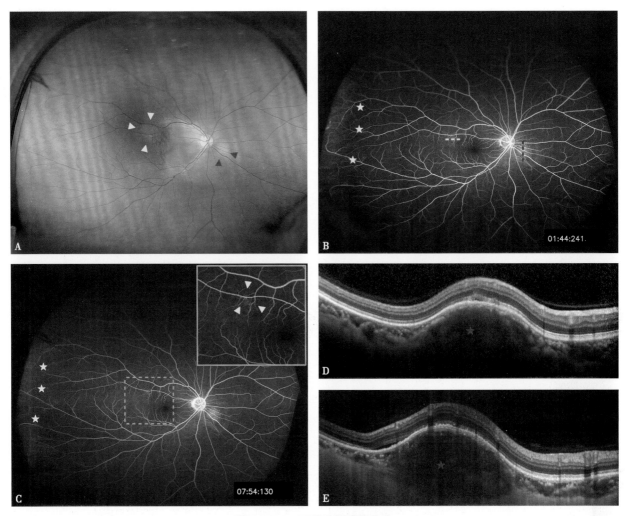

图 2-9-5-3　双眼脉络膜转移癌

患者，女，50岁，因"双眼视物模糊一个月"就诊，右眼视力 0.6，左眼手动 / 眼前，追问病史一月前诊断为小细胞肺癌，A. 右眼超广角眼底照相显示后极部上方血管弓（黄三角）及视盘鼻下方（红三角）各可见一类圆形黄白色病灶；B. UWFA 早期，可见视盘鼻侧边界较为清晰的针尖状强荧光点，晚期轻微渗漏；C. UWFA 晚期上方血管弓处少许点状透见荧光（图 C 蓝框内黄三角），颞侧远周边部可见血管扩张伴轻渗漏；D、E. 分别为图 B 中黄虚线、红虚线 OCT 扫描图，可见视网膜下扁平脉络膜肿物（红五星）

　　图点评：由于睫状后短动脉自黄斑区及周围进入脉络膜，该区域血流量大，动脉压高，且血管腔内面积大，血流至此处时流速减缓，癌栓易在此处增殖形成转移灶，因此是脉络膜转移癌的好发部位。该患者右眼可见两个脉络膜转移癌病灶，因血管弓处的病灶较扁平且 RPE 层相对完整，无视网膜下积液，对于 FFA 处仅表现为透见荧光，容易忽略。该患者颞侧远周边部可见毛细血管扩张伴轻微渗漏，因部分正常人群周边部也可出现毛刷样血管改变，此处应随访观察。

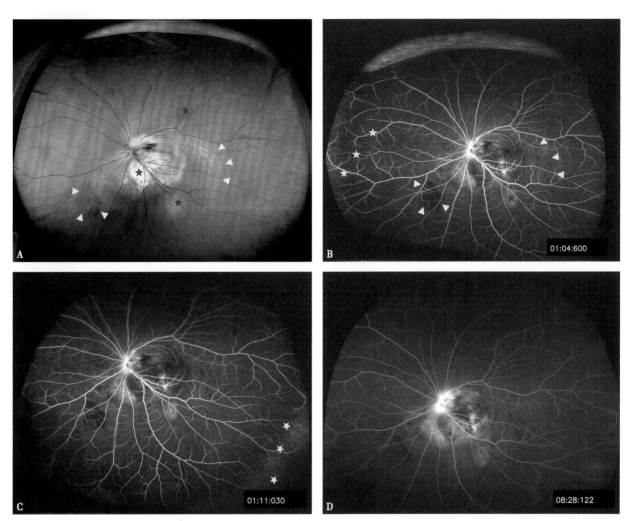

图 2-9-5-4　同一患者左眼超广角眼底影像及 UWFA

A. 眼底可见视盘水肿伴盘周出血，后极部大片黄白色病灶，颞上、颞下各可见一类圆形扁平病灶（红五星），鼻下及颞侧中周部可见点片状出血及陈旧性出血（黄三角）；B、C. 左眼 UWFA 早期，见视盘水肿伴强荧光渗漏，周边出血遮蔽荧光，后极部病灶中央团状遮蔽荧光，周边可见针尖样强荧光（红五星），颞下可见一约 1.5PD 大小圆形病灶，伴针尖样强荧光（红五星）。颞上中周部见点片状透见荧光（红五星）。鼻下及颞侧见片状遮蔽荧光（黄三角）。鼻侧及颞下远周边部（图 B 及图 C 黄五星）可见毛细血管扩张伴轻渗漏；D. 造影晚期见视盘表面血管扩张渗漏呈边界不清的强荧光

　　图点评：脉络膜转移癌多累及后极部脉络膜组织，累及视神经较为少见，目前考虑为肿瘤栓子直接经血流转移至神经管或被覆的脑膜组织引起。累及视神经的脉络膜转移癌仅占眼内转移性肿瘤的 4.5%。临床表现为视盘及周围脉络膜黄白色实性隆起病灶，视盘周围常见火焰状出血。肿瘤可导致视网膜静脉迂曲扩张，以及视网膜出血。此时需与视神经炎、缺血性视神经病变、视盘血管炎等相鉴别。

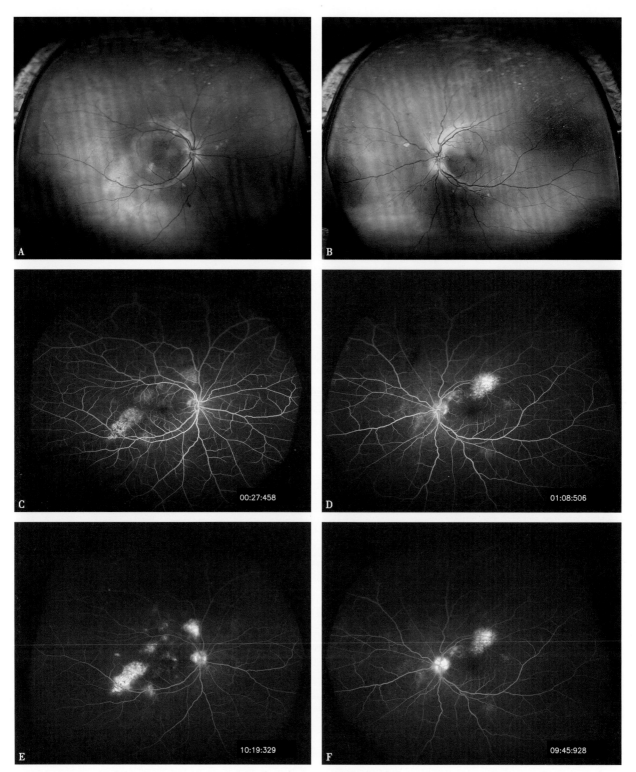

图 2-9-5-5 双眼脉络膜转移癌

患者,男,56岁,双眼视力下降一年余,右眼视力 0.1,左眼 0.02,因肝癌行手术切除及放疗,双眼底照相(A、B)可见双眼视盘饱满,视网膜血管走行迂曲,后极部多个类椭圆形或片状病灶,其上可见色素改变。周边散在视网膜出血;UWFA 早期(C、D)可见双眼后极部多个病灶内针尖样强荧光,晚期染料轻渗,部分染色呈片状强荧光。晚期视盘强荧光(E、F)

图点评:该患者病程较长,且已行手术及放疗,脉络膜转移癌病灶为陈旧性。虽然后极部病灶未累及黄斑中心凹,但视盘晚期强荧光提示可能累及视神经,因此视力较差。

● 治疗建议

  部分脉络膜转移癌进展缓慢，甚至随原发病灶的消除而自然消退。对于全身情况较差，且无眼部症状的脉络膜转移癌患者，可定期观察。化疗可以控制脉络膜转移癌的进展。较小的脉络膜转移癌（厚度＜1mm）可做光凝治疗，当眼内转移癌病灶较大时可考虑放射治疗。若患者已失明且有疼痛等症状，建议行眼球摘除。

（苏　钰）

参 考 文 献

1. 文峰. 眼底病临床诊治精要. 北京: 人民军医出版社, 2011: 235-238.

2. 刘文, 文峰, 易长贤. 临床眼底病·内科卷. 北京: 人民卫生出版社, 2015: 922-925.

3. 张娟, 张利伟, 黎铧, 等. 脉络膜转移癌患者眼底多模式影像特征观察. 中华眼底病杂志, 2019, 35(4), 327-332.

4. Shields J A, Shields C L, Singh A D. Metastatic neoplasms in the optic disc: the 1999 Bjerrum Lecture: part 2. Arch Ophthalmol, 2000, 118(2): 217-224.

第十章

外伤性眼底改变

第一节　视网膜挫伤

● **概述**

　　视网膜挫伤是由于眼球受到外力冲击时视网膜血管反应性改变,早期为视网膜血管痉挛,随后血管扩张,血管壁通透性增加,发生视网膜水肿、渗出及出血等改变,严重挫伤时,可出现视网膜脱离。

● **临床特征**

　　明确的眼球钝挫伤病史。临床表现不一,可有视力下降、视物变形,或中心暗点。根据视网膜受累位置不同,视力差异较大,黄斑未累及的患者,视力预后良好。

　　眼底可见视网膜水肿发白,视网膜出血(图 2-10-1-1),有时可见视网膜水肿伴有白色条纹样改变,提示局部视网膜发生浆液性脱离,预后较差。

　　FFA 早期挫伤区域为弱荧光,轻度挫伤患者晚期可无荧光渗漏(图 2-10-1-1);重度患者晚期可见视网膜血管扩张及荧光素渗漏(图 2-10-1-2)。

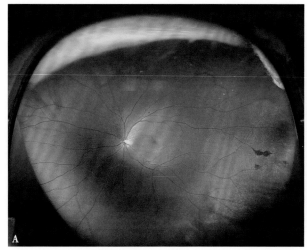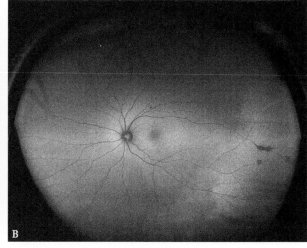

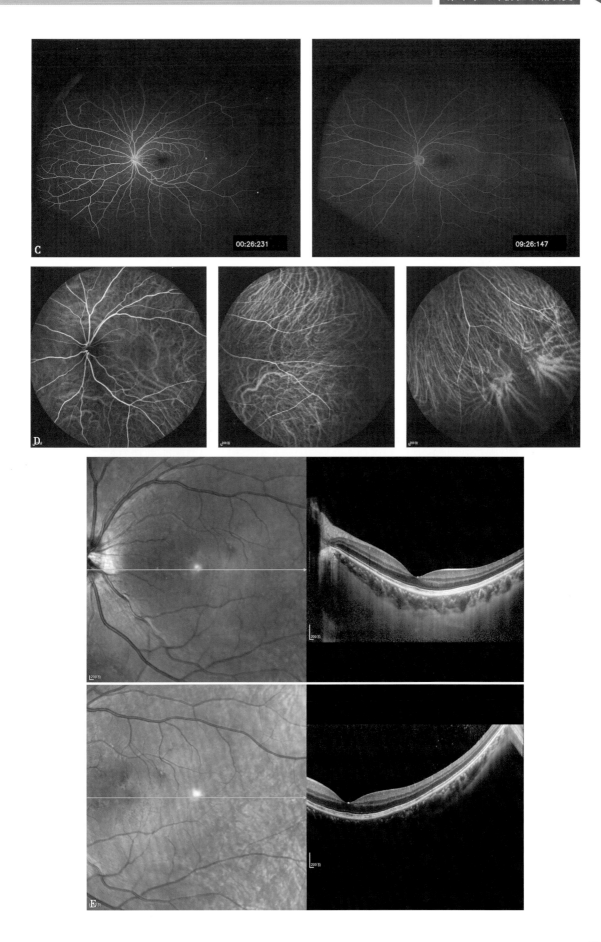

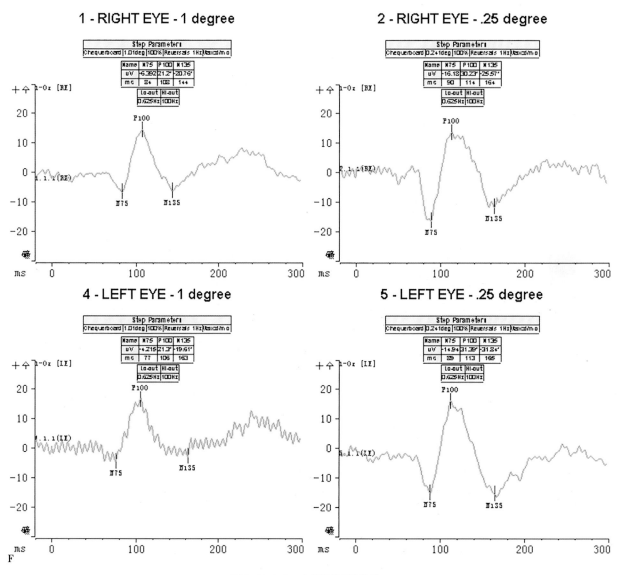

图 2-10-1-1　左眼视网膜挫伤

患者，女性，26 岁，因"左眼被玩具枪击伤后视力下降 3 天"就诊，右眼矫正视力 1.0，左眼矫正视力 0.9，A. 超广角眼底照相显示左眼颞侧周边部视网膜灰白色水肿，视网膜出血；B. 超广角眼底自发荧光显示颞侧周边部呈强荧光，其上可见出血弱荧光；C. 超广角荧光素眼底血管造影显示左眼早期颞侧周边部可见片状出血遮蔽荧光，晚期可见血管轻微荧光素渗漏；D. ICGA 未见明显异常荧光；E. OCT 扫描图显示未见明显异常；F. 图形 VEP 未见明显异常

　　图点评：视网膜挫伤程度较轻时荧光素眼底血管造影上晚期可无明显异常荧光渗漏，在自发荧光上可以表现为挫伤区域的异常荧光改变，可能与视网膜挫伤时视网膜色素上皮细胞部分功能发生障碍相关。临床上应二者以及 VEP 等结合起来评估患者病情。

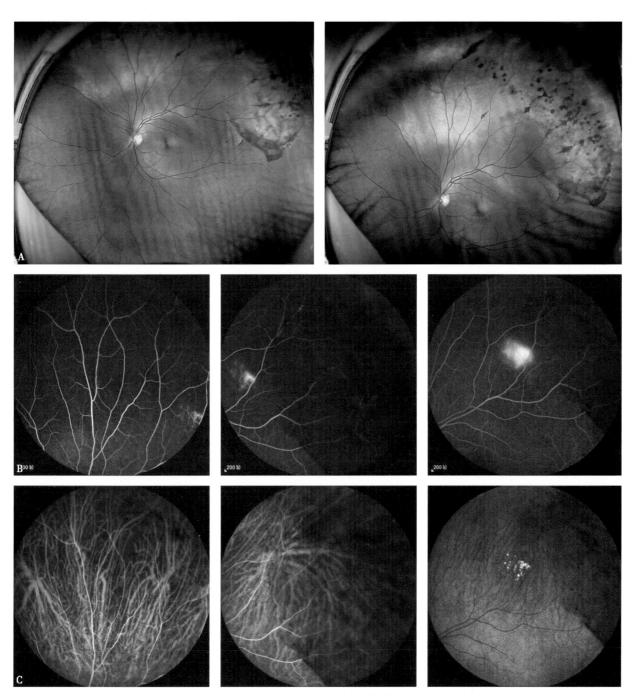

图 2-10-1-2　左眼视网膜挫伤

患者，男性，32 岁，因"左眼被羽毛球击伤后视力下降 2 天"就诊，右眼矫正视力 1.0，左眼矫正视力 0.8，A. 超广角眼底照相显示左眼颞侧周边可见玻璃体积血，上方及颞侧周边部视网膜灰白色水肿，大量片状出血可见；B. 55°镜头共聚焦激光扫描荧光素眼底血管造影显示早期视网膜颞上方可见出血遮蔽荧光以及片状强荧光，晚期荧光增强，染料渗漏，余未见明显异常荧光；C. 吲哚青绿造影显示早期视网膜颞上方可见出血遮蔽荧光，晚期可见颗粒状强荧光

　　图点评：视网膜挫伤较重时荧光素眼底血管造影上晚期可见血管染料渗漏，吲哚青绿造影晚期也可见颗粒状强荧光表现。

● 治疗建议

对视力的影响取决于视网膜挫伤的程度及部位。视网膜挫伤早期可应用血管扩张药改善微循环以及皮质类固醇促进视网膜水肿、渗出的吸收，合并其他疾病史需进行相应的治疗。

（许阿敏）

参 考 文 献

1. 文峰. 眼底病临床诊治精要. 北京：人民军医出版社，2011.

2. 徐瑶，段惠静，黎国英，等. 视网膜震荡与挫伤临床分析. 中国伤残医学，2010，18（2）：66-67.

3. Amar Pujari, Rohan Chawla, Harathy Selvan, et al. Post traumatic retinal injuries: Does the ocular protective reflex play a crucial role? Med Hypotheses. 2019, 131: 109286.

4. Blanch R J, Good P A, Shah P, et al. Visual outcomes after blunt ocular trauma. Ophthalmology, 2013, 120（8）: 1588-1591.

第二节 脉络膜破裂

● 概述

脉络膜破裂（choroid rupture）是指视网膜色素上皮连同脉络膜内层因受伤断裂而成，常发生于眼球钝挫伤后，发生率约为 8%。其破裂位置远离外力作用点，多发生于后极部，以视盘为中心呈弧形或新月形分布。若破裂位于黄斑区，通常会造成永久性视力损伤。

● 临床特征

明确的眼球钝挫伤病史，根据破裂位置不同，视力差异较大，黄斑未累及的患者，视力预后良好。脉络膜破裂早期可因视网膜下出血而遮蔽破裂位置，因此当眼球钝挫伤患者出血视网膜下出血时应考虑到脉络膜破裂的可能。

眼底表现为弧形或新月形的视网膜下裂痕，破裂凹面对向视盘，可单发或多发；陈旧性破裂伤呈黄白色瘢痕，可伴色素增殖。部分脉络膜破裂伤患眼可于破裂灶处并发 CNV（图 2-10-2-1）。

FFA 早期可见破裂处为弱荧光，其上血管走行连续，周围可见色素脱失所致的斑驳状荧光，以及视网膜下出血呈现的遮蔽荧光，晚期病灶染色荧光增强，若合并 CNV，可见明显的荧光渗漏（图 2-10-2-1）。

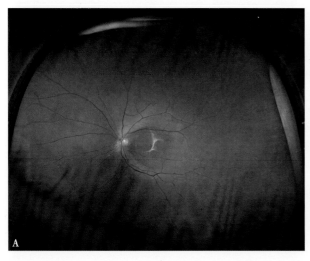
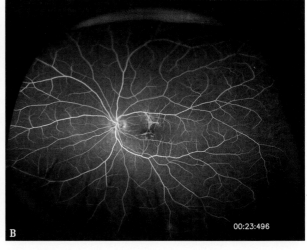

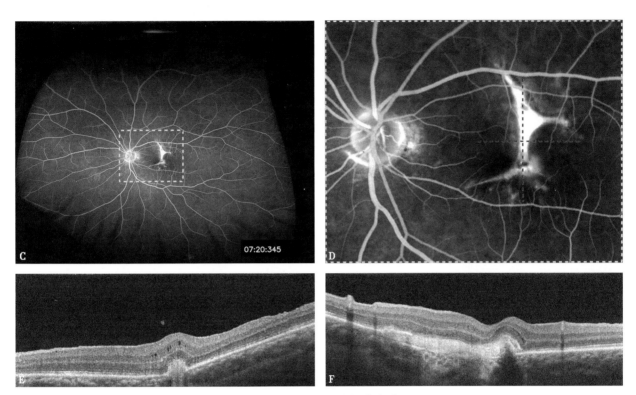

图 2-10-2-1　左眼脉络膜破裂

患者,女性,38 岁,因"左眼球挫伤个 1 月"就诊,A. 超广角眼底照相显示左眼黄斑区新月形视网膜下裂痕,呈黄白色,伴少量色素增殖,凹面对向视盘;B. 超广角荧光素眼底血管造影显示左眼早期黄斑区新月形强荧光,其上视网膜血管走形连续;C. 晚期黄斑区新月形荧光增强,轻微荧光渗漏;D. 对应放大图 C 中黄色虚线框内视网膜;E. OCT 扫描图(D 图红色横虚线)显示视网膜内层多个囊腔,视网膜下可见团状高反射信号,RPE 层不连续;F. OCT 扫描图(D 图红色竖虚线)显示视网膜下大片高反射信号,RPE 层不连续

图点评:以视盘为同心圆的新月形视网膜下条索状损害是脉络膜破裂的眼底特征。结合 OCT 可辅助诊断是否有 CNV 的发生。

● 治疗建议

脉络膜破裂目前尚无有效治疗方法,如并发 CNV,可考虑行抗 VEGF 药物注射、PDT 或激光光凝治疗。

(许阿敏)

参 考 文 献

1. 文峰. 眼底病临床诊治精要. 北京:人民军医出版社,2011.

2. Anlent C S, Zacks D N, Lane A M, et al. Predictors of visual outcome and choroidal neovascular membrane formation after traumatic choroidal rupture. Arch Ophthalmol, 2006, 124: 957-966.

3. Pujari A, Chawla R, Agarwal D, et al. Pathomechanism of traumatic indirect choroidal rupture. Med Hypotheses, 2019, 124, 64-66.

4. T Barth, F Zeman, H Helbig, et al. Intravitreal anti-VEGF treatment for choroidal neovascularization secondary to traumatic choroidal rupture. BMC Ophthalmol, 2019, 19(1), 239.

第三节　Valsalva 视网膜病变

● 概述

　　Valsalva 视网膜病变是一种以视网膜前、视网膜内或视网膜下出血为特征的病变。1972 年由 Duane 首次报道，其病理机制为 Valsalva 动作后声门关闭，胸腔内压急剧升高而引起眼内静脉压的急剧增高所致的视网膜毛细血管破裂出血，以黄斑区最为常见。根据解剖位置，黄斑前出血通常位于内界膜与视网膜间，或者内界膜与玻璃体皮质之间，甚至是玻璃体腔内。待出血吸收后，预后较好。

● 临床特征

　　患者多表现为单眼突发无痛性视力急剧下降。根据病变位置的不同，还可能发生飞蚊症、视物变形或视野缺损等症状。发病前患者多出现过 Valsalva 动作，如喷嚏、便秘或重体力运动等。

　　眼底检查可发现边界清晰的椭圆形或哑铃状的视网膜前出血，根据出血量的多少和吸收情况有时可见液平面，局部可见透明膜，呈皱褶并反光，透见深层视网膜血管。OCT 检查可见内界膜局部脱离（图 2-10-3-1）。荧光素眼底血管造影检查可见视网膜血管充盈正常，大片状出血遮蔽荧光，可见液平面，与出血区相对应上方透见区域可见视网膜血管（图 2-10-3-2）。

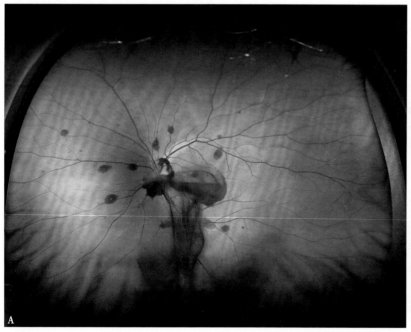
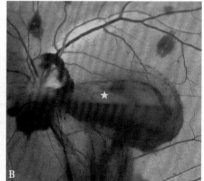
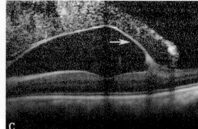

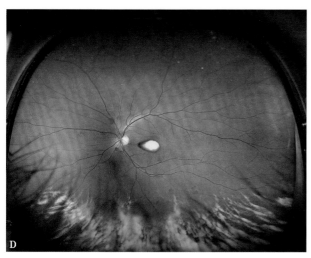
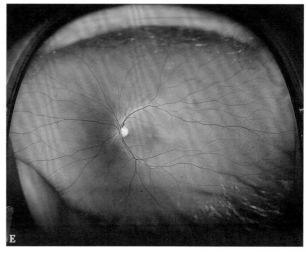

图 2-10-3-1　左眼 Valsalva 视网膜病变

患者，女性，46 岁，因"用力大便后突发左眼视力下降 1 天"就诊，A. 超广角眼底彩照示左眼黄斑区舟样视网膜前出血，积血局限于黄斑中心凹下方，视盘下方可见片状视网膜前出血，周围及鼻侧中周部可见多处椭圆形视网膜下出血，下方可见玻璃体腔积血；B. 后极部放大图，黄斑区可见液平面，局部可见透明膜，隐约透见视网膜血管（黄色五角星所示）；C. 黄斑中心凹 OCT 示局部内界膜脱离（黄箭头），脱离上方可见均匀白色高反射信号为玻璃体积血（黄三角）；D. 保守治疗 1 个月后超广角眼底彩照示黄斑区视网膜前出血及视盘周围视网膜下出血较前均明显吸收，下方玻璃体腔仍可见积血；E. 保守治疗 4 个月后超广角眼底彩照示黄斑区及视盘周围出血均已吸收，下方玻璃体腔可见少量积血

图点评：用力大便会导致胸腔压力突然增高，致使眼内静脉压升高导致黄斑中心周围浅层毛细血管破裂而引起视网膜前和视网膜下出血，超广角眼底彩照可以全面显示视网膜前和视网膜下出血情况，OCT 可以见视网膜内界膜脱离，出血区域并未遮蔽中心凹，二者结合对治疗有重要指导意义，该患者建议保守治疗。

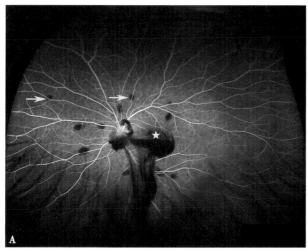
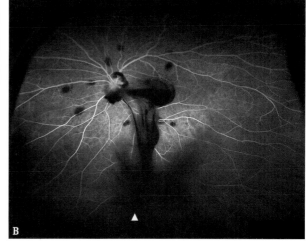

图 2-10-3-2　同一患者超广角荧光素眼底血管造影图

A. 左眼可见视网膜血管充盈正常，黄斑中心凹下方大片状出血遮蔽荧光，可见液平面，与出血区相对应上方透见区域可见视网膜血管（黄色五星），视盘周围及鼻侧中周部可见多处视网膜下出血遮蔽荧光（黄箭头），下方可见大片玻璃体积血遮蔽荧光，未见视网膜血管荧光素渗漏或新生血管形成；B. 左眼下方眼位引导图像，下方周边部可见玻璃体腔大量积血遮蔽荧光（黄三角）

图点评：超广角荧光素眼底血管造影可以全面显示视网膜血管情况，对 Valsalva 视网膜病变相关的鉴别诊断如视网膜大动脉瘤、贫血或白血病等引起的视网膜出血鉴别有重要意义。

● 治疗建议

　　大部分 Valsalva 视网膜病变可通过自体吸收后缓解，视力预后好。对于出血部位不在黄斑区、视力尚可的患者，保守治疗有重要意义。

　　对于出血量大且累及黄斑或希望出血加速吸收的患者，可采用 Nd∶YAG 激光切开玻璃体后皮质和视网膜内界膜，将黄斑区出血引流至玻璃体腔内，该方法通常用于新鲜出血的患者，可快速改善患者视力，但要考虑诱发黄斑裂孔的可能。

　　临床上亦有使用微创玻璃体切除术剥除出血区的内界膜，从而彻底清除积血的报道，但该手术不作为临床首选治疗方法，仅用于出血时间长、血液凝固、视力长时间无恢复等患者。

（许阿敏）

参 考 文 献

1. Duane T D. Valsalva hemorrhagic retinopathy. Trans Am Ophthalmol Soc，1972，70：298-313.

2. Li N Y，Zhu Z，Yi G R，et al. Valsalva retinopathy in twin-pregnancy：a case report and literature review. Am J Case Rep，2018，19：5-9.

3. Matonti F. Nadeau S，Denis D. Valsalva retinopathy treated by Nd∶YAG laser. J Fr Ophtalmol，2013，36（1）：92.

4. Fernández M G，Navarro J C，Castaño C G. Long-term evolution of valsalva retinopathy：a case series. J Med Case Rep，2012，6，346.

第四节　放射性视网膜病变

● 概述

　　放射性视网膜病变（radiation retinopathy，RR）是一种继发于头部放射治疗后的视网膜血管阻塞性眼底病变，发病率低，以毛细血管、小动脉闭塞为主。病情严重程度与放射布野、剂量、原发肿瘤部位等有关，进展缓慢，通常因并发视网膜出血、黄斑水肿及视神经病变影响视功能而就诊。视力预后差。

● 临床特征

　　RR 多并发于脉络膜黑色素瘤敷贴器治疗、鼻咽癌或眼眶肿瘤放射治疗后数个月至数年（6 个月～3年），总放射剂量 30～80Gy、单次剂量＞1.9Gy 均可致病。与放射治疗区域对应的单眼视力下降，可伴眼前黑影、视野缺损。

　　眼底表现与糖尿病视网膜病变相似。早期为后极部毛细血管闭塞或代偿性扩张、视网膜浅层出血、棉絮斑、硬性渗出、微动脉瘤（图 2-10-4-1）。随病情进展，可引起黄斑水肿、视盘和视网膜新生血管形成、以及玻璃体积血和牵拉性视网膜脱离等增殖性视网膜病变，周边视网膜缺血可继发新生血管性青光眼。较高的放射剂量可致脉络膜血管闭锁。放射性视神经病变常与放射性视网膜病变同时存在。

　　荧光素眼底血管造影是 RR 主要检查手段，表现为毛细血管闭塞、无灌注区，微动脉瘤，黄斑部或视盘表面毛细血管扩张、荧光素渗漏，以及新生血管强荧光（图 2-10-4-2）。视神经受累时见视盘水肿和荧光素渗漏。

　　OCT 可协助判断视盘及黄斑区视网膜组织损伤及水肿程度。OCTA 对观察 RR 早期黄斑区毛细血管形态及血流密度有优势。ICGA 可显示脉络膜受累时的低灌注。

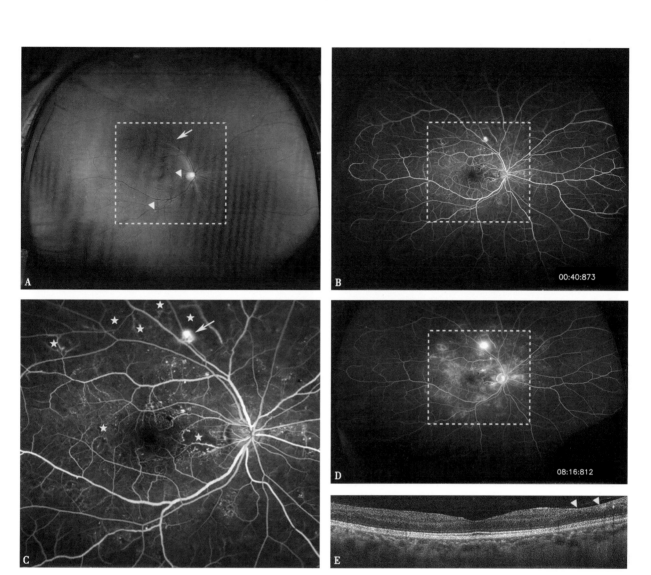

图 2-10-4-1　右眼放射性视网膜病变

患者男，27 岁，因"右眼视力下降 1 个月余"就诊，右眼视力 0.2，左眼视力 1.0，半年前诊断为右眼眶淋巴瘤并行肿瘤切除术及眼局部放疗（36Gy），A. 超广角眼底照相显示后极部沿血管分布的少许棉绒斑（黄三角），散布的点状视网膜出血，颞上视网膜分支血管附近可见视网膜新生血管簇（黄箭）；B. 右眼 UWFA 早期后极部微血管异常荧光，视网膜周边部尚无明显异常；C. 为图 B 局部放大图，显示后极部散在分布的微血管瘤点状强荧光，颞上视网膜分支血管附近新生血管团状强荧光（黄箭），小片状毛细血管无灌注区（黄五星），广泛的毛细血管扩张；D. UWFA 晚期视网膜和视盘表面扩张的毛细血管、视网膜新生血管荧光素渗漏；E. OCT 显示黄斑鼻侧棉絮斑吸收后的内层视网膜萎缩（黄三角），内层视网膜普遍变薄，外层视网膜结构相对完整

　　图点评：本例年轻患者，接受放射治疗后半年发病。视网膜血管内皮细胞对放射线损伤敏感，以视网膜毛细血管、小动脉闭塞为主，后极部视网膜比周边视网膜更易受累。RR 发生的潜伏期长短与血管内皮细胞失代偿的过程有关，内皮细胞损伤代偿性修复后血管闭锁、微血管瘤形成、侧支血管扩张以及新生血管形成。

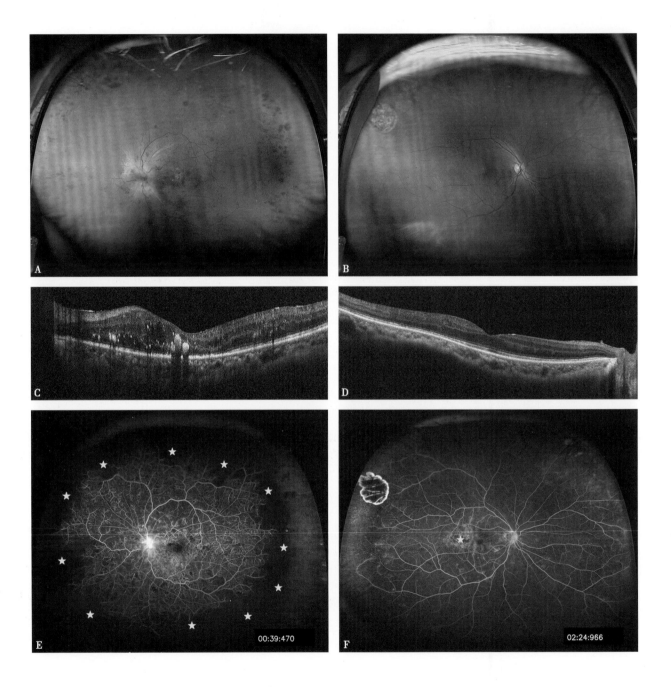

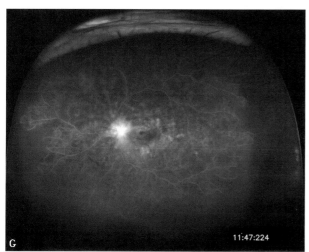 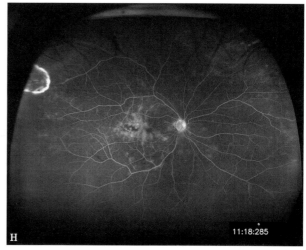

图 2-10-4-2　双眼放射性视网膜病变

患者女，51 岁，因"双眼视力下降数个月，左眼前黑影飘动 1 个月"就诊，2 年前确诊为"原发性中枢神经系统淋巴瘤"，行多次化疗及全脑放疗（36Gy/20F）；1 年前诊断为"双眼内非霍奇金淋巴瘤（B 细胞性）"，行双眼局部放疗（36Gy/20F），右眼视力 0.25，左眼视力 0.03，A. 超广角眼底照相显示左眼视盘表面毛细血管扩张、视盘水肿，视盘鼻上方、黄斑区硬性渗出，后极部及周边视网膜点片状视网膜出血，视网膜分支静脉扩张、走行迂曲；B. 超广角眼底照相显示右眼黄斑颞侧毛细血管扩张、周边视网膜可见一局限性视网膜萎缩灶；C. 左眼 OCT 见视网膜囊样水肿，外丛状层高反射硬性渗出；D. 右眼 OCT 示内层视网膜组织水肿，结构分层不清，反射信号增强；E. 左眼 UWFA 早期视网膜微动脉瘤点状强荧光，静脉回流时间稍延迟，视网膜分支静脉扩张、迂曲，视盘表面新生血管强荧光，广泛的视网膜毛细血管扩张和微血管异常，周边视网膜大片无灌注区（黄五角星）；G. 左眼造影晚期可见新生血管及扩张的毛细血管荧光素渗漏，周边视网膜可见异常吻合血管；F. 右眼 UWFA 早期后极部、周边视网膜毛细血管扩张，黄斑颞侧可见一片状无灌注区（黄五角星）；H. 右眼造影晚期异常扩张的毛细血管荧光素渗漏，周边视网膜萎缩灶荧光素染色

　　图点评：本例患者双眼发病，右眼以后极部毛细血管改变为主；左眼视网膜缺血严重，并发黄斑水肿及视盘新生血管，视力相对较差，超广角造影更便于了解周边视网膜大片无灌注区的缺血状态，指导激光治疗，预防新生血管性青光眼等并发症。RR 的眼底表现与糖尿病视网膜病变非常相似，但两者鉴别的关键除了放射线接触史外，还在于 RR 的无灌注区及血管闭塞表现较糖尿病视网膜病变更重且明显，其次糖尿病视网膜病变常有更多的微动脉瘤。该病例左眼视盘水肿尚不能完全排除原发性中枢神经系统淋巴瘤的因素，对于可影响视力的颅内肿瘤或眼部肿瘤患者，RR（视神经病变）诊断的关键应与原发肿瘤复发鉴别。

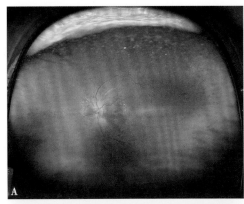

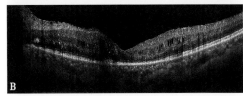

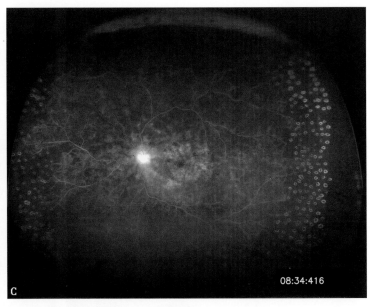

图 2-10-4-3 同一患者眼底激光治疗后 2 个月复查

左眼视力 0.03，A. 超广角眼底照相显示左眼视盘水肿、视网膜渗出及出血较前明显消减；B. 左眼 OCT 示视网膜内囊样水肿及渗出减少；C. 左眼 UWFA 提示视盘水肿及新生血管较前减轻，周边视网膜无灌注区激光斑分布

图点评：RR 的治疗需结合原发肿瘤的治疗及患者全身情况进行评估和权衡，眼底激光虽有助于控制和缓解视网膜缺血，但 RR 已致的视网膜组织损伤通常是不可逆的，视力预后差。

● 治疗建议

RR 的发生存在放射剂量依赖性，主要在于预防及易感患者定期随访眼底，结合原发肿瘤及全身情况，尽可能调整或停止放射治疗有助于抑制病情进展。具体治疗基本同糖尿病视网膜病变。对于广泛视网膜无灌注区病变，可行全视网膜光凝。对于出现黄斑水肿或视网膜新生血管者，大部分病例在激光治疗后可逐渐消退，玻璃体腔注射抗 VEGF 药物可能有助于视网膜新生血管及黄斑水肿消退，但需多次注射。对于并发玻璃体腔积血等增殖性视网膜病变者，可视情况选择手术。对于并发放射性视神经病变者，需排除原发肿瘤复发的可能，尽早行高压氧治疗。

（刘珏君）

参 考 文 献

1. 文峰. 眼底病临床诊治精要. 北京：人民军医出版社，2011：122-126.

2. 黎晓新. 视网膜血管性疾病. 北京：人民卫生出版社，2017：633-635.

3. 刘文，文峰，易长贤. 临床眼底病·内科卷. 北京：人民卫生出版社，2015：336-345.

4. Bianciotto C，Shields C L，Pirondini C，et al. Proliferative radiation retinopathy after plaque radiotherapy for uveal melanoma. Ophthalmology，2010；117（5）：1005-1012.

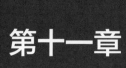

第十一章

全身疾病的眼底改变

第一节　巨细胞病毒性视网膜炎

● **概述**

巨细胞病毒性视网膜炎（cytomegalovirus retinitis，CMVR）是由于人体免疫力下降时潜伏在人体内的巨细胞病毒（cytomegalovirus，CMV）所引起的机会性感染疾病，表现为视网膜血管的炎症反应和视网膜的进行性坏死改变。最常见于 AIDS 患者和全身使用免疫抑制剂患者（如白血病、恶性淋巴瘤、器官移植患者等）。AIDS 患者中约 1/4 可发生 CMVR，因此，该病被称为 AIDS 的"索引疾病"。

● **临床特征**

可单眼发病，但后期多进展为双眼受累。患者主诉视力下降，视物模糊，眼前漂浮物。当病变累及黄斑和视神经，或进一步引起视网膜脱离时，视力可严重下降甚至完全丧失。

CMV 性视网膜炎患者前房可有轻度或无明显炎症反应。根据其眼底病变的不同特点可分为以下两种类型：

暴发型（水肿型）CMV 视网膜炎：可表现为沿颞侧血管弓分布的拱形视网膜炎，或延伸至鼻侧周边部网膜，呈楔形视网膜炎。病灶多沿大血管分布，呈融合的白色混浊灶，动脉血管呈白线状并伴白鞘，病灶处常伴出血，呈"番茄奶酪"状眼底（图 2-11-1-1）。

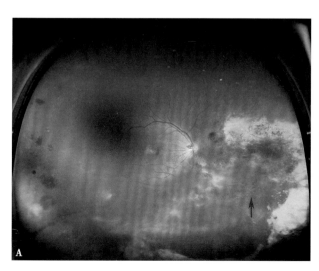
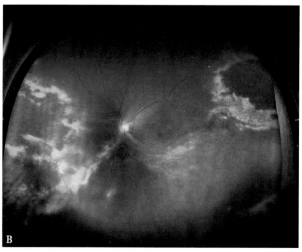

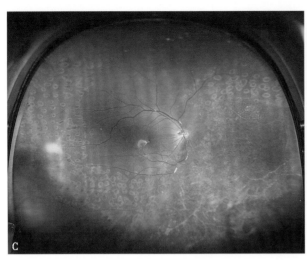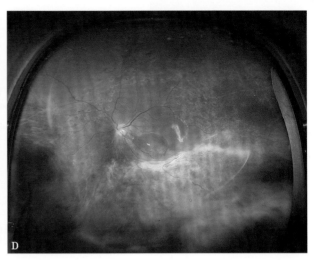

图 2-11-1-1 双眼感染性视网膜炎（HIV 感染）

患者男性，20 岁，HIV 感染患者，A. 患者右眼超广角眼底彩照显示沿视网膜鼻下血管延伸至鼻侧及下方周边部网膜的黄白色病灶，病灶周围伴出血，鼻下血管闭塞呈白线状（红箭），下方周边部视网膜脱离；B. 患者左眼超广角眼底彩照显示沿颞下血管及鼻下血管至颞侧周边部及鼻侧视网膜的黄白色混浊病灶，病灶附近散在出血；C、D. 患者双眼行玻璃体切除 + 视网膜光凝治疗术后，双眼超广角眼底彩照显示原黄白色混浊病灶及出血基本消失

图点评："番茄奶酪"状眼底改变为 HIV 感染患者最常见的感染性视网膜炎眼底表现，接诊相似眼底改变的患者时应行 HIV 血清学检查以明确诊断。

懒惰型（颗粒型）CMV 视网膜炎：病灶分布与视网膜血管无关，可始于周边部，呈多发的轻至中度颗粒状视网膜浑浊斑，其内伴点状视网膜出血灶。多无明显的血管炎症表现（图 2-11-1-2）。

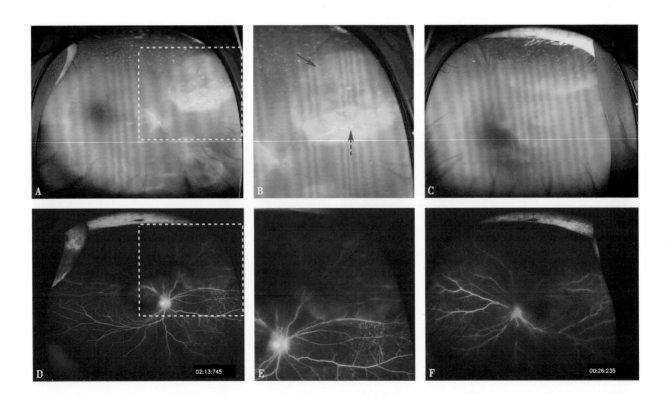

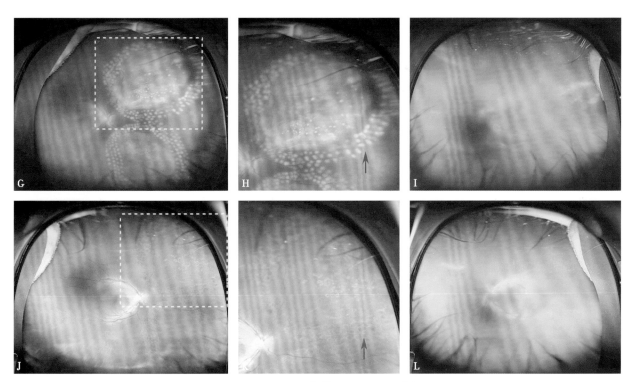

图 2-11-1-2 双眼懒惰型 CMV 视网膜炎

患者男性, 27 岁, HIV 感染患者, A. 患者右眼超广角眼底彩照显示玻璃体混浊, 部分视网膜细节窥不清, 视盘鼻上方（黄色方框内）及鼻下方周边部网膜黄白色团块状病灶; B. 为图 A 方框内影像的局部放大, 可见视网膜黄白色病灶（实线箭头）内簇状颗粒状混浊斑（虚线箭头）; C. 患者左眼超广角眼底彩照显示玻璃体严重混浊, 视网膜细节窥不清, 视盘上方周边部网膜隐见黄白色团块状病灶; D. 右眼超广角眼底荧光血管造影显示视盘荧光着染, 病灶对应部位血管管壁着染; E. 为图 D 方框所示病灶部位的局部放大, 可见团簇状点状强荧光（红箭头）; F. 左眼超广角荧光素眼底血管造影显示视盘着染, 部分血管管壁着染, 视盘上方彩照所示的病灶部位因玻璃体混浊遮挡, 局部荧光造影图像细节窥不清; G～I. 给予患者全身抗病毒治疗及右眼病灶部位局部眼底多波长激光光凝治疗后 1 天的双眼超广角眼底彩照。玻璃体混浊程度较前稍有缓解, H. 为图 G 方框部位影像的局部放大, 可见沿病灶周围的激光斑（红箭头）; J～L. 治疗后一月随访, 双眼超广角眼底彩照显示右眼玻璃体混浊程度较前明显减轻, 左眼玻璃体混浊程度较治疗前减轻, K. 为图 J 方框部位影像的局部放大, 可见原部位黄白色颗粒状病灶消失, 沿原病灶部位周边部陈旧性激光斑（红箭头）

图点评: 颗粒型 CMV 视网膜炎较少见, 在临床遇到原因不明的玻璃体混浊伴视网膜颗粒状黄白色病灶时应考虑到 HIV 感染的可能, 及时行相关血清学检查以确诊。

● 治疗建议

确诊 HIV 感染的患者应尽早行全身抗病毒治疗以抑制病毒复制, 延缓眼局部病变的发展。水肿型 CMV 视网膜炎患者眼底病变程度较重, 并伴有局部视网膜脱离时可考虑手术治疗。颗粒型 CMV 视网膜炎患者可在全身抗病毒治疗同时给予局部激光光凝治疗或玻璃体腔内注射抗病毒药物。视力预后多不佳。

（李 璐）

参 考 文 献

1. 杨培增. 临床葡萄膜炎. 北京: 人民卫生出版社, 2004, 584-605.

2. 刘文, 文峰, 易长贤. 临床眼底病·内科卷. 北京: 人民卫生出版社, 2015: 948-957.

3. 文峰. 眼底病临床诊治精要. 北京：人民军医出版社，2011：167-171.

4. Munro M，Yadavalli T，Fonteh C，et al. Cytomegalovirus retinitis in HIV and non-HIV individuals. Microorganisms，2019，8（1）：55.

5. Kuo C Y，Lin J M. Cytomegalovirus retinitis. Postgrad Med J，2016，92（1086）：241-242.

6. Chiotan C，Radu L，Serban R，et al. Cytomegalovirus retinitis in HIV/AIDS patients. J Med Life，2014，7（2）：237-240.

第二节　银屑病相关性葡萄膜炎

● 概述

银屑病是一种慢性炎症性丘疹鳞屑性疾病，主要累及皮肤、关节和甲（图 2-11-2-1），其中 10% 患者发生眼部症状，几乎可以累及眼睛的任何部位。葡萄膜炎多出现于银屑病发病数年之后，在银屑病病情加重时发生，病情缓解时缓解。

● 临床特征

起病隐匿，多双眼受累，严重影响视力，甚至失明，男女比例约为 2：1。

典型表现为前葡萄膜炎（虹膜睫状体炎）、后葡萄膜炎（视网膜血管炎和黄斑囊样水肿）和全葡萄膜炎。以前葡萄膜炎多见，后葡萄膜炎相对罕见。眼底可见视网膜血管受累，导致视网膜水肿及黄斑区囊样水肿；当视盘血管受累时可有类似视盘炎的表现。

FFA 早期表现为弥漫性的视网膜和视盘毛细血管扩张、微血管渗漏；FFA 中、晚期视网膜血管壁染色，在视网膜浸润区和黄斑水肿区染料积存（图 2-11-2-2）；视盘染色，伴视盘水肿时边界可不清楚。

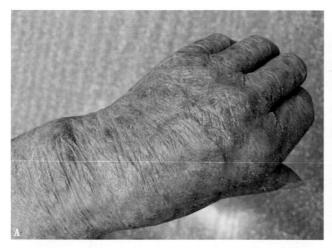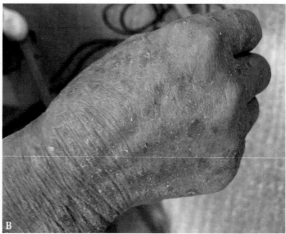

图 2-11-2-1　双眼银屑病相关性葡萄膜炎

患者，男性，65 岁，因"双眼视物模糊伴视力下降 1 个月余"就诊，右眼视力 0.25，左眼视力 0.1，既往银屑病 15 年。A、B. 双手皮肤弥漫性潮红、肿胀、浸润、脱屑，各指指关节肿胀变形，活动受限

图点评：全身皮肤弥漫性潮红、肿胀、浸润、脱屑，四肢伸侧散在大小不一鳞屑性红斑、丘疹，指关节肿胀变形，活动受限是银屑病的典型特征。

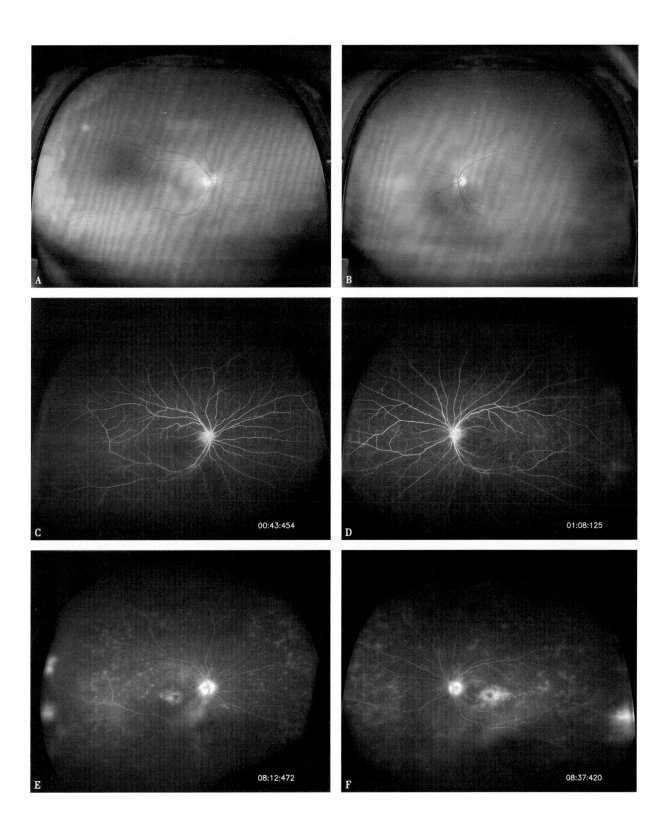

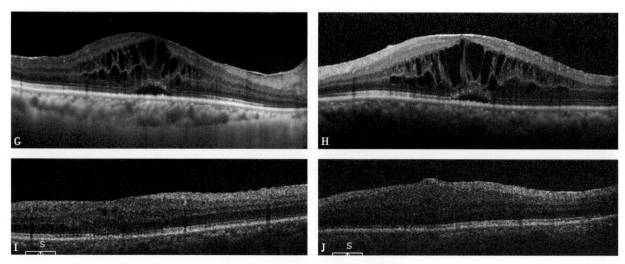

图 2-11-2-2　同一患者眼底影像检查

A、B. 超广角眼底彩照示右眼颞侧周边可见黄白色病灶，双眼玻璃体腔下方混浊；C、D. UWFA 早期示双眼视盘强荧光，周边可见微血管扩张渗漏，下方可见移动性遮蔽荧光；E、F. UWFA 晚期示视盘荧光增强，染色，视网膜血管、微血管弥漫性扩张渗漏，黄斑区染料积存，呈花瓣样外观；G、H. 黄斑 OCT 扫描可见左眼黄斑前膜，双眼视网膜内和视网膜下积液改变；I、J. 双眼注射地塞米松玻璃体内植入剂和左眼黄斑前膜术后 1 周复查黄斑 OCT 扫描可见双眼视网膜内积液明显减少，视网膜下积液吸收

　　图点评：视网膜血管渗漏、视盘染色以及黄斑囊样水肿是银屑病性视网膜血管炎的主要表现，超广角荧光素眼底血管造影可以直观地显示周边视网膜血管扩张渗漏情况，是银屑病诊断的有力检查工具。

● 治疗建议

　　银屑病并发葡萄膜炎在治疗上除按普通葡萄膜炎治疗外，还要积极控制银屑病病情，给予糖皮质激素和（或）免疫抑制剂和（或）生物制剂全身治疗，有报道显示，抗 TNF-α 等生物制剂对糖皮质激素不能耐受或不敏感患者有效果。伴眼前段炎症反应者，应视病情给予散瞳剂及睫状肌麻痹剂防止虹膜后粘连。注意糖皮质激素和免疫抑制剂眼部和全身不良反应。

（许阿敏）

参 考 文 献

1. 王雨生. 图说小儿眼底病. 北京：人民卫生出版社. 2018：252-255.

2. Fotiadou C，Lazaridou E. Psoriasis and uveitis：links and risks. Psoriasis（Auckl），2019，9：91-96.

3. Demerdjieva Z，Mazhdrakova I，Tsankov N. Ocular changes in patients with psoriasis. Clin Dermatol，2019，37（6）：663-667.

4. Kawali A，Bavaharan B，Sanjay S，et al. A Long-Term Follow-up of Retinal Vasculitis - Do They Develop Systemic Disease? Ocul Immunol Inflamm，2020，6：1-6.

5. Tanaka R，Takamoto M，Komae K，et al. Clinical features of psoriatic uveitis in Japanese patients. Graefes Arch Clin Exp Ophthalmol，2015，253（7）：1175-1180.

第三节　强直性脊柱炎伴发的葡萄膜炎

● 概述

强直性脊柱炎（ankylosing spondylitis，AS）是一种主要累及中轴关节和外周关节的潜在致残性疾病，并可伴发关节外表现，约 25%～30% 的 AS 患者可在病程的不同阶段发生葡萄膜炎，且发生率与病程呈正相关。男性远多于女性，绝大多数表现为急性、复发性、非肉芽肿性前葡萄膜炎。绝大多数葡萄膜炎发生于关节炎之后，但有相当一部分患者在出现葡萄膜炎时并不知道自己患有 AS。

● 临床表现

AS 伴发的前葡萄膜炎发病急、进展较快，绝大多数为双侧受累，但往往双侧先后发病，交替发作，很少同时发作。绝大多数患者会复发，复发间隔 3 周至数年不等，80% 患者复发的间隔时间为半年以上。90% 的患者 HLA-B27 为阳性，且 HLA-B27 阳性的患者更容易发生急性前葡萄膜炎。典型表现为急性前葡萄膜炎症状和体征，睫状充血或混合充血，尘状 KP++～++++，前房闪辉 +～+++，前房细胞 ++～++++，玻璃体内细胞（图 2-11-3-1）严重者可出前房积脓、纤维素性渗出或膜状物、虹膜后粘连等，一些患者可有反应性视盘水肿和黄斑囊样水肿，少数患者可伴视网膜血管炎。偶可表现为慢性非肉芽肿性前葡萄膜炎、视网膜血管炎等其他类型葡萄膜炎。少数患者反复发作引起虹膜后粘连、并发性白内障和继发性青光眼。

当出现反应性视盘水肿和黄斑囊样水肿，检眼镜下可见视盘水肿（图 2-11-3-1），黄斑区反光消失。UWFA 可见视盘染色呈强荧光，黄斑区荧光积存，视网膜血管扩张、渗漏。

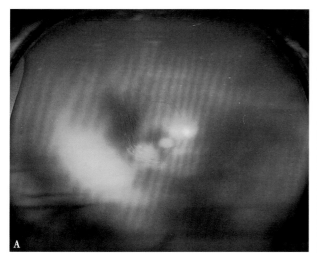
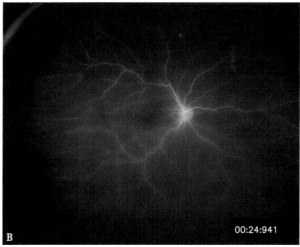

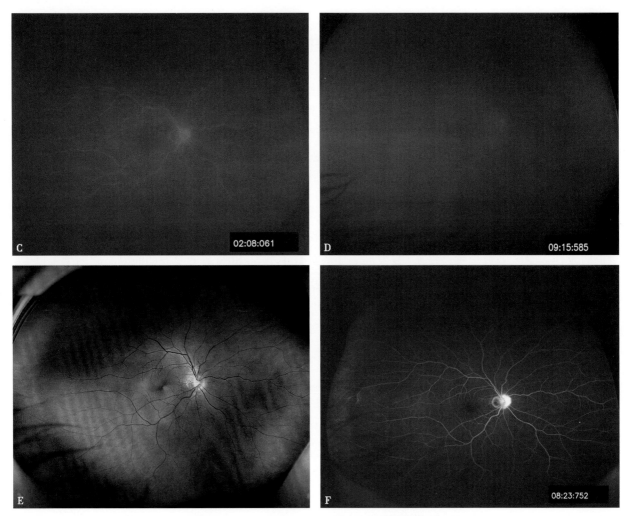

图 2-11-3-1　右眼强直性脊柱炎伴发的葡萄膜炎

患者男，46 岁，因"右眼眼红、眼胀痛 3 天加重 2 天"就诊，既往强直性脊柱炎病史 8 年，右眼查体：视力：眼前指数 /80cm；眼压 29.2mmHg，眼睑轻度肿胀，结膜混合充血（+++），角膜透明，尘状 KP（+++），前房闪辉（++），虹膜后粘连，晶状体轻度混浊，玻璃体混浊，眼底结构难以视及。左眼前节及眼底未见明显异常。A. 右眼超广角眼底照相图，可见右眼前节及玻璃体明显混浊，隐约可见视盘及其周围血管；B～D. 右眼 UWFA 24 秒、2 分钟 8 秒和 9 分钟 15 秒，由于前节及玻璃体混浊遮挡，隐约可见视盘呈强荧光，边界模糊；E. 治疗 1 个月后眼底可见视盘边界清晰，视网膜血管未见异常，未见渗出；F. UWFA 晚期见视盘染色呈强荧光

　　图点评：根据患者既往 AS 病史，单眼急性前葡萄膜炎发作，诉眼红、眼胀痛等刺激症状，伴随视力严重下降，出现混合充血、KP、前房闪辉、虹膜后粘连、玻璃体混浊，诊断并不困难。应注意出现反应性眼底改变，勿诊断为全葡萄膜炎，因为此种反应是继发性的，在前节炎症控制后往往随之消失。

● 治疗

　　（1）由于不少患者以急性或反复发生的前葡萄膜炎为突出表现或首发症状就诊于眼科，眼科医师需联合风湿科医师根据病情制定合理的处理方案。

　　（2）AS 相关性葡萄膜炎常见且易复发，与 HLA-B27、病程及疾病活动性相关，治疗的目的是促进炎症迅速消退，避免炎症引起的并发症。通常局部睫状肌麻痹剂和糖皮质激素点眼即可。一般不建议结膜下注射糖皮质激素，仅在角膜上皮有病变者或点眼数天后效果不显著时，可酌情给予结膜下注射，但不宜反复进行。全身糖皮质激素仅用于炎症累及眼后节及眼前节炎症复发频繁且严重者。

（3）炎症一般持续时间为4～8周，多数患者经眼科积极局部治疗后预后良好，切勿盲目全身应用激素。若急性炎症未得到及时有效控制，易引起虹膜后粘连，从而导致并发性白内障或继发性青光眼，严重损害视力。

（何　璐）

参 考 文 献

1. 张胜利，林禾，黄烽. 应规范强直性脊柱炎相关性葡萄膜炎的多学科诊治. 中华内科杂志, 2019, 58 (002)：85-88.

2. 王英，张莉，汪东生. 重视强直性脊柱炎伴发葡萄膜炎患者的早期诊断和综合治疗. 中华眼科医学杂志（电子版），2012（2）：40-43.

3. 杨培增. 葡萄膜炎诊治概要. 北京：人民卫生出版社, 2016：1-5.

后　记

一入眼底深似海，造影相伴二十载。

朝圣中山，拜师羊城。初探九楼，领命照相馆取件。暗室观影，胶片三十余张，左右各异，惑之数日。试问，何以取双目像，如望远镜医患对视乎？姜兄笑曰，单筒移动即可！愧之久矣。即偷师学艺，半日实操，半日报告。初，不解甚多，问之文兄，曰，吾不言，阅某书某章某节。数日后问，笑曰，复阅某刊某文。穷尽后寥寥数语，醍醐灌顶。百日，文兄道，影像千变万化，唯强弱荧光，均相异于正常。强弱并无定式，诵之无用，唯了然解剖生理、染料流踪于胸，强弱自释。悉穷尽巨著图谱，自虐暗室，穷究细微，终豁然开朗。忆黄兄、文兄、罗兄逐字修正，逐一解惑，感激不尽！

归楚地，红梅相助。初为人师，竭力相授。弟子不必不如师，钰者美玉，师从文兄，得造影真传。遇广域造影，慕之，邢院长欣然购置。众弟子不负韶华，集万余例，成败之心得集一册。挂一漏万，才疏学浅，恐贻笑大方。

疫情肆虐，吾与众弟子均搏命一线，聊以书稿自慰。

广无止境，周边之视网膜影像难于记录，其造影影像知之甚少。本书初探，望抛砖引玉，诸君探秘寻踪。

长红

庚子年八月十五